U0200276

本专著受国家重点研发计划项目资助——基于"道术结合"思路与多元融合方法的名老中医经验传承创新研究（项目编号：2018YFC1704100），第一课题组：名老中医经验挖掘与传承的方法学体系和范式研究（课题编号：2018YFC1704101）。

名老中医亲传经验集

谷世喆 主编

谷济生·谷世喆

临床医案医话精粹

学苑出版社

图书在版编目(CIP)数据

谷济生、谷世喆临床医案医话精粹/谷世喆主编. —北京：
学苑出版社，2021.9
ISBN 978-7-5077-6255-6

Ⅰ.①谷…　Ⅱ.①谷…　Ⅲ.①中医学-临床医学-医案-汇
编-中国-现代　Ⅳ.①R249.7

中国版本图书馆 CIP 数据核字(2021)第 181404 号

责任编辑：付国英
出版发行：学苑出版社
社　　址：北京市丰台区南方庄 2 号院 1 号楼
邮政编码：100079
网　　址：www.book001.com
电子信箱：xueyuanpress@163.com
电　　话：010-67603091(总编室)、010-67601101(销售部)
印　刷　厂：北京市京宇印刷厂
开本尺寸：890×1240　1/32
印　　张：13.5
字　　数：300 千字
版　　次：2021 年 9 月第 1 版
印　　次：2021 年 9 月第 1 次印刷
定　　价：68.00 元

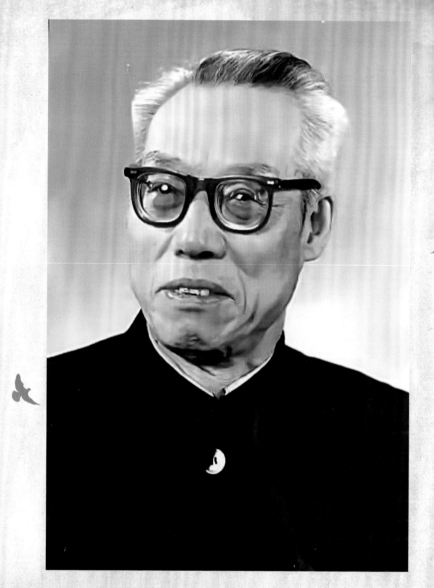

　　谷济生，师从中医大家施今墨老先生，毕生致力于中医内科、妇科临床，在治疗脾胃、肝胆、妇科等疑难重症方面疗效显著，尤其擅治肝病。其晚年在天津市肝病研究所指导中医和中西医结合治疗肝病的科研和临床工作。

　　谷老为第一批国家级名老中医指导老师，享受国务院津贴。

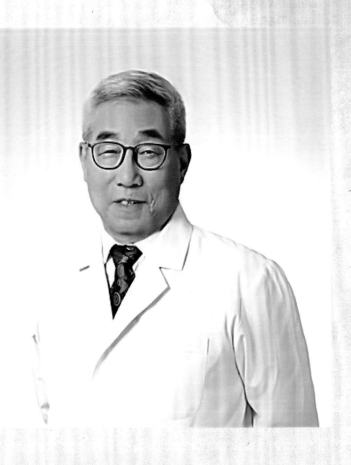

　　谷世喆，谷济生先生长子，北京中医药大学针灸学院教授，主任医师，博士生导师，中医针灸专家，国家第四批师带徒老中医，第三届首都国医名师。

　　其自幼受父亲熏陶，及长在北京中医药大学系统学习中医学，受多位名家教诲。临床五十余年，学验俱丰。

谷济生先生"国家级第一批名老中医"荣誉证书

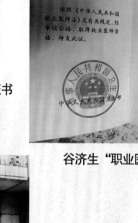

谷济生"职业医师资格证书"

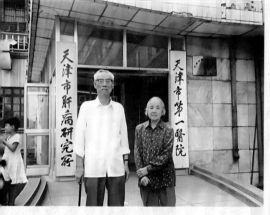

谷济生与夫人在第一医院前
照片中两块院牌为谷老手书

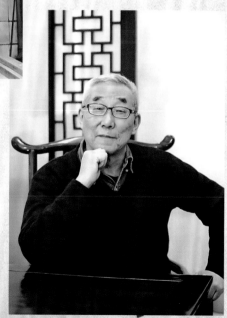

谷世喆诊余思考

博学思远

修地说你(的)

济生

东身以圭
观物以镜
种德养树
宽心若鱼
壬午春
济生

不必依山夫之壶河入
沧浪歌审彩八十里图
又上一层楼
唐诗二首
丁丑春二月
济生

书不必起仲尼之门药
不必出扁鹊之方合之
者善之以扁任因养一而
权衡
壬申秋 济生

谷济生先生书法

编委会名单

主　编　谷世喆

副主编　侯中伟　张俊富　王朝阳

编　委　(以姓氏笔画为序)

王　浩	史术峰	冯永伟	刘东明
衣华强	牟鸿林	吴博欣	吕淑珍
谷世乐	谷世宁	谷世安	谷世斌
谷世强	张兆同	张柏林	张俊富
张雅琴	张　曦	陈云华	陈　丹
陈燕芬	岳金环	赵沛涵	赵建新
胡　波	秦丽娜	徐秋玲	梁　跃
童晨光	谢衡辉	薛　娜	

姚　序

习近平主席在 2015 年致中国中医科学院建院六十周年的贺信中指出："中医药学是中国古代科学的瑰宝，也是打开中华文明宝库的钥匙。当前，中医药振兴发展迎来天时、地利、人和的大好时机……切实把中医药这一祖先留给我们的宝贵财富继承好、发展好、利用好，在建设健康中国、实现中国梦的伟大征程中谱写新的篇章。"在这一背景下，谷济生父子的医著，即将付梓。这为中医药学术的继承、发展和利用，增添了宝贵的经验，并提供了新的思路。

谷济生老先生是天津著名中医。其早年受教于施今墨先生举办的"华北国医学院"，尽得施老真传。后在天津第一医院工作，组建了中医科，并参与创办了天津第一家中西医结合肝病研究所。他作为我国首批名老中医学术经验继承指导老师，在传承中医药学术、坚持中西医结合、提高中医药诊疗水平、发展中医药事业方面，做出了突出的贡献。他医德高尚，以济世爱人的仁者之心，获得了"咸被德泽"的赞誉。他在肝病及许多疑难重症方面的经验和成果，得到了社会各界的认可。他发明的"慢肝宁"等系列药物，造福于广大肝病患者，至今仍被广泛应用。我们从谷老先生的医案中，可以看到他救人于膏肓之际的精湛技术和拯病患于危难之中的大医风范。他正直善良，一生淡泊名利。他爱国敬业、普济众生的恻隐之心及精益求精的工作态度，给子女以极大影响，其几个子女都成了国家各方面的栋梁之材。谷世喆教授为谷老先生的长子，在传承家学的基础上，又考取北京中医学院（现北京中医药大学），得到全国名师大家的亲炙，其才高博学青胜于蓝，又岂可道哉！

本书分上下两部分，分别介绍了谷济生先生和谷世喆教授的个人事迹、学术特色、临床经验及学术专论，并附有传承人的学习体会。全书内容十分丰富，理法方药齐备，针灸砭石俱全，涉及各科验案，是一本理论和临床相印证、继承和创新相结合、针灸和药物相促进的优秀读本。

重视理论基础，指导临床实践。这是本书的首要特点。古人谓"求木之长者，必固其根本。欲流之远者，必浚其源泉"。《内经》《伤寒论》《针灸甲乙经》等古典医著是中医理论的基础，如欲提高学术和临床水平，离不开对经典著作的学习和钻研，并在经典著作中寻找理论支持和方法路径。谷世喆教授对经典著作融会贯通，具有雄厚的中医理论基础，在教学中又不断钻研，于临床运用中一以贯之，不断升华提高治疗水平。书中无论是临床验案，还是针药方法，都有理论依据。一方一药、一针一穴，都是勤求古训、联系实际、反复思考的心得体会。

继承不忘发展，重在理论创新。我们学习古人、尊重经典，目的在于学习和应用，并非言其学术已经十分完备，无需发展。中医传承的历史长河是不断创新、不断发展的过程。中医学术有许多问题需要我们解决，理论创新不足是当前存在的最大问题。自温病学说之后，中医尚无大的学术理论问世，理论创新不足制约了中医的发展，许多临床难题需要新的理论。本书针对《内经》等存在或尚待完善的问题，结合临床实践，提出了自己的认识，并经过不断研究，形成新的观点，逐步为业界所认可，这是本书的又一特点。如经络的"根结"理论，本书作者补充了《内经》及传统认识之不足，并编写《新编根结歌》便于传诵应用；再如"气街"理论的应用，同神经节段联系起来，对临床的针灸治疗起到了指导作用。

砭石是中医传统的治疗方法，在《黄帝内经·素问》中，有专门的论述："东方之域……其民皆黑色疏理，其病皆为痈疡，其治宜砭石。"当时，许多疾病靠砭石来治疗，但后世对砭石的应用逐渐淡漠。谷教授同他的团队从砭石的选择到临床应用，从砭石的治疗方法到理论探讨，都进行了系统研究，完善了砭石理论，创建"贴针灸疗法"，这是对砭石疗法的一大贡献。

擅长针药并行，临床疗效卓著。谷世喆教授具有雄厚的理论基础，又有丰富的临床经验。他从事内科多年，后又专攻针灸。他以《内经》"必齐毒药攻其中，镵石针艾治其外"为原则，辨析疾病的内、外，缓、急，局部和整体，将针灸和药物有机结合起来，发挥二者之长，极大地提高了治病疗效。现在学过针灸的人虽然很多，但把针药的应用做到"相互扶持、相互补充"，给人一种"出神入化"之感的则甚为少见。孙思邈在《千金翼方》中提到"良医之道，必先诊脉处方，次即针灸，内外相扶，病必当愈"。所谓"知针知药，固是良医"，谷世喆教授就是这样的"良医"。他应用针药并行的方法治疗内、外、妇、儿、五官、皮肤等各科病证，取得了很好的疗效。他总结的"颈三针""臀三针"等治法，为针灸学者提供了宝贵经验。他将奇经八脉理论应用于治疗精神情志方面的疾病，针药并用，疗效卓著，受到广大病人的赞誉。

致力薪火传承，潜心教书育人。谷世喆兄身为教授，又兼院长。其为医者，以治病救人为使命；其为师者，以教书育人为己任。他遵循"师者，所以传道受业解惑也"的古训，将其学术思想和经验体会毫无保留地传给了学生。我们要向谷世喆教授那样，做好学术传承。书中收载了王朝阳、侯中伟等十数位学者的 25 篇论文。这些论文既是谷世喆教授学术思想的总结，也是他临床经验的进一步研究和提高，也体现了他的传人学已成才，成为未来发展和学术创新的骨干。

本书不仅反映了谷老父子的学术思想和临床经验，而且在"传承精华、守正创新"方面给我们做出了示范和榜样。中医药事业要这样一代代传下去，并不断将中医药学术创新发展，为人类的健康事业做出更大的贡献。

在本书即将出版之际，谨以此文表示祝贺，非敢为序。

中国中医科学院　姚乃礼①
于庚子孟秋

张　序

最近，天津广播电视台《话说天津卫》节目中，讲到天津的几位老中医是民国四大名医之一施今墨老先生的学生，这使我想起我的高中同学谷世喆的老父亲谷济生先生也曾师从施今墨老先生。

谷济生先生 1936 年从华北国医学院毕业后，由于在学期间曾有出色的诊疗案例，声名鹊起，回到家乡后，被聘为河北省玉田县医院院长。1947 年，他为躲避战乱并照顾老父亲，搬到天津。新中国成立后，自己开办了颇有名气、收入丰厚的小诊所。1956年响应政府号召，他到天津第一医院创办了中医科，聘请了多位中医高手，为发扬中医药事业，救助广大群众，发挥了重要作用。

谷济生先生一干就是几十年，直到 2009年以 93 岁高龄仙逝。

谷济生先生医术精湛、医德高尚，擅长治疗肝病。1980年，有位回民穆师傅，他的儿子得了严重的肝病，到天津、北京的几个大医院都没治好。后来听说有个同事是谷济生先生未来的儿媳妇，就请她帮忙联系。谷济生先生仔细诊脉后对穆师傅说，孩子的病不是不治之症，还有救。经过谷济生先生仔细诊脉，认真治疗，几副汤药后患儿病情大为好转，经过继续辨证施治，孩子各项指标都恢复正常，可以上体育课并能踢足球了。孩子得救后，穆师傅十分感激谷先生。

谷先生对生活困难的患者坚持看病第一，有钱没钱都要治，看好病是关键。这充分体现了老中医医术精湛、悬壶济世、医者仁心的优良传统。

谷先生教育子女也堪称典范。他要求孩子们目标高远，刻苦学习，努力上进，忠厚待人。几个孩子都在自己的事业上有所建树。我的同学谷世喆同谷济生先生一样都是国家级名老中医，父子俩同是名中医也是中医界一段佳话。

谷先生还有不少妙手回春、济世悲悯的故事，我讲的小故事权当抛砖引玉吧。

天津　同学、挚友张忠福
2020年8月8日

自　序

　　"咸被德泽"是病人痊愈后送给父亲的
匾额，生动准确地描绘了谷济生先生医德高
尚、医术精湛，兢兢业业治病救人的一生。

　　谷济生（1917—2009），河北省玉田县
人。施今墨弟子。曾任天津市第一医院主任
医师、中医科副主任，天津市肝病研究所顾
问，兼任天津市河北区科协副主席、河北区
卫生医药学会副理事长。1991年被确定为
全国第一批500名老中医药专家学术经验继
承工作指导老师之一，享受首批国务院颁发
的政府特殊津贴。

　　谷济生行医70余年，德艺双馨，治疗
肝病、胃病、不孕不育、心脑血管病等疑难
杂症，疗效卓著。但其留下的医案医话却不
多，这是个遗憾！

　　作为他的长子，我是北京中医药大学教

授，博士生导师，主任医师，中国第四批带徒老中医，第三届首都国医名师，国家中医药管理局名老中医谷世喆工作室老中医。曾任北京中医药大学针灸推拿系主任、针灸学院院长，兼第四、五届中国针灸学会理事，经络专业委员会委员，北京中医药大学校学术委员会委员，北京中医药大学东方学院针灸学院院长。中国针灸学会砭石与刮痧分会名誉会长，北京市针灸学会第四五届理事会顾问。我幼受父亲熏陶，及长在北京中医药大学系统学习中医学，受多位名家教诲。临床50余年，学验俱丰，著述丰富。

我对《内经》经络理论理解较深，对标本根结、气街四海理论均有阐发，治病擅长针药并用，可谓薪火传承有成绩。

本书总结了我和父亲两代中医的临证经验，有较好的临床参考价值，适宜临床医生和医学生研读参考。

承蒙老同学姚乃礼为本书作序，内中多有褒奖，实令我汗颜！自当对我的鞭策吧！谨致以深深地感谢！

感谢所有参编者和付国英编审的工作。

疫情尚炽，联系不便，错误疏漏请同道不吝指正。

北京中医药大学　谷世喆
2020 年 8 月　北京

目　录

下篇　首都国医名师谷世喆

上　篇

国家级名老中医谷济生

第一章　医家传略

一、名家生平

谷济生的祖父谷庆祥是清朝的武秀才，父亲谷文珏（焕章）是清朝末科秀才，曾任河北玉田高等小学校长、县政府秘书等职。20世纪20年代（军阀时期），谷家的家境并不富裕，无力供子女读书深造。所以谷济生高小毕业后，十三四岁就离家到北京开始学徒，还曾到一体育用品商店打工，磨冰鞋的冰刀，小小年纪就自己打工谋生。后来，他又不幸得了重病。在亲历了疾病的痛苦和打工的辛酸之后，他决心另寻出路。1932年，恰逢中国北方地区第一所正规的中医学院"华北国医学院"成立不久。创办这所中医学院的是名医施今墨先生（中国四大名医之一，新中国成立后曾任卫生部顾问）。谷济生在亲友的资助下投考该校并被录取，从此走上了学习中医、治病救人的道路。

华北国医学院不仅教授《金匮》《伤寒》等中医经典，也分门别类教授内、外、妇、儿（幼），以及按摩、处方各科；还设有西医学、解剖学、病理学、药理学等课程，传授西医先进科学知识；同时还教授中文、日文。其课程设置十分先进实用。历史证明，这所中医学界的"黄埔军校"毕业生，走入社会后，以治病救人为己任，中西结合，创造了非凡的业绩，为中国的中医药事业发展，做出了不可磨灭的贡献。

谷济生的学业始于1932年秋季，毕业于1936年夏季，共约四年。在校期间，他刻苦读书，虚心向教授、向同学学习。当时施今墨院长经常亲自指导教诲。谷济生努力并有悟性，深得施今墨院长的诊疗思想和方药真传。

于有五学长给谷济生的毕业赠言说："谷君嘉荫，字济生，河北玉田人，少年英俊聪明实有过人者。观其书法之隽秀，语言之流利即可知矣。"

谷济生深刻掌握治病精髓，初出茅庐就显露了非凡的技艺和胆识。在刚毕业时，他就遇到一个病例：北京一家大买卖铺的大掌柜不幸得了重病，高烧不退，昏睡不醒（病了一段时间了，开始外感发烧。请的医生看到他有几房妻妾，以为是房事过度病虚，屡屡进补，结果病情反越来越重，以至汤水不进，数日未大便）。已经看过不少医生也没见效，家中人已经为他准备好后事。这时有人推荐了年轻的谷医生，反正是"死马当活马医"。经过仔细的望闻问切等检查诊断，谷济生认为患者是"大实有羸状"，当务之急是通下，于是以古方大承气汤（大黄，厚朴，枳实，芒硝）为基础，开出了大胆的处方。方中生石膏的用量超过一般用量的2倍，并嘱其家人急煎药，缓缓灌下，如能排便就有救。给病人灌药后，第二天天还未亮，就有人急切地敲门。敲门人跪地叩头报喜："掌柜的醒过来了"。随后谷济生又给病人开些汤药调养，终于把他从死亡线上拉了回来。

谷济生毕业后不久，就返回了玉田县。在缺医少药的旧农村，经过正规院校培训的医生是难得的人才，再加上其敬业精神，在家乡很快受到广泛的赞誉和欢迎，并担任玉田县医院院长。

在激烈的社会动荡之中，为了谋生存求发展，谷济生携全家于1948年末辗转来到天津。

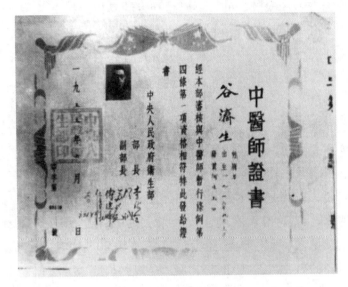

谷济生的医师证书

由于谷济生医术高明、医德高尚，名声逐渐在天津传播开来，开办了谷济生诊所。经人介绍，又当了当时几个大工厂的定点医生。

1956年，谷济生进入天津市第一医院，主持并创建了中医科，成了国家医院正式医生。他勤勤恳恳地工作，为医院网罗人才，发展中医事业。鼎盛时期，他所在中医科下设中医内科、妇科、针灸科、痔漏科等科室，医务人员

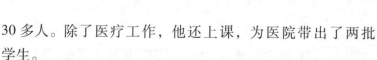

30多人。除了医疗工作，他还上课，为医院带出了两批学生。

1958年，天津东货场发生了严重的火灾事故。由于是化学药品仓库失火，许多工人中毒病倒。因为东货场靠近第一医院，所以大部分病号被送到第一医院抢救，而特效解毒药一时找不到，患者情况十分危急。这种情势下，谷济生深挖古典文献，提出先以"活羊热血"为中毒者解毒，争取了宝贵的抢救时间，救治了不少危重患者。《天津日报》发表了长篇通讯，特别以浓重笔墨介绍了这件事，使谷济生誉满津城。

他为人谦和善良，富于同情心，不但医术高明而且对病人从来无论地位贵贱一律一视同仁，和蔼耐心。其儿子谷世喆从青海牧区买回给家中自用的麝香，都被他无偿用在了急需的病人身上。

从1955年加入第一医院，直至1987年12月退休，加上退休后又"返聘"工作的时间，谷济生在第一医院兢兢业业工作了近40年！他退休后仍时常到医院去，对医疗工作非常关心。

谷济生一生温良恭俭让，孝敬长辈，奉养他瘫痪在床的爷爷多年，直到其1959年去世。他的姨姥姥（母亲的寡姨母）也长期住在谷家。一大家人都依靠谷济生一人的工资生活。他对自己的兄弟姐妹和睦友好，大凡谷家的亲戚、子侄的事，一定援手。谷济生侄子谷世忠突患病，他出资送其住院治疗。他掏钱给宙纬路5号全院更换电线以预防火灾：类似事例数不胜数。

慈爱之心，正直、善良、谦逊的为人，兢兢业业、精益求精的工作精神，对谷济生的孩子产生了深刻的、潜移默化的影响，这是最宝贵的精神财富。谷济生长女世敏，聪慧贤淑，毕业于天津中医学院（现天津中医药大学），是一个好中医，惜因公殉职，英年早逝。长子世喆为北京中医药大学教授，博士生导师。次子世宁，北大毕业，高级工程师，天津市世界贸易中心协会副秘书长。三子世乐，天津人民广播电台高级编辑副台长，中国音乐家协会会员、天津市歌曲创作研究会副主席。四子世安，加拿大医学博士，加拿大温哥华本拿比医疗中心主任，天津医科大学客座教授。五子世强，移居美国，任美国 SCI 国际市场公司副总裁，经常往来于两国之间，为祖国经济发展做了很多贡献。六子世斌，居加拿大温哥华，任蒙特利尔银行业务发展经理。其子女七人，皆有大学以上学历，亦有所成就。

二、主要贡献

经过 4 年正规的学院教育，谷济生于 1936 年从华北国医学院毕业，不久即回到家乡担任玉田县医院院长。1948年末辗转来到天津，悬壶津门。1956 年受聘于天津市第一医院，在该院从事医疗和培养年轻医生工作，直至 1987 年12 月退休，其后又被医院返聘，在天津市第一医院兢兢业业工作了近 40 年。

谷济生在这期间的主要贡献如下：

（一）创建中医科和中西医结合肝病研究所

谷济生调到天津市第一医院后，主持创建了中医科，邀请学长杨浩观先生加入，并考虑到杨老年纪较大，请杨老任科主任，而自己担任副主任。两人都是天津市屈指可数的中医专家，在领导的支持和他们的努力下，天津市第一医院中医科医护人员最多时近 40 人，设有内科、妇科、针灸科、痔漏科等科室。除了门诊外，还常参与病房会诊，并且率先在综合医院成立了中医病房。

谷济生是天津市第一家中西医结合肝病研究所的主要创建人之一。

他既从事临床医疗，又开展科研，还培养学生，十分繁忙，为中医科和肝病研究所的建设与发展做出了重要贡献。

（二）医术精湛，善治急难重症

谷济生先生就学于名医施今墨，努力钻研医术，精心掌握治病要诀，治疗脾胃、肝胆、妇科等疑难重症疗效显著。

谷济生主张学中医要早临床、多临床，理论和实践相结合，注重发挥中医整体观和辨证论治的优势，研究中医辨证的微观指标，走中西医结合的道路。他 20 世纪 50 年代初即开始进行肝病的临床研究，积累了丰富经验。1978 年，他和学生共同创制"慢肝宁"等系列肝炎方剂，经临床观察和实验室研究，肝炎治愈率达 72.5%，其成果获 1987 年天津市卫生局科技进步一等奖；"肝炎灵治疗慢性活动性肝炎对

HBV 复制的研究"课题获天津市科技进步三等奖；"哮喘速效胶丸的临床及实验研究"获 1987 年天津市科技成果三等奖；《退热抗感冲剂的临床及实验研究》获天津市首届中青年科技论文竞赛一等奖。他有 20 余篇论文在国际国内学术会议上宣读或全国性杂志上发表。他研制的"慢肝宁胶囊"以很少的费用转让药厂，他却说："只要有益于社会就好。"

岐黄之术自有传承

第二章　学术思想

一、力主中医现代化

谷济生师承一代名医施今墨，深受施氏学术思想影响，主张中西医结合，力主中医现代化。他赞同辨证与辨病相结合的形式，认为西医病名确切，有据可查，中医虽有病名，却比较笼统，缺少客观指标。所以他在临床上一般是先确定诊断，在辨病的基础上再辨证论治。如在肝病的科研中，他强调要有全国统一的诊断标准，所有科研病例必须符合诊断标准，然后辨证治疗，他说："这样的科研结果中医承认，西医也承认，才是过得硬的科研。"谷济生主张中医现代化的思想是非常坚定的，他认为中医必须现代化，如抱残守缺，不进则退。他对"中医化"和"越纯越好"的思想持批评态度，认为中医现代化的捷径是中西医结合。因为中西医研究的对象都是人，有共同之处，结合起来比较客观。至于如何结合，先生认为可以从单个病种开始，逐渐向理论深化。

二、强调保存"胃气"

强调保存"胃气"，是谷济生学术思想中的一个重要特点。他认为：若正强邪实，祛邪就是保护胃气。对于久病正衰，主张"大积大聚，衰其大半则止"。他认为药性本偏，使用稍有不当，或伤阴，或伤阳，胃气首当其冲，胃气一绝，危殆立至。所以，保存一分胃气，便多一分生机。他在治疗慢性肝炎时，强调清而不寒、补而不滞、滋而不腻，十分重视五谷调养的重要性，每嘱患者以小米、山药粥调养，多收到开胃健脾的疗效。

三、四诊合参　尤重望诊

在临床上，谷先生非常重视辨证论治，主张四诊合参。他指出："中医治病以望、闻、问、切为四要领。望者，察病人之色也；闻者，听病人之声，也包括闻病人各种气味；问者，究致病之因，发病治疗过程。三者既得，然后以脉定之，故曰切，切者合也。诊其脉浮、沉、迟、数，合于所望、所闻、所问之病，如其合也，则从证从脉两无疑义，以之立方选药，未有不丝丝入扣者。否则舍脉从证，或舍证从脉，临时斟酌，煞费匠心矣。"他反对以切脉故弄玄虚，指出："切脉乃诊断方法之一，若舍其他方法于不顾，仅凭切脉，或仗切脉为欺人之计，皆为识者所不取。"

在四诊当中，先生尤其重视望诊。他认为有诸于内，必形于外。望诊为四诊之首，通过望神、色、形、态，即可窥见内脏之病症，预见病之吉凶。先生常说："神色是气血的外荣。"在急性心肌梗死的治疗中，他非常重视神色的观察。如急性心肌梗死，他认为无论舌色淡白晦暗与青紫晦暗都为逆证；舌色淡、红、绛者则多顺证；紫暗而枯，是心血瘀滞，肝肾败绝，真脏色见，故多危重。他指出："急性心肌梗死，神识不乱，两眼明亮有神，为气血未败，预后良好；若精神不振，目光晦暗，反应迟钝，语言低微，为精气衰败，心神失守，病势危重，预后则危。面色青而润者，气血未败，为顺证；面色晦暗枯槁，色黄白青黑者，为精气已败，为逆证。"

四、遵从经典　辨证施治　多用施氏对药

谷先生在长期的临床工作中，始终遵从经典理论，案头除了每期的中医杂志外，还常读《金匮要略》和《伤寒论》。用药擅用经方，更多的是辨证施治选药，且喜用对药。如常用鲜藿香与佩兰叶、防风与防己、代赭石与旋覆花、陈皮与半夏、半夏与生姜、海风藤与络石藤、白芍与甘草、苍术与白术、桔梗与杏仁、柴胡与黄芩等。其中既有经方的浓缩，又有经验的总结，故而疗效很好。

第三章　治病经验

一、治疗肝病经验

（一）肝病分型宜简不宜繁

1. 肝郁气滞型

症见胁痛腹胀，纳呆乏力，苔薄白，脉弦。治以疏肝解郁法。常用药为柴胡、白术、白芍、枳壳、丹参、郁金、鸡骨草、垂盆草、当归、香附、甘草等。

2. 湿热未尽型

除上症外，尚有口苦心烦，尿黄，黄疸，舌红苔厚腻，脉滑数。治以清热利湿法。常用药为茵陈、栀子、薏苡仁、白蔻仁、厚朴、菖蒲、丹参、郁金、鸡骨草、垂盆草、黄芩、柴胡等。

3. 肝郁脾虚型

除肝郁气滞症状外，尚有肢乏体倦，腹胀便溏，舌淡胖有齿痕，苔白，脉弦缓。治以益气健脾法。常用药为党参、白术、茯苓、甘草、香附、柴胡、补骨脂、肉豆蔻、五味子、山药、薏苡仁、丹参、郁金、鸡骨草、垂盆草等。

4. 肝肾阴虚型

症见头晕目眩，腰酸腿软，五心烦热，面色晦滞，舌红少苔，脉细数。治以滋肝补肾法。常用药为沙参、党参、麦冬、枸杞子、当归、川楝子、生地黄、首乌、丹参、郁金、生鳖甲、生龟甲、生牡蛎、鸡骨草、垂盆草等。

5. 肝郁血瘀型

症见面色晦滞，肝大或肝脾均大，赤缕红丝，朱砂掌，舌质暗红，脉涩。治以活血化瘀、益气软坚法。常用药为柴胡、当归、赤芍、旋覆花、红花、丹参、茜草、王不留行、黄芪、党参、水红花子、生鳖甲、生牡蛎、鸡骨草、垂盆草等。

（二）辨证和辨病相结合

辨证论治是中医的优势，也是中医的一大特色。在慢性肝炎的治疗中，辨证论治对改善症状、恢复肝功能是一个非常重要的手段，也确实取得了一些临床效果。然而在临床中，有时也存在无症可辨的病例，如转氨酶单项持续升高，无自觉症状，舌脉也无变化，单靠中医手段就无证可辨，这时患者必须采用一些有效的降酶药物。再如 HBsAg 无症状携带者，既无症状，也无体征，谷先生根据现代医学关于 HBsAg 无症状携带者主要是免疫功能受抑制，不能清除病毒所致的原理，又结合补气温肾等法能改善免疫功能的报道，运用黄芪、桑寄生等组方治疗，取得一定疗效。

（三）治肝病经验方

1981 年，谷济生开始将治疗肝炎的疏肝解郁法、清热利湿法、舒肝健脾法、滋肝补肾法、活血化瘀法用于动物身上，通过实验了解五法对慢性肝炎的不同作用机制，并结合大量的临床经验，总结出五个协定处方，并于临床取得显著疗效。

谷济生经验方——慢肝宁胶囊（至今仍在生产上市）。

组成：党参，沙参，生地，熟地，川楝子，枸杞子，麦冬，当归，垂盆草，鸡骨草，郁金，丹参，首乌。

功效：养阴疏肝，清毒利湿。

主治：慢性肝炎（脾肾阴虚证），头晕目涩，腰膝酸软，舌红少津，脉细数。

方解：本方为一贯煎化裁。生熟地为君，滋阴养血、滋补肝肾；首乌、枸杞养肝肾之阴；沙参、麦冬养肺胃阴；郁金、川楝子疏肝；当归、丹参养血活血祛瘀，可改善肝内血流量，保护肝细胞，抗脂肪肝，纠正蛋白倒置；鸡骨草、垂盆草解毒降酶。全方扶正而增进免疫力，使湿毒得清，肝阴得养，肝气得舒，虽长服而无虞。

二、治疗不育不孕经验

（一）不育症

谷济生在诊疗中常遇到因精子少、活力低及伴有阳痿而不能生育的患者，他根据多年经验总结出两种类型的治法。

1. 身体夙健，性生活正常，唯婚后两年以上不育，精液常规精子少、活力低者，予自拟育麟汤。每日 1 剂，连服 1～3 个月，多获愈而育。

生地黄 15g，熟地黄 15g，砂仁 10g，枸杞子 15g，五味子 10g，沙苑子 10g，韭菜子 10g，菟丝子 15g，楮实子 10g，金樱子 10g，覆盆子 10g，女贞子 12g，车前子 10g，益智仁 15g，山萸肉 10g，淫羊藿 15g。

2. 夙体较差，肾阴阳俱虚，婚后性生活无度，举而不坚，轻度阳痿早泄，精子少，活力低下，婚后两年以上不育者，予自拟滋阴助阳育麟丸。每日早晚各服 10g，淡盐汤送下，多连服 1～2 料后而育。在用药期间，宜减少或禁止性生活。

鹿胎膏 30g，五味子 20g，蛇床子 30g，覆盆子 25g，枸杞子 30g，菟丝子 30g，鹿角胶 30g，淫羊藿 30g，海参（连肠子）60g，海马 30g，人参 20g，鹿茸 15g，山萸肉 30g，淡苁蓉 45g，天冬 30g，麦冬 30g，黄柏 20g，知母 20g，阳起石 30g，生地黄 30g，熟地黄 30g，砂仁 15g，茯苓 30g，怀山药 30g，怀牛膝 30g。炼蜜为丸，每丸重 10g。

（二）不孕症

谷济生对女性凤体尚健，仅月经参差，妇科检查无异常，婚后性生活正常，两年以上不孕，情志抑郁不舒者，恒予加味逍遥丸、得生丹治疗。每日各服1剂，连服1～3月后而孕者颇多。

三、急性心肌梗死望舌质、
舌苔、神色之经验①

望诊是祖国医学中重要的诊断方法。《素问·阴阳应象大论》说："善诊者，察色按脉先别阴阳。"其中记载了很多有关望神、望色、望形态、望舌的宝贵经验。

在急性心肌梗死的研究中，谷济生运用中医的望诊技巧，在指导中西医结合的观察和治疗方面颇有心得，现介绍如下：

（一）对舌质的观察

谷济生指出，急性心肌梗死患者的舌质变化显著而且迅速，但在早期，舌无论何色多伴晦暗不泽，而舌质淡白晦暗与青紫晦暗者常表示病情危重，预后不佳；呈淡红、红、绛

---

① 本文由张柏林整理。

红者，每多顺症。

他认为，舌淡白晦暗常表示为心阳不振，阳气失于运行之机，气不能为血之帅，使心血瘀阻而致发病。血已瘀滞，脉道不利更使心阳不振，每因心阳虚怯而危症丛生。

紫暗而枯之舌是心血瘀滞，肝肾败绝，真藏色见之象，故多危重。

表1　不同舌象合并症比较表

舌色	合　并　症		休克	心衰	严重心律失常	心脏骤停
淡白晦暗	有合并症	9	3	5	5	2
	无合并症	0				
紫暗	有合并症	6		5	2	2
	无合并症	3				
淡红红绛红	有合并症	2			2	
	无合并症	6				
合计	26		8	10	9	4

由表1可见，本组病人淡白晦暗舌9人，均有严重合并症，占100%；紫暗舌9人，6人有严重合并症，占66.7%；而淡红、红、绛舌8人，只2人有严重合并症，占25%。以每种合并症在不同舌象的发生率来看，淡白晦暗舌与青紫舌患者有休克、心衰、心脏骤停者占100%，严重心律失常者占89%，而淡红、红、绛红患者合并严重心律失常只占11%，无一例发生休克、心衰、心脏骤停。

舌质转化与临床病情的变化规律为：病情好转，舌质变化如常红；病情恶化，舌质则变晦暗，因此注意舌质色泽的转化是有意义的。如患者毛某某，因急性前间壁心肌梗死入院，当时舌常红，无严重合并症。第三天于大便后感心慌，查：舌红，脉弦细不整，心电图示室性期前收缩，每分钟2～8次。第四天心慌加重，舌转暗红，心电图示梗死区扩大到 V_4，并见室性期前收缩形成短阵二联律，经静点利多卡因，心律失常被控制，并加服益气活血中药，48 小时后又见心律不齐，舌仍暗红，心电图示室性期前收缩的 R 波落T 波之上，继服益气活血中药，立即静点利多卡因，使心律转整，维持静点 48 小时。一周后舌质转红，心律失常未再发生。此患者梗死区扩大及严重心律失常的发生与舌质转化情况，与我们观察所得的规律是一致的。

（二）对舌苔的观察

急性心肌梗死患者的舌色泽变化对病情预后有指导意义，舌苔的变化也是很有价值的。谷济生认为：急性心肌梗死患者，舌苔常表现为厚苔。

临床观察发现，舌苔的变化存在着这样的规律：厚苔患者病势重，预后差；薄苔患者病势轻，预后良好。如我组厚苔患者 18 人中，14 人有严重合并症，合并症发生率 88%；而薄苔患者 6 人，仅 1 人有严重合并症，合并症发生率16.7%。厚苔患者合并休克者占本组休克发生率的 100%，心衰占 80%，严重心律失常占 88.9%，心脏骤停占 50%；而薄苔患者心律失常只占本组严重心律失常的 11.1%，无一例发生休克、心衰、心脏骤停，二者差别是显著的（见表2）。但若舌净无苔而舌质萎嫩无神者病情反而危笃，预后极差。

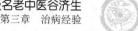

本组 2 例此类无苔患者皆有严重合并症且最后死亡。

表 2　不同舌苔合并症比较表

舌苔	合　并　症		休克	心衰	严重心律失常	心脏骤停
厚腻苔	有合并症	14	3	8	8	2
	无合并症	4		2		
无苔	有合并症	2				2
	无合并症	0				
薄苔	有合并症	1			1	
	无合并症	5				
合计	26		3		9	4

注：厚腻苔中 4 例无合并症者均是黄厚苔。

谷济生认为心肌梗死的基本病变是心血瘀阻，其后果常导致心阳不能运行以温养内脏，即血病可以及气，正如《灵枢·本脏》所说："血和则经脉流行，营复阴阳。"今血瘀脉道不利，故阳气也不能畅行。"主不明则十二官危"，母病及子而致脾阳失运、湿浊上泛，故舌苔变厚。况且很多人病前本有心气不足，气虚湿盛，或气郁肝旺，肝逆侮脾等宿因，那么罹病后阳气受挫更重，脾胃失运，阴湿之邪必外映于舌而致苔厚，所以急性心肌梗死不但会出现厚苔，而且苔厚薄的变化也可以反映出心脏气血盛衰的状况，从而帮助我们了解病情的严重。

至于舌净无苔、萎枯乏神患者合并症多、死亡率高，是因真精败露，胃气已绝，故凶多吉少，正是"有胃气则生，无胃气则死"之意。

（三）对神色的观察

谷济生常说："神色是脏腑气血的外荣"，并引《素问·脉要精微论》"夫精明五色者，气之华也"，把望神色做为判断体内气血阴阳盛衰变化和判断疾病顺逆的临床手段。

谷济生认为：急性心肌梗死患者神识不乱，两眼明亮有神，为气血未败，预后较好；若精神不振，目光晦暗，反应迟钝，语言低微，为精气衰败，心神失守，病势危重，预后则差。面色清而明者，气血未败，预后转好；面色晦暗枯槁，色黄白青黑者，精气已败，病势严重预后不好。

（四）小结

1. 通过对 26 例急性心肌梗死患者的望诊材料进行分析，认为急性心肌梗死患者舌质晦暗、萎枯无神、舌苔增厚而枯燥失泽者居多，并与一组 27 例冠状动脉供血不足患者的舌质、舌苔进行对比，认为有助于和心绞痛及陈旧性心肌梗死心绞痛发作做鉴别。

2. 通过分析，提出舌晦暗（包括淡白晦暗、紫暗）、苔厚（包括厚、腻、滑）及无苔，失神色夭的心肌梗死患者多正虚邪实，其休克、心衰、严重心律失常、心脏骤停的发生率高，病情危重，预后差。而且舌色、苔质、神色的转化与病情变化具有一致性，因此，对临床观察和治疗具有指导意义。

四、应用小方小法和成药之经验

谷济生在应用小方小法和成药上，也是有很多经验的。例如，一个患者做了肠道镜以后，半小时内出现肚子胀疼。他就取一支藿香正气水让患者吃下去。片刻的工夫，病人开始排气，肚子疼也明显好转。藿香正气除了夏天使用，谷老还曾经把它用在皮科病上，如湿疹脚气，连抹几次即不痒不出水了。

藿香正气水，里边儿有酒精，天津达仁堂出的特别好用，抹了以后即止痒，效果非常好。一般的肠炎，一天拉个三五次，肚子有点儿疼又有些胀，大便有些消化不好的味道，谷老常常使用藿香正气水或者藿香正气片，配合一点儿黄连素，每样两片或者三片，每天两次或者三次，两天就好。当然藿香正气它主要治疗四时不正之邪，对于山岚瘴气，特别是有人到了福建的武夷山山林里边，气雾一阵一阵，服用藿香正气水做预防，消化好，身体也舒服。

现代人精神情志病非常多，特别女士一过四十八九岁，时不时潮热心悸，还容易烦躁生气，出现乳腺胀痛、月经不调，肝火比较大，脉也有点儿弦。那么中成药加味逍遥丸或丹栀逍遥丸就是一个非常好的药物，在月经来之前的两周开始吃，效果是非常不错的。

谷老对于学生女孩儿月经病，即中医所说的室女的问题，认为可以用点天津达仁堂出的乌鸡白凤丸。连续用一个月、两个月，效果是非常好的。

谷老对于牛黄清心丸情有独钟。牛黄清心丸绝不是光清心的凉药，它还扶正、去痰化湿、通利经脉，所以预防中风证，调整精神情志，甚至治疗失眠、耳鸣，可用牛黄清心丸配合一点儿维生素 B，效果也是很不错。

中老年人的腰腿疼痛，大部分都是退化性的疾病所致，中医常说是肝肾虚，气血不足又有劳损，或者有寒湿痹证。谷老推荐北京同仁堂的养血荣筋丸，坚持下去效果还是非常不错的。

第四章　临证医案

一、慢性萎缩性胃炎

郑某，女，65岁，1999年9月18日初诊。

主诉：胃胀、胃痛5年，加重1周。

现病史：患者自述萎缩性胃炎5年，近1周加重。平时自觉劳累，大便正常，容易疲劳。刻下胃疼痛胀满不适，口咽干燥，反酸烧心，夜间加重。舌象：舌淡红。脉象：脉缓。

中医诊断：胃痛。

辨证：胃阴不足。

治法：健脾益胃，滋阴生津。

方药：益胃汤加减。石斛10g，北沙参12g，麦冬12g，西洋参片12g，威灵仙30g，茯苓15g，炒白术10g，白及10g，醋延胡索10g，白芍12g，炒紫苏子10g，炙甘草10g，浙贝母10g，旋覆花10g，海螵蛸15g，酒肉苁蓉20g，红景天10g，炒神曲10g。7剂，水煎服，每日1剂。

1999年10月11日二诊：患者刻下无反酸、打嗝，胃痛减轻。近三日自觉胃胀较重，晨起胃中嘈杂不适，泌尿系感染致小便频数，大便正常。舌象：舌尖红，舌苔白厚腻。原方去红景天、石斛，加煅龙骨30g、砂仁6g。7剂，水煎服，每日 1 剂。

【按】慢性萎缩性胃炎，中医病名为"痞满"，此病病机为寒热错杂、虚实夹杂，胃阴亏虚，胃阳偏亢，虚热内生，胃失和降。本为中虚兼气滞，故见上腹部隐痛、胃胀满不舒、嗳气；标为胃阴亏虚，故见反酸烧心，口咽干燥。本患者临床辨证为胃阴不足。谷济生选用益胃汤加减。方用北沙参、麦冬、西洋参、浙贝母滋阴益胃生津；茯苓、白术、炙甘草健脾补中；延胡索、威灵仙通络止痛；紫苏子、旋覆花降逆止呕；海螵蛸制酸止痛；酒肉苁蓉润肠通便；炒神曲消食滞、助运化。

（赵沛涵①）

二、慢性肝炎

医案1

李某，男性，36 岁，1991 年 6 月 28 日初诊。

主诉：胁腹胀痛、尿黄、乏力半年。

现病史：因腹胀，两胁胀痛，头胀，口渴，恶心，干呕，乏力半年，谷丙转氨酶 159.6 U/L，乙型肝炎表面抗原（－），乙型肝炎核心抗体（＋），血糖 7.22 mmol/L（正常 4.4～6.66 mmol/L），曾在外院延医屡治，效果不佳，肝功能持续异常，血糖升高到 9.94 mmol/L（正常 3.9～6.1 mmol/L），尿糖（＋＋＋），遂收入院治疗。

---

① 赵沛涵，北京中医药大学针灸学院 2018 级硕士生。

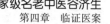

入院后主诉：胸脘痞闷，两胁胀痛，右胁尤甚，烦躁易怒，口渴乏力，失眠多梦，饮食尚可，尿黄，大便正常。

体格检查：皮肤、巩膜无黄染，腹软，肝脾未及。舌质红，苔薄白略黄，脉缓。肝穿刺病理提示：慢性迁延性肝炎伴脂肪肝。

西医诊断：慢性乙型迁延型肝炎，糖尿病。

中医诊断：胁痛。

辨证：肝郁气滞，阴血不足，横逆犯胃。

治法：疏肝解郁，养血柔肝。

方药：醋柴胡 10 g，醋香附 10 g，枳实 10 g，杭芍药 10 g，甘草 10 g，木香 6 g，丹参 20 g，郁金 10 g，川楝子 10 g，元胡 10 g，砂仁 10 g，枸杞 10 g，山药 15 g，炒苍术 10 g，炒白术 10 g，丹皮 10 g，炒枣仁（打）30 g。水煎服，每日 1 剂。

二诊：服药两周后，诸症悉减，胁胀痞闷消失。继服前方，减枳实、川楝子、元胡、木香等药，酌加沙参 30 g，麦冬 10 g，生地黄 10 g，女贞子 10 g，生黄芪 45 g，益气养阴。

治疗月余，肝功能恢复正常，血糖降至 8.36 mmol/L。又守方治疗月余，血糖降至 5.86 mmol/L，谷丙转氨酶及白蛋白/球蛋白比值均正常。体重由 71.5 kg 下降到 67.5 kg，出院。

医案 2

邓某，男，54 岁，1984 年 9 月 15 日初诊。

主诉：复发性恶心，厌油，乏力 5 天。

现病史：5 年前患黄疸型肝炎，治愈后未再复发。住院前 5 天突然恶心，厌油，不欲食，胸胁胀满，口干口苦，乏力，尿赤，便秘。

体格检查：皮肤巩膜黄染，色鲜明，腹软，肝大，在胁下 3 cm，脾未及。舌质红，苔黄厚腻，脉弦滑有力。

实验室检查：谷丙转氨酶 550 U/L，胆红素 232.6 pmol/L，麝香草酚浊度试验 13.6 U，白蛋白/球蛋白比值 3.14/3.35，乙型肝炎表面抗原 1∶1024。

西医诊断：慢性乙型肝炎。

中医诊断：肝瘟。

辨证：肝胆湿热。

治法：清热利湿，疏肝解郁。

方药：茵陈 30 g，大黄 10 g（后下），栀子 10 g，泽泻 10 g，茯苓 10 g，茵仁 30 g，丹参 30 g，郁金 10 g，鸡骨草 30 g，垂盆草 30 g，苍术 10 g，白术 10 g。水煎服，每日 1 剂。

服药 3 周后黄疸明显消退，胆红素 100.9 pmol/L，舌苔转薄白。肝穿刺病理提示：肝细胞水样变、气球样变及嗜酸性变，门管区及间质大量炎细胞浸润，肝细胞内胆色素，胆管扩张，小胆管胆栓。继续治疗两个月，肝功恢复正常，再次肝穿刺，肝细胞炎性浸润及变性坏死均明显减轻，瘀胆消失，治愈出院。

医案 3

崔某，男，43 岁，1990 年 2 月 29 日初诊。

主诉及现病史：患慢性乙型肝炎 5 年，平素无自觉不适。于入院前 1 个月出现倦怠乏力、头晕目涩、腰膝酸软、两胁隐痛，自觉手足心发热，心烦失眠。

体格检查：皮肤巩膜无黄染，腹软平坦，肝脾未及，腹

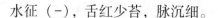

水征（－），舌红少苔，脉沉细。

实验室检查：谷内转氨酶 170 U/L。乙型肝炎表面抗原、乙型肝炎 E 抗原均阳性，乙型肝炎 E 抗体阴性。

西医诊断：慢性乙型肝炎。

中医诊断：肝瘟。

辨证：肝肾阴虚，肝失所养，阴虚生热，虚火上炎。

治法：滋补肝肾，养血柔肝。

方药：沙参 30 g，党参 30 g，麦冬 10 g，生地黄 15 g，熟地黄 15 g，枸杞 10 g，首乌 10 当归 10 g，丹参 30 g，郁金 10 g，酸枣仁 15 g，柴胡 10 g，白芍 10 g，三七（冲）3 g，鸡骨草 30 g，垂盆草 30 g。水煎服，每日 1 剂。

1 月后查肝功能，谷丙转氨酶 29.3 U/L，天冬氨酸转氨酶 24.2 U/L，麝香草酚浊度试验 16.2 U/L。病毒复制指标乙型肝炎 E 抗原转阴，抗-乙型肝炎 E 抗体转阳。后又将原方药制成冲剂，巩固治疗 3 月余，调理收功。出院后随访两年，未复发。

医案 4

郭某，男，36 岁，1991 年 3 月 26 日初诊。

主诉：腹胀，尿少两个月，腿肿两周。

现病史：患慢性肝炎 3 年，于入院前两个月自觉腹胀，食后胀甚，食少纳呆，伴肝区隐痛，体倦乏力，便溏，每日三四次。在外院曾服中药治疗无效，两周前又出现腿肿，以"肝硬化腹水"收入住院。

体格检查：神清消瘦，面色萎黄，巩膜皮肤无黄染，腹膨隆、胀大，腹水征（＋＋＋＋），腹壁可见轻度静脉曲张，肝脾触及不满意，双下肢肿（+），可见肝掌及蜘蛛痣。舌淡胖，边齿痕，苔薄滑，脉沉缓。

实验室检查：谷丙转氨酶48 U/L，白蛋白/球蛋白比值26.8/33.1，乙型肝炎表面抗原（−）。B超提示：肝硬化，腹水形成。

西医诊断：肝硬化失代偿期。

中医诊断：臌胀。

辨证：脾肾阳虚。

治法：益气健脾，温肾利水。

方药：党参30 g，黄芪30 g，苍术15 g，白术15 g，云茯苓20 g，甘草10 g，山药15 g，柴胡10 g，升麻10 g，丹参30 g，郁金10 g，泽泻20 g，猪苓15 g，泽兰30 g，汉防己30 g，牛膝20 g，淫羊藿10 g，干姜6 g。水煎服，日1剂。

服药1周后尿量明显增多，体重减轻5 kg，大便正常。继续服原汤药3周后腹水消失，症状悉减，无腹胀、腿肿，饮食增加。服药3月余，谷丙转氨酶正常，白蛋白上升到35.20 g/L，球蛋白下降至27.90 g/L。又在院调理，巩固治疗两月余，康复出院。

医案5

王某，男，56岁，1984年3月9日初诊。

主诉：黄疸，大便色白1周。

现病史：素患慢性肝炎15年，近五六年肝功能正常，病情稳定。于1984年2月中旬开始食欲不振，恶心、呕吐，乏力，住院前1周发现肝功能异常，皮肤瘙痒，大便灰白，有黄疸而收入院。入院后黄疸进行性加深，颜面及皮肤呈黄绿色，血胆红素 331.7 pmol/P，高胆红素血症（＞10 mg）时间持续 49 天。B 超提示：肝尖突下 2.8 cm，脾肋卜 7 cm。古质紫暗，苔黄腻，脉弦涩。腹腔镜检查诊为瘀胆型肝炎；经强的松试验治疗诊为肝内瘀胆；经用激素及清热解毒、利湿通腑药治疗，黄疸持续不退，第 3 周胆红素上升为 436 μmol/L，且胸部布满痤疮，皮肤有抓搔痕迹。B 超提示：肝尖突下 5.5 cm，脾肋下 7.2 cm，故递减激素量，改用中药。

西医诊断：原发性胆汁瘀积型肝硬化。

中医诊断：黄疸。

辨证：肝郁血瘀，瘀血阻络。

治法：活血化瘀，凉血解毒。

方药：生地黄 10 g，砂仁 10 g，赤芍 100 g，栀子 10 g，桃红各 10 g，郁金 10 g，丹参 10 g，大黄（后下）10 g，当归 10 g，王不留行 15 g，川牛膝 10 g，柴胡 10 g，茵陈 30 g。水煎服，每日 1 剂。

服药 2 周，黄疸明显消退；治疗第 10 周，胆红素＜17.1 mol/L，黄疸指数 6 U/L，肝功能恢复正常，诸症消失，肝脏回缩至尖突下 1 cm，脾脏肋下 1 cm，治愈出院，随访至今未复发。

【按】慢性乙型肝炎的病因为湿热毒邪深伏血分，肝藏血，其病位在肝，肝失疏泄，故肝郁气滞为慢性肝炎最常见的病理变化。湿为阴邪，易伤阳气，中阳被阻，脾气不运，因此脾虚也是慢性肝病的重要病理变化。热邪久居势必伤阴，更由于慢性肝炎多见脾虚病理变化，食欲不振，水谷摄入减少，肾精化源不足，导致肾阴不足。谷老认为，湿热是慢性肝炎之起因，病位在肝，影响到脾、肾，病及气血阴阳，以清热利湿、疏肝解郁、益气健脾、滋补肝肾、活血化瘀治疗，往往可取得显著效果。

三、慢性肾炎

医案 1

刘某，女，40 岁，1978 年 1 月 28 日初诊。

主诉：心悸胸闷，纳呆，少尿 1 周。

现病史：患者 8 年前患急性肾炎，经常浮肿、头晕，但始终坚持工作。于入院前 1 周阵发心悸胸闷，心前区疼痛，少尿，纳少，腹胀，有时咳嗽咯痰，发病以来无发热及呕吐，由门诊收住内科。血压 140/110 mmHg。神清，消瘦病容，贫血貌，颈静脉轻度怒张，心界向左下扩大，心尖区可闻 S 三级收缩期吹风样杂音及舒张期隆隆样杂音，两肺呼吸音略粗。腹软，肝肋缘下 2.5 cm，轻触痛，腹水征（-），下肢肿（++），尿蛋白（+++），红细胞（+），白细胞（2～4），可见颗粒管型。二氧化碳结合力 27.4 mmol/L，血色素 95 g/L，血浆白蛋白 29.2 g/L，尿素氮 10.2 mmol/L。心电图示左室肥厚；胸透示左室、左房肥厚，以左室为著。

入院后即给予强心利尿降压治疗。2 月 17 日给结肠透析，每日 500 mL。2 月 21 日，患者形容消瘦，面色㿠白不华，精神萎靡，倦卧嗜睡，恶心呕吐，不思饮食，稍饮则吐更频，小便短少，大便正常，气短心慌，舌质淡苔白，脉沉弦细。

中医诊断：水肿。

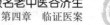

西医诊断：①慢性肾炎，②尿毒症，③肾性高血压；高血压性心脏病。辨证：脾肾阳虚，水毒上泛，肝肾阴亏，肝阳上亢。

治法：补肾健脾，平肝潜阳，降浊解毒。

方药：附片10g，生大黄15g，小蓟30g，赤芍15g，水牛角（先煎）60g，钩藤（后下）30g，羚羊角粉（冲）1.5g，夏枯草30g，车前草30g，当归18g，白术12g，云苓15g。每剂两煎约200mL，分三四次服。

上方加减连服药20余剂，病势逐渐好转，患者已能下地活动，食眠均佳，尿量增多，步入康复阶段。

医案2

陈某，男，36岁，工人。1970年10月16日初诊。

主诉：3天来尿少，腿肿无力。

现病史：患者于10月13日发现少尿，双下肢浮肿，疲乏无力。入院检查：尿蛋白及颗粒管型。来我院门诊，收住内科病房。

既往史：自幼患哮喘，无肾炎及其他传染病史。

入院查体：体温37.2℃，血压128/90mmHg。一般情况良好，皮肤巩膜无黄染，眼睑无明显水肿；颌下有一淋巴结，如黄豆大小，可活动，无压痛；颈软，咽部无充血，扁桃体未见肿大；胸廓对称，心脏正常，两肺散在干鸣；腹软，腹水征（－），肝脾未及；肾区无叩痛，双下肢浮肿（＋）。

实验室检查：尿蛋白（＋＋），红细胞（＋＋＋＋），白细胞（＋＋），有颗粒管型；血非蛋白氮33.77mmol/L，血浆白蛋白15.1g/L，球蛋白31.8g/L，胆固醇10.4mmol/L。

西医诊断为肾病型肾炎。入院后即给予一般对症治疗，10 月 26 日开始予强的松 5 mg，每日 3 次；11 月 3 日改为每次 10 mg，每日 3 次；11 月 8 日为每次 10 mg，每日 4 次；11 月 26 日改为每次 5 mg，每日 4 次，后逐渐停用。至 12 月 11 日，强的松已服 1275 mg，但肾病未能缓解，尿毒症加重，血非蛋白氮上升到 107.18 mmol/L，胆固醇 12.12 mmol/L，且发生严重的肺内感染，病势危笃，延请谷济生会诊。

12 月 11 日，患者面色㿠白，精神萎靡，形体消瘦，纳呆厌食，恶心呕吐，尿少便溏，咳嗽气促，腰酸腿软，面浮肢肿，时有谵语，脉弦近数，舌质绛、苔白。

中医诊断：水肿。

辨证：脾肾阳虚，肺热伤津。

治法：健脾补阳，滋阴润肺。

方药：黄芪 20 g，生地 12 g，熟地 12 g，猪苓 12 g，茯苓 12 g，泽泻 12 g，丹皮 10 g，枸杞子 10 g，白芥子 10 g，冬瓜子 20 g，冬葵子 12 g，杭芍 10 g，附片 6 g，白术 10 g，生姜 3 片，甘草 10 g，炒鸡内金 10 g，建曲 12 g，白茅根 30 g。水煎服，每副两煎约 200 mL，分两次服。

1971 年 1 月 12 日二诊：上方加减服月余，尿毒症改善，非蛋白氮 28.01 mmol/L，蛋白（++），白细胞（++～+++），红蛋白（+～+++）。因患者长期卧床，臀部冬生褥疮并发感染，精神萎靡，情绪低沉，拒绝饮食及治疗。诊其脉，细数无力，舌质淡白微腻。内服药以健脾补肾为主，兼以控制褥疮之品，外用生肌散敷疮面。

方药：生地 25 g，茯苓 12 g，泽泻 10 g，丹皮 10 g，山茱萸 12 g，肉桂 3 g，附片 10 g，车前草 30 g，黄柏 15 g，大小蓟

各30g，沉香曲10g，鸡内金10g，当归15g。水煎服，日1剂。

1月16日三诊：服药后症状好转，惟自汗出，晚上盗汗，脉细数，舌质淡苔白。治法以扶正为主。

方药：生黄芪25g，生地15g，熟地15g，猪苓15g，茯苓15g，泽泻12g，丹皮18g，山药30g，山茱萸12g，牛膝12g，车前草30g，旱莲草30g，附子10g，肉桂3g，黄柏15g，当归30g，连翘30g，白芍12g。

服上方后病况日趋好转，原方略加减，至4月6日病情稳定。尿蛋白（-），白细胞（0～+），遂带中药10剂出院。随访8年，患者肾病痊愈，尿常规化验始终正常，血非蛋白氮及胆固醇正常，迄今正常工作。

【按】肾功能不全是全身性的疾患，反映机体的正气不足，正气不足则逐邪之力降低，使尿中废物不能充分排泄，出现少尿、无尿及肾阳不足。由于"阳主开，阴主藏"，阳衰则不开，不开则不排泄。"阳损及阴"，阳损必然导致阴伤，而"肾主藏精"，精气不能收藏而漏泄，以致蛋白等物丢失。鉴于以上病机，非峻补肾阳不能扶其肾功能，解其危机，非顾肾阴不能助其机体之修复，精藏则正复，正复则精藏。谷济生用大量附子、肉桂、黄芪以救其阳，用大量黄精、玉竹、生熟地黄、山药、山茱萸、石斛以补其阴，俾阴平阳秘，肾功能恢复。谷老在使用附子、肉桂补阳药时不受血压高低的限制，他认为肾炎尿毒症患者之所以出现高血压，主要是阴阳失衡，所以调整阴阳即可降压，绝不可一味潜镇。

四、不寐

霍某，男，61岁，1990年12月9日初诊。

主诉：彻夜不寐已半年余。

现病史：工作繁杂，更兼分配房屋之事难于平衡，初则日夜烦心，甚则彻夜不寐，已半年余。口苦晕眩，脑力不济。住院治疗曾服多种西药，迄今无显效。舌质红，苔薄黄，脉沉弦。

体格检查：血压120/80 mmHg。血脂偏高。

中医诊断：不寐。

辨证：心阴久耗，肝肾阴亏，虚火上扰，神不归舍，本虚标实。

治法：滋阴潜降，安神益智。

方药：以黄连阿胶汤、心肾交补丸（《罗氏会约医镜》）化裁。焦远志10 g，节菖蒲10 g，太子参20 g，大生地黄20 g，柏子仁10 g，炒枣仁30 g（打），云茯神15 g，五味子10 g，麦门冬10 g，夜交藤30 g，野百合30 g，当归10 g，夏枯草L2 g，川黄连10 g，真阿胶10 g（烊化），白蒺藜12 g，生龙牡各30 g（包，先煎），生磁石30 g（包，先煎）。生鸡蛋黄两个，搅，兑水煎服。7剂。

二诊：头晕明显减轻，可入睡两三个小时，自觉脑子灵活些，脉弦，舌质稍红纳差。前方去夏枯草，加鸡内金10 g，水煎服。14剂。

三诊：诸症悉减，脑力灵活，可睡5个小时左右，梦不

多，惟活动后觉乏力。治以滋阴潜降、益气增智法，配丸剂
长服。

方药：大生地黄 90 g，节菖蒲 90 g，远志肉 90 g，云茯苓
90 g，生晒参 45 g，天麦冬各 90 g，五味子 90 g，当归 90 g，
炒枣仁 120 g，野百合 90 g，沙苑子 90 g，首乌 90 g，生山楂
90 g，广郁金 60 g，丹参 90 g，陈皮 45 g，山萸肉 90 g，陈阿
胶 90 g，夏枯草 60 g，赤芍 90 g，生龙牡各 90 g，生磁石
120 g。

上药共为细末，炼蜜为丸，每丸重 10 g，早晚各 2 丸。
随访半年，入睡及睡眠均好，脑力充沛。

【按】《杂病源流犀烛》云："劳心之人多不寐，年高之
人多不寐，虚烦之人多不寐。"张景岳亦说："凡人以劳倦思
虑太过者，必致血液耗亡，神魂无主，所以不寐。"更有严
重者，可以转为肝风内动、中风之候。谷老以黄连、阿胶等
滋阴清热，配介石类潜镇降火，疗效称善。野百合入心肺二
经，不仅润肺止嗽，《日华子本草》还说它"安心，定胆，
益志，养五脏"，配合酸枣仁、远志治疗神衰心烦失眠效果
亦佳，为谷老治不寐常用药。

五、阴虚便秘

国家级名老中医、眼科专家牟洪林的母亲曾患便秘十年
之久，六七日一行，长期治疗而未愈。服黄连上清片、牛黄
解毒丸无数，非但不愈，反而越来越严重，后请谷济生予以
诊治。舌象：浅薄苔。脉象：沉细。

中医诊断：阴虚便秘。

辨证：脾气不升故胸闷腹胀，胃气不降故便结不润。虚人血少精亏，非火郁结燥，为阴虚便秘。

治法：缓通油润，养阴润燥。

方药：薤白10g，郁李仁10g，全瓜蒌20g，晚蚕沙10g，火麻仁30g，桃仁6g，砂仁3g，野于术5g，丹参20g，玫瑰花6g，杏仁6g，白蔻仁5g，厚朴花6g，沙参12g，炒枳壳6g，生麦芽10g，生谷芽10g。水煎服，每日1剂。

二诊：上药服7剂后食欲渐增，便秘好转，三日一行，小便略多，背痛。但饭后略有胸闷腹胀，前方加减治之。

方药：薤白10g，莱菔子6g，全瓜蒌20g，代赭石16g，炒枳壳6g，草蔻仁6g，砂仁3g，刀豆10g，野于术6g，郁李仁6g，桃仁6g，桔梗6g，火麻仁15g，紫厚朴5g，焦内金10g，沙参12g，陈皮炭6g。水煎服，每日1剂。

三诊：前方又服7剂，便秘已正常，一日一行，软硬适度。嘱其原方再服7剂，二日1剂，服完药后停药。

十余年便秘顽疾，20天治愈。

【按】《伤寒论》中的便秘是外感出汗伤津的便秘，必是"腹满、燥、实、坚"。运用承气汤急救存阴，燥邪伤阴用增液承气汤。久病便秘，久用泻药则苦寒伤阴，而致阴虚便秘，千万不可用苦寒药，必须用旋覆代赭汤、瓜蒌薤白半夏汤和枳术丸之类，理气降逆，养阴润燥；兼用沙参、丹参、当归等药和血生津，麦芽、谷芽、砂仁、白蔻升发胃气。施治得当，故效如桴鼓，久病得愈。

附：名医治好我母亲眼病

我于1959年考入天津第二中学，认识了我的同学谷世喆，他不但学习好，而且待人热情真诚。那时我生活很困难，谷世喆同学常伸出热情的手，在生活上对我进行关怀和照顾，所以我们既是同学又是挚友。

谷世喆的父亲是一名中医，有一次我向世喆说起我母亲的眼病症状，并想请伯父给诊治一下。世喆毫不犹豫地答应了，并约定时间让我带母亲去其家看病。伯父认真细微地给我母亲做了检查，并诊了脉象，诊断为"老年性白内障"。伯父首先安慰了我母亲不要紧张，没太大的毛病，吃点药慢慢就会好的。当时伯父开了中成药磁朱丸和石斛夜光丸口服。经口服这两中成药一段时间后，我母亲的病情明显好转，视力明显提高，能料理一些家务，生活上能照顾自己，不需要进行手术治疗。1962年我考入了天津中医学院（现天津中医药大学），我时常回想谷老给我母亲治眼病的经过，我也查了很多医书，知道了磁朱丸"久服可读经书"，石斛夜光丸是专治青光眼和白内障的良药。

谷济生老中医是位德高望重的老人，他视患者为亲人，他为人民服务的精神和态度值得我们永远学习。他的高大形象经常浮现在我的脑海中，他为人民服务的高尚品德永远激励着我，一定要做一名好医生。

（国家级名老中医眼科专家　天津牟洪林）

六、痛痹（风湿性关节炎）

张某，女，27岁，1969年10月10日初诊。

主诉：全身关节疼痛皮下结节。

现病史：有风湿性关节炎史，但已经6年未发病。9月底外出感受风寒后四肢关节疼痛，关节附近及皮下出现许多硬结节如小枣大小，无红肿但很疼痛，影响持刀剪，不能做家务，夜不能寐，近火热烤则疼痛略减。腰部寒凉，纳差，寐少，小便清长。舌胖大苔白腻，脉沉缓，尺脉沉、尺肤凉。体微丰满，月经正常。

辨证：痰湿体质，风寒侵袭经络，气血瘀滞，肾虚痛痹。

方药：真武汤。炮附子12g（先煎），生白术15g，茯苓15g，生姜10g，赤芍10g，白芍10g。3剂，水煎服。

10月13日二诊：全身疼痛减轻，结节变软，缩小。效不更方，再3剂，水煎服。

10月16日三诊：原方再4剂。后随访竟痊愈，身不痛，结节消失。

七、过敏性紫癜

谢某，男，17岁，1978年3月22日入院。

主诉：脐上阵发腹痛12天，皮肤瘀点8天。

现病史：患者于10天前吃大肉饼后，腹痛呕吐，经对症治疗无效，于 1 周前腹痛加重，皮肤四肢有出血点，双踝关节痛，在当地医院治疗无效，来我院求医，收入院治疗。

体格检查：神清。左上肢有点片状出血，压之不褪色，色鲜红；右上肢及两下肢有散在陈旧性出血点。淋巴结不肿大。心肺正常，腹软，肝不大，脾肋下可及。

常规检查：血红蛋白 110 g/L，血小板 $2.38 \times 10^9/L$，大便潜血（++++），蛔虫卵（+），钩虫卵（+）。

西医诊断：过敏性紫癜。

患者在县医院连续滴注氢化可的松，每天 200 mg，共 8 天。入院后又服激素配合止血药，病情未控制。出血点增多，呕吐咖啡样物，呕吐物潜血（++++），柏油样便潜血（++++）尿潜血（++++），病势危笃，急请谷老会诊。

3 月 30 日初诊：患者遍体红斑，色鲜艳，面色㿠白，舌质淡苔白，脉虚弦数。自述口渴烦躁，喜冷饮，自汗。

中医诊断：紫斑。

辨证：血热肌衄。

治法：清热解毒，凉血止血。

方药：犀角地黄汤加减。广角 15（先煎），生地黄 30 g，丹皮 6 g，杭芍 15 g，茜草根 30 g，紫草 30 g，黑栀子 10 g，侧柏叶 15 g，棕炭 10 g，三七粉 3 g（冲），白术 15 g，炙草 15 g，大枣 7 枚。每日 1 剂，分早晚两次服。

另方：使君子 150 g，炒黄微香，每日 50 g 嚼服，以驱蛔虫。

上方服 6 剂后，病情稳定，呕吐及黑便已止，脉虚弦数，便蛔虫三四条。舌质淡，苔白。拟上方去棕炭、侧柏

西医诊断：甲状腺瘤。

中医诊断：肉瘿。

辨证：肝气郁结，痰湿阻络，久而成瘤。

治法：疏肝理气，软坚化痰。

方药：生石决明、生龙牡各 30 g（布包先煎），夏枯草 15 g，山慈菇 10 g，野菊花 10 g，紫花地丁 10 g，大贝母 10 g，青连翘 10 g，广郁金 20 g，醋柴胡 10 g，醋青皮 10 g，赤白芍各 20 g，炮甲珠 10 g，炒桃仁 10 g，海藻 10 g，大刀豆 20 g。水煎服，每日 1 剂。

1989 年 10 月 21 日二诊：服上方 14 剂后，肿块减小，压之不痛，烦躁也减轻。胃纳欠佳，脉弦。宗前方意减苦寒碍胃之品，加和中健胃之药继续治疗。

方药：生龙牡 30 g（布包先煎），夏枯草 15 g，山慈菇 10 g，广郁金 20 g，赤芍 15 g，白芍 15 g，炮甲珠 10 g，大贝母 10 g，云茯苓 15 g，炒白术 10 g，紫丹参 30 g，海藻 20 g，昆布 10 g，小金丹 1 丸。

服上方药约 60 剂，其间外感内热皆因症治之，但基本方未变。至 1990 年 2 月，瘤已完全消失。

方中山慈菇、川连、野菊花、紫花地丁解毒消肿痛，防止癌变。但要防止这些药过于破气伤气，故用顾护胃气之茯苓、白术等。成药除小金丹外，还可加用内消瘰疬片。疗程较长，应注意守方权变。

九、痛经、不孕症

景某，女，26岁，1971年4月3日初诊。

主诉：痛经6年，婚后3年未孕。

现病史：初潮较迟，经少略痛，后因下乡受寒，经至则小腹绞痛硬冷，腰酸不支，且经行不畅，至第四五日下黑血及整片子宫内膜，排出后疼痛方缓解。近一年来痛经每至昏冒，须注射"杜冷丁"才能缓解，因而恐惧行经。同房时小腹疼痛。末次月经为1971年3月15日。

体格检查：刻下四末冷。舌质色淡，边有瘀点，苔薄白，脉沉软尺无。

西医诊断：内分泌失调，子宫内膜异位症。

中医诊断：痛经，不孕症。

辨证：先天肾虚，更兼寒邪客于胞宫，气血滞凝。

治法：温经化瘀止痛，培补肾元，标本同治。

方药：以《金匮要略》温经汤化裁。炒吴茱萸10g，肉桂10g，乌药10g，生黄芪15g，当归12g，川芎10g，赤芍10g，丹皮10g，牛膝12g，苏木10g，菟丝子15g，狗脊15g，淫羊藿15g，阿胶12g（烊化），砂仁4.5g。10剂，水煎服，日1剂。

1971年4月14日二诊：经尚未行，药后觉小腹略暖，腰酸减，脉如前。因经期将至，上方加桃仁泥10g，元胡12g（打），细辛3g，茺蔚子12g。7剂，水煎服。

1971年4月26日三诊：20日月经来潮，痛经稍减；经色较红，量较以前增多，仍下片状内膜；腰酸腿软。沉疴日久，难以速去。经期已过，前方去桃仁、茺蔚子，加炮附子6g，香附10g。14剂，水煎服。灸足三里、三阴交、关元穴，每日1次。嘱快行经时服14日，方7剂。

1971年5月26日四诊：本次月经5月21日来潮，痛大减，血量较多，色红有瘀块，子宫内膜呈碎片状，腰酸减。同房腹已不痛。脉沉弱。嘱患者经后服温经养血方（4月26日方），经前经期服温经化瘀方（4月14日方）。坚持穴位艾灸。

五诊：3个月后喜报已怀孕，停药。后顺产一男婴。

【按】痛经是妇科的常见病。此例痛经十分典型。患者月经初潮迟、量少，四末不温，腰酸，尺脉弱，皆先天肾阳不足之征，后因寒邪客于胞宫，气血凝滞，不通则痛。该证本虚标实，谷老标本兼顾，平时注重温经养血、培补肾阳，行经时则加桃仁、苏木、茺蔚子、元胡活血化瘀止痛，兼用艾灸温补通络，共奏扶正祛邪之功。

十、不育症

医案1

张某，男，30岁，1985年3月10日初诊。

主诉：婚后3年不育，自觉无其他不适。其妻体健，妇科检查正常。

体格检查：舌淡红，苔薄白，脉沉两尺较弱。

实验室检查：精液颜色乳黄，量8mL，精虫活动率10%，

精虫计数 $7.3×10^9$ 个/L。

中医诊断：不育症。

辨证：肾精不足。

治法：补肾助阳。

方药：生地 15 g，熟地 15 g，砂仁 10 g，枸杞子 15 g，五味子 10 g，楮实子 10 g，金樱子 10 g，益智仁 15 g，沙苑子 10 g，韭菜子 10 g，菟丝子 15 g，覆盆子 10 g，女贞子 12 g，车前子 10 g，山萸肉 10 g，淫羊藿 15 g。水煎服，每日 1 剂。

上方偶有加减，3 个月而育。

医案2

张某，男，34 岁，1983 年 10 月 28 日初诊。

主诉：婚后 6 年不育，早泄，轻度阳痿，平素稍劳则腰细腿软。其妻妇科检查正常。

体格检查：形体较弱，舌淡，苔薄，脉沉细。

实验室检查：精子计数 $6.5×10^9$ 个/L，精子活动率 10%。

中医诊断：不育症。

辨证：肾阳虚衰，肾精不足。

治法：补肾填精助阳。

方药：以育麟丸治之。鹿胎膏 30 g，海参（连肠子）60 g，海马 30 g，人参 18 g，鹿茸 15 g，紫河车 30 g，鹿角胶 30 g，巴戟天 24 g，肉苁蓉 45 g，补骨脂 18 g，山萸肉 30 g，天冬 30 g，麦冬 30 g，知母 24 g，黄柏 24 g，生地 30 g，熟地 30 g，砂仁 15 g，茯苓 24 g，菟丝子 30 g，枸杞子 30 g，覆盆子 24 g，蛇床子 30 g，五味子 18 g，山药 30 g，阳起石 30 g。共研细面，炼蜜为丸，每丸 10 g，每日早晚各服 1 丸。

服两料后，育一男婴。

【按】根据中医学肾藏精，为先天之本，藏元阴元阳，是生育生殖之源。谷济生认为，精子的生成依赖肾阴的滋养和肾阳的温煦。有无生殖能力，完全取决于肾中真阴真阳的盛衰。动气属火，为阳；精液属水，为阴。根据阴阳学说，将附睾、前列腺、精囊的分泌物视为阴中之阴，精子则为阴中之阳。精子又可分阴阳，即精体为阴——阳中之阴，精子存活率为阳——阳中之阳。根据阳化气、阴成形的理论推断，精子数目的多少，受肾阴的影响较大；存活率的高低，由肾阳的盛衰来决定。由于肾阴肾阳互相依存、互相制约，阴损及阳，阳损及阴，最终形成阴阳两虚证，这在临床也是屡见不鲜的。无阳则阴无以生，无阴则阳无以化，故治疗精子数少，从补肾壮阳着手。谷老创育麟汤和滋肾助阳育麟丸，临床取得显著疗效。

十一、无脉症

阎某，女，46 岁，1978 年 4 月 23 日入院。

主诉：左侧肢体无力，口角右歪 1 个月。

现病史：患者半年来阵发性头晕，入院前 1 个月行走时突然摔倒，10 分钟后缓解，即感左侧肢体无力，口角右歪。至某医院脑系科检查，诊为"脑干缺血，无脉症"。后收入本院内科治疗。

体格检查：左臂血压为 90/60 mmHg，右臂测不到血压，口角右斜，伸舌偏左，右颈动脉搏动弱，左上下肢肌力 4

级，左上肢快速上举时有缺血症状——微绀。双桡动脉搏动消失，双足背动脉搏动微弱。未引出病理反射，生理反射存在。

西医诊断：无脉症，主动脉弓综合征，脑干缺血。

入院后即给予地塞米松、地巴唑、芦丁、维生素C等治疗，疗效不著。3月2日请谷老会诊，检查寸口无脉，趺阳脉微，口角右斜，伸舌偏左，左侧上下肢活动差，头晕，舌质暗红色，苔白腻。

中医诊断：中风。

辨证：阳气不足，阴寒阻络，络脉瘀阻不通。

治法：温阳通脉，养血散寒。

方药：以当归四逆汤合通窍活血汤加减。当归30 g，桂枝15 g，杭芍15 g，细辛4.5 g，桃仁10 g，红花15 g，川芎10 g，黄芪30 g，白花蛇1具，全蝎10 g，附子10 g，甘草15 g，麝香0.06 g（冲），葱白3寸。每日1剂，分早晚两次服。另：大活络丹，每晚服1丸。

上药服至3月23日，头不晕，可下床活动，寸口脉可摸到，趺阳脉明显。上方加入大金钱蛇6 g，土鳖虫15 g，制马钱子0.9 g（冲服）。至3月28日，双侧肢体活动度一致，都可以测到血压，趺阳脉明显。两周后复查，病情稳定，继续服用中药。

【按】无脉症为主动脉弓的头和臂部分支的慢性进行性动脉炎，且常为闭塞性的。其特点为桡动脉、臂动脉、颈动脉和颞动脉的搏动消失。临床有头和上肢缺血的表现，其病因迄今未明确，可能与风湿、梅毒、结核病及动脉硬化等有关。中医学虽然无"无脉症"一名，但中医古典医籍中不乏类似记载，如《素问·举痛论》说："经脉流行不止，环周不休，寒气入经而稽迟，泣而不行，客于脉外则血少，客于脉中则气不通。"《中藏经》曰："血痹者……其脉寸口结，脉结不利，或如断绝是也。"所论的病机和无脉症相类。谷老认为此病为阳气不足，寒邪阻滞经脉，气虚推动营血运行无力所致。

治疗无脉症，一要祛寒解滞，使用大量辛热之剂助阳通脉，如本案用附子、桂枝、细辛、葱白等。二要益气行血，如黄芪、甘草、当归补气行血。现代医学认为，黄芪、甘草都含有糖皮质激素，有抗胶原病的作用，在本病的治疗中是很重要的药物。三要活血化瘀，用当归、川芎、桃仁、土鳖虫等，加入麝香，取其性味香窜，无处不到，帅诸药入微小动脉，有开窍启闭之功；更加白花蛇、金钱蛇及全蝎以助通脉之力；复加马钱子治手足麻痹、半身不遂，提高延髓呼吸中枢和血管运动中枢的兴奋作用。治疗前后呼应，辨证辨病相结合，药随症变，取得较满意的疗效。

十二、急症

医案1

商某，男，65岁，1936年盛夏初诊。

主诉：高热半月，神昏谵语两天。

现病史：高热半月伴汗出口渴，曾数延名医诊治，病反加重，危在旦夕。与家属详询病因，得知其因无嗣，新纳妾半年，前医多以其年高体弱而以育阴清热之法为治，均效果不佳。经友人介绍，先生往诊。

体格检查：神昏谵语，形体消瘦，抚之体若燔炭，体温40.8℃，汗大出，口唇干红，呼吸气促，虽水米未进，脉却洪数。

中医诊断：温病。

辨证：患者年高，阴伤于内，又感温热之邪，阳明气分热盛。

治法：清热益气生津。

方药：人参白虎汤加味。生石膏120g（先煎30分钟），知母12g，粳米30g，甘草10g，金银花30g，连翘15g。水煎待凉灌服。

西洋参15g，单煎，频代茶饮。

药进1剂后即热退苏醒。再服生石膏减为30g，两剂而瘥。

医案2

张某，男，10岁，1939年暑期初诊。

主诉：发烧5日，抽搐痉厥1天。

现病史：发烧5日，至第六日病情突变，高烧达40.6℃，同时抽搐痉厥，急延先生往诊。

体格检查：神昏抽搐，病童两目上视不识人，角弓反张，牙关紧闭，喉中痰声辘辘，脉象洪滑数急。

中医诊断：暑瘟（中暑）。

辨证：暑热动风，痰热上扰清宫。

治法：涤痰熄风。

立即将病童之牙撬开，以纳鞋底之针锥木柄塞于上下齿间，再取较硬之鹅翎一支，蘸生桐油于喉间探吐。顿时，吐出如胶状之痰数口，反复探吐约 1 小时之久，痰吐殆尽，角弓反张已完全消失，抽搐止，神识亦清。10 岁之子竟吐浓痰满盆，满座皆惊奇不已。再以安宫牛黄丸 1 粒调服。后经调理而愈。

医案3

张某，男，8 岁，1938 年春季初诊。

主诉：突然高热，旋即惊厥、抽搐 1 天。

舌脉：舌红苔黄干，脉弦数。

中医诊断：急惊风。

治法：先针人中无反应，再针十宣放血，当三棱针刺右手第 5 指放血时见左手指微动，针至左手第 4 指放血时患儿哭出而搐止，体温下降。以后又十宣放血一次，兼刺曲池、合谷、风池而病愈。

【按】中医治疗急重症手段很多，针刺、涌吐等法在古医著中记载很多。治疗急重热性病的关键在于认证准确，方法迅捷，截断有力。针刺与探吐法方法简便，易于掌握，效果迅速，符合简便验廉的指导思想，尤其是在求医购药不便之乡村，值得重视。

十三、唇疗

顾某，女，28 岁，4 月 5 日初诊。

现病史：半年前反复唇肿，口角发炎，唇下痤疮有黄色分泌物。二便可，月经可。脉滑数、苔黄。

大医精诚万世师表

中医诊断：唇疔。

辨证：脾胃热盛，肝胆湿热。

治法：疏利肝胆，清热解毒。

方药：法半夏10g，黄连10g，竹茹10g，茯苓10g，陈皮10g，生石膏20g，白芷6g，金银花30g，连翘20g，炙甘草10g，桔梗10g。7剂，水煎服。

4月12日二诊：脉滑，舌尖红，唇及口角。炎肿减轻，二便可。

方药：法半夏10g，黄连10g，竹茹10g，茯苓10g，陈皮10g，生石膏20g，白芷6g，金银花30g，连翘20g，炙甘草10g，桔梗10g，丝瓜络10g，炒鸡内金10g。

【按】唇疔指发生在嘴唇部的疔疮。本病最早记载于《中藏经》，经曰："黄疔起于唇、齿、龈边。其色黄，中有黄水。"本例所载，发生于左、右双侧口角及下唇下方。《医宗金鉴》分别称为"锁口疔"和"承浆疔"。本病发生，因火毒结聚为患。《疡医大全·唇疔门》曰："有唇上生疔，或口角旁，或上下唇，不论大小，大约皆脾胃火毒也。"唇为脾胃所生，而唇周为肝经所过。故本病的治疗重在清肝、胆、脾、胃的热毒。

患者唇疔反复发作，故以黄连温胆汤为主而加减，原方去枳实及大枣，加生石膏、白芷、金银花、连翘、炙甘草和桔梗。石膏辛走肺，清胃消痰，以泻阳明实火；白芷可发散皮毛引经，以治疔疮之症。

本例患者，初诊及二、三、四诊均以黄连温胆汤为主，清化痰热及肝胆胃火，后均以参苓白术散以主，健脾益气，有方有守，辨证施治。

（张　曦）

第五章　忆我的父亲谷济生

一、一代名医　慈父如山

　　我的父亲是一个意志坚强、坚韧不拔的人。听过好几次这个故事，父亲大概十四五岁时，曾经在一个商铺"学买卖"。那时许多农村的孩子到城里来都是通过"学买卖"也就是当学徒。我父亲小的时候是用左手为主，也就是人们常说的"左撇子"。有一年夏天天非常热，吃饭时我父亲拿筷子的左手碰到了掌柜拿筷子的右手，结果一碗热汤全扣在了掌柜的腿上，疼得掌柜跳起来大叫。但是掌柜非常好，并没有责备我父亲，反而安慰他。从此我父亲下决心改用右手。有的人可能觉得左手改右手并没有什么。直到我自己因为长期写字，右手手腕韧带炎，一写字非常痛，而我在加拿大又是家庭医生，要经常写字，所以我尝试换用左手写字，才体会到这需要多大的毅力，最后我也没有能用左手写字。父亲不但后来一直用右手写字，还用右手练就一手好字，开出的每一个处方无论钢笔还是毛笔书写，都像是一幅艺术品，到现在还有人收藏他的处方。

　　父亲是国医大师施今墨先生创办的华北国医学院第二期学员。他入学时大约只有初中文化，而且他在全体学生中可能是年龄最小者之一，一下子进入相当于大学的华北国医学院学习，困难可想而知。特别值得我们后辈敬佩的是，因为父亲家当时在农村，学费有时还要亲朋接济。他一面学习一面利用业余时间打工，在北京的严冬，到冰场给那些滑冰的少爷小姐擦冰鞋、磨冰刀，为了多挣一点钱常常手都冻裂了。父亲勤奋学习，刻苦努力，最后以优异成绩毕业。他的同学们评价他"青年才俊，年轻有为"，施今墨老先生对他更是青睐有加。

父亲是一个对技术精益求精的人，他就读的华北国医学院是旧中国少有的正规中医国医学院，院长施今墨老先生是一个主张中西医结合的大师。据说施老行医时，不但号脉，也挂着听诊器，这在当时传统的中医界是离经叛道的，但也树立了一代中西医结合的典模。华北国医学院虽然是中医学院但是也开设有解剖、病理、生理等西医课程，还有德国老师教课。所以，国医学院的学生在新中国成立后几乎全部成为中医界和中西医结合的栋梁。

父亲在医学实践中不断学习，善于接受新事物，不拘泥于传统，中西医并用，西药抗生素等该应用的就应用，救治了无数的病人。他中西医融会贯通，又对肝病有非常独到的诊治经验，于是和天津著名西医韩康玲主任一起创办了中西医结合天津肝病研究所，这在当时的天津是唯一一个专门研究肝病的机构，在全国都处于领先地位。父亲虽然是中医，但他对西医里面各种肝病指标、生化免疫，以及当时还是前沿医学的肝穿刺病理都有深厚的理解，理论结合实际，对症下药，令天津肝病研究所声名鹊起，有一段时间住院床位都一床难求。他和同事们一起发表了很多学术论文，获得许多发明及医学奖项。父亲发明的药物作为治疗肝病主打药，畅

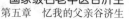

销全国。甚至远在四川的一个市长听说后，专门请他去看病。我读了医学院后，才体会到作为一个老中医，能对西医理论理解如此之深，需要多大的努力。父亲对每一个病人都认真负责，每一个方剂都仔细斟酌，从不马虎敷衍了事，他对肝病、胃肠道疾病、妇科病等都有非常独到的见解，解除了很多人的痛苦。直到现在，许多人还对他的事津津乐道，作为传奇讲给别人听。

父亲是一个医德高尚、品质优秀的人。小的时候，我很少见到父亲，因为他常常很早就上班去了，晚上很晚才回来，勤于事业，兢兢业业。我记得小时候我家客厅屋里的墙上挂了很多"先进工作者"之类的奖状。天津第一医院的中医科是由我父亲创办的，他倾注了无数心血，任贤举能，使中医科人才济济，成为当时天津一流的中医科室。他是中国改革开放后第一批国务院批准的中国著名中医大师，享受国务院津贴。他的许多学生现在已在各地成为著名中医师。父亲对所有病人一视同仁，在医院里，无论清洁工人还是市区领导来看病，父亲都全心全意为每一个病人认真诊治，这令他受到很多人的尊敬。

父亲热爱祖国，热爱中国传统文化，热爱中医事业，为发扬中国传统及中医事业不遗余力。刚刚改革开放时，国外对中国及中国人民的生活完全不了解，甚至有误解偏见。外事部门希望我父亲家作为一个家庭对外宾开放，让他们了解中国人的生活。尽管父亲工作很忙，他还是热情接待了一批批的外宾，热心地给他们介绍中国文化和中医。很多外宾回国后还给父亲写信寄礼物，促进了民间的国际交往和友谊。

父亲还曾经到加拿大和美国探亲访问及讲学。记得在加

大医精诚 万世师表

拿大温尼伯时，当地中华文化中心举办活动，请父亲义诊。听说国内名医来访，看病的人排起了长龙。父亲不厌其烦、耐心细致地诊治每一个病人，受到病人的热烈欢迎和赞扬，解决了很多人的疾病和痛苦。原定两个小时的义诊，直到晚上天黑了人们还不肯离去。

在国内时，曾经听父亲提起过白求恩。他对白求恩不分国界种族救死扶伤、勇于承担的责任和精神非常敬佩。父亲本身也在实践着这一精神，影响着我的一生。我现在加拿大做家庭医生，于2007年前创办了加拿大白求恩协会，传扬和实践白求恩精神。多年来我带领数百名加拿大主流社会的医务工作者和志愿者到中国重走白求恩路，先后义诊贫困地区民众数千人，捐赠医疗教育用品计数百万人民币，讲座交流培训数百场。这些举动弘扬了白求恩精神，促进了中加两国人民的友谊，对中加两国都产生了积极的影响。

名医慈父，他是我们子女们生活的灯塔，一直在引导着我们前进的方向。父亲的名字——谷济生，也将会列入中医及中西医结合发展的史册。我为我敬爱的父亲而骄傲。

（加拿大温哥华白求恩医学会创会长　谷世安）

二、咸被德泽

在父亲当年侯台寓所的中厅墙上挂着一块匾，上书"咸被德泽"四字，送者为邸永生。邸先生曾担任天津三十中学、五十七中的校长，在改革开放初期曾为河北区教育的恢复发展做出过很大贡献。"文革"结束后，邸校长和他的家人经常找父亲看病，一开始是经人介绍，一来二去两人成了很好的朋友。邸校长对父亲的医术和医德深为敬佩，特别请天津文教界的一位书法家许杏林书写了"咸被德泽"，这也是对父亲行医的极高评价和一生的恰当总结。

父亲本名谷嘉荫，从小就向往当一名医生，后来自己更名谷济生，取济世生民之意。天从人愿，一个偶然的机会让父亲进入中国第一所中医学院——华北国医学院，并来到当时的中医界泰斗、北京四大名医之一施今墨先生身边成为施先生的一名弟子并深得真传，毕业后在长期的医疗实践中又不断学习钻研终成一位名医，在天津中医界特别是他工作单位天津第一医院所在的天津河北区名重一方。好多次我拿着父亲开的药方到药店抓药，药工拿着药方说："嚯，这是谷主任开的方子呀，你能找到他看！"言外之意是机会很难得，拜了高人了。

父亲的医术高超，到晚年更加精湛。我在天津广播电台的一位同事早年是司机，因职业关系得了很重的胃病，慕名到父亲那诊治，只七副药即告痊愈。他高兴地告诉我："我现在烙饼能吃了，酱肉也能吃了，过去我都不敢碰。"还有一位病人是海员，得了很重的胃病，经父亲诊治一段时间，完全好了，以后也没有再犯过。有一位老同学感冒很长时间未愈，其间中药西药吃了不少总不见好。在父亲这只吃了三副汤药就好了，见了我很钦佩地说："老伯父真乃神仙也。"父亲的专长是中医内科，对妇科、儿科也深有研究。我们姐弟七人小时候从没到过医院，更没打吊瓶输过液，有个头疼脑热或感冒发烧都是父亲开点药吃了就好。父亲曾说过："小孩的病多数是贪食，消化力又弱，因积滞而起，内热遇外感。"所以清热之外消导为主。我女儿谷菲小时候隔一段时间准发烧一次，父亲告诉我三十七度多烧得不高可以吃小儿至宝锭，烧得高点三十八度先吃点小儿金丹，再高就要找医生看看，家里可以经常备点紫雪散以应对高烧不退。父亲还说，感冒发烧基本就是银翘汤加减，经常加焦三仙、焦四仙开胃消食。问诊必问大便怎样，适当加点泻下消导的药。中医看病讲究望闻问切，父亲对小孩总是摸摸额头、看看舌苔，一看一摸一问则心中已经有数了，给出建议如饮食方面注意什么，再加上他开的药，一般不出三副就好了。

父亲为人谦和，一生以治病救人为业。周围邻里都是受惠者。有时刚起床，有时夜里九、十点，经常有邻里询医问药，父亲总是不厌其烦耐心解答。父亲给病人看病不分穷富贵贱，新中国成立初期父亲自己开诊所，经常有病人没钱，父亲不但允许赊账甚至不要钱，因此父亲有很多穷人朋友，如缝鞋的、卖肉的、电焊的、修锅修铁壶的、卖药糖的、邮局职工等等。有不少人逢年过节必来拜望父亲，以感谢当年的治病救命之恩。

父亲一生的座右铭是"助人为乐、知足常乐、自得其乐"，简称三乐主义。他老人家一生淡泊名利，以治病救人为己任，奉献一生，造福一方，圆了自己的初心和梦想，为无数病人解除了病患和痛苦。这是人生的一种幸福。"咸被德泽"正是父亲医者仁心、奉献一生的最好概括，它来自病友的高度评价，足以令我们子孙后辈感到自豪和骄傲，也令我等子孙后辈高山仰止，砥砺践行。

（谷世乐　吕淑珍）

大医精诚 万世师表

三、点赞老中医

早春二月，CCTV 一套黄金时段正在播放的电视连续剧《老中医》已经从大陆开始热到了北美。

有意思的是，从《老中医》开播起，我家也形成了一股不大不小的追剧热。我虽在美国，但早餐时间正好是中国国内晚上黄金时段，与在国内的家人同步追剧一点不耽误。弟弟世斌在西海岸的温哥华，时差更大，但也照样能追剧《老中医》。我太太不喜欢受大陆央视黄金时段限制，每天上网从 YouTube 上追。

为什么我们海内外家人都喜欢追剧《老中医》呢？因为父亲谷济生就是天津的名老中医。2009 年 2 月，父亲以 93 岁高龄从天津驾鹤西去，他一生悬壶济世，是天津市最早一批享有国务院津贴的名老中医，也是知名的中医肝病专家。而且，我们唯一的英年早逝的亲姐姐谷世敏是天津中医学院科班出身，又深得父亲亲传的老中医。我大哥谷世喆教授则是北京中医药大学科班出身，现为北京市名老中医；我大嫂张兆同教授跟我大哥是北京中医药大学的同班同学，当然也是科班出身的老中医了。

我们在海外不仅能看到大哥谷世喆多次在北京电视台《养生堂》开讲的中医养生保健讲座，而且还能在 YouTube 上看到他针灸取穴方法和临床治疗的视频。所以，我们海内外家人争相追剧《老中医》也就不足为奇了。

我们特别喜爱看《老中医》的另外一个原因就是，明星陈宝国把老中医翁泉海演活了，他诊病时望闻问切的动作神态和说话口吻，特别是他的形象，跟我们心目中的老中医、父亲谷济生实在是太像了！

我记忆中的父亲个子高、头发白，高度近视，很有主任医师范儿。父亲一生没有其他嗜好，就是给患者看病和阅读医书杂志并翻阅报纸新闻。每天即使是午休，也要在睡前阅读订阅的中医和西医期刊杂志，手不释卷。他高度近视但开出的每一个中医处方都如同书法杰作，工整规矩，没有一点含糊差错。家父去世后，网上竟然有人拍卖和收藏父亲的手书处方。"天津市第一医院肝病研究所"的牌匾就是父亲的书法手迹。

父亲妙手回春的病例很多。记得那是1980年前后，我太太同事穆师傅的儿子患有当时让天津和北京多家大医院医生都束手无策的严重肝病。当穆师傅得知我太太跟中医肝病专家谷济生有我这一层关系后，就"走后门"找到父亲给他的儿子诊病。父亲确诊后告诉穆师傅，他儿子的肝病不是不治之症，有治！果然，穆师傅的儿子服了几副父亲辨证施治的汤药后病情大有好转。大约半年后，穆师傅的儿子肝功能恢复了正常，孩子甚至可以在学校跟同学一起踢足球了，穆师傅的儿子得救了！从此，每年春节前，回民穆师傅都会精选一块上好的羊肉来我家看望父亲致谢，年年不断。

电视剧《老中医》翁泉海的故事发生在大上海。1917年出生的老中医父亲谷济生，一生基本上都是在北方大都市天津悬壶济世，直到病逝。1932年，他考入北京四大名医之一的施今墨先生创办的华北国医学院，经过四年寒窗苦和施今墨先生的亲传，1936年父亲以优异成绩从华北国医学

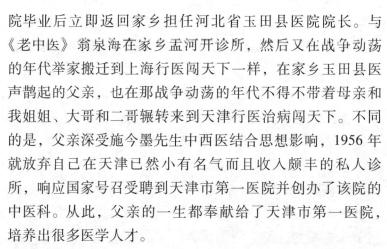

院毕业后立即返回家乡担任河北省玉田县医院院长。与
《老中医》翁泉海在家乡孟河开诊所，然后又在战争动荡
的年代举家搬迁到上海行医闯天下一样，在家乡玉田县医
声鹊起的父亲，也在那战争动荡的年代不得不带着母亲和
我姐姐、大哥和二哥辗转来到天津行医治病闯天下。不同
的是，父亲深受施今墨先生中西医结合思想影响，1956 年
就放弃自己在天津已然小有名气而且收入颇丰的私人诊
所，响应国家号召受聘到天津市第一医院并创办了该院的
中医科。从此，父亲的一生都奉献给了天津市第一医院，
培养出很多医学人才。

长江后浪推前浪。2018 年，我大哥谷世喆教授在北京
市科学技术奖励大会上荣获了科技二等奖。

从《老中医》中的翁泉海，到父亲谷济生，再到我大哥
谷世喆教授这新一代的名老中医，都在自强不息地丰富着伟
大的中医药宝库。经过一代代的不懈努力，走向科学现代化
的国粹中医冲出亚洲、走向世界，造福于人类健康福祉的明
天还远吗？

我们追剧《老中医》，缅怀九泉之下的父亲和姐姐，我
们点赞老中医们的救死扶伤和医者仁心！

（美国宾州 SCI 总裁　谷世强）

四、老儿子思念慈父名医谷济生

自从 2009 年父亲驾鹤西去以后，父亲的形象时常会浮
现在眼前，有时话就在嗓子眼儿，想跟父亲说说，眼泪不禁

大医精诚 万世师表

盈溢眼眶。今天就说说父亲的一些往事以寄托我的思念吧。

　　父亲一生治病救人，对待病人特别是对有困难的家庭那种爱心，让我终生难忘。我们的街坊河北区宙纬路四马路的三轮工刘大爷就是一例。刘大爷六十开外，黑脸庞，声音粗壮沙哑，患有严重的肝硬化，老伴也是疾病缠身出不了门。父亲总是主动到他们家长期免费给他们看病，父亲说："离咱家又不远，他们有困难不方便。"

　　父亲是天津市第一医院的主任大夫，名医，但一点架子也没有，走在路上总和街坊大爷大妈亲热打招呼。我中学老同学马贵明的姥姥，清末生人，见我面就拉着我的手说："你爸爸谷大夫那样的大夫现在没几个啦，看病多仔细多认真啊，技术多高呀，我哪有点儿不舒服，你爸几副药就好了。"

　　父亲是四大名医施今墨的学生，字写得好，老师喜欢，于是选父亲为他去江南抄写方子。老先生是萧山人，常常会选在阳澄湖大闸蟹上市季节到苏州无锡一带应诊。诊费不便宜，要十个大洋，可还是排不上队。父亲晚年还说阳澄湖大闸蟹味道不错，那时我就想这大夫当的赛神仙呢。

　　父亲虽是中医科班出身，但一直主张中西医结合，家里长期订阅《中华医药》《天津医药》《中西医结合》等多本杂志。父亲和毕业于协和医学院第一医院韩康玲院长合作的药品"慢肝宁"就是中西医结合的产物。

　　再说说父亲和中药铺的故事。离我家不远的中山路上有两家中药铺，一个是元纬路中药铺，一个是宇纬路中药店（现在的达仁堂药店）。20世纪七八十年代，父亲让我去那里抓药，好几个老药工都和父亲熟，拿着父亲写的方子总是赞不绝口，十分欣赏。我常听到他们对徒弟说："过来看看这方子，多规矩多标准！"老药工说："每次一看字，就知道是你父亲谷主任的方子，错不了。"父亲对工作认真负责，对医学精益求精的理念让我终生受益。

父亲非常淡泊名利地位，那是1956年公私合营时期，父亲对中西医结合很推崇，率先加入天津第一医院（原意国医院）并说服杨浩观主任、陈有余大夫等加入公家医院。父亲和杨主任同是施今墨的弟子，父亲主动请杨主任当第一医院中医科主任，自己任副主任。

我的思绪从温哥华越过重洋回到了天津河北区宙纬路5号我那温馨的家。

记得我五年级的时候，不知为何得了"痄腮"，脸颊肿的好高不能上学了。父亲下了班后精心为我治疗，他将亲手调制的深麻酱色药物糊在我的患处。第二天开始消肿，糊了几天就痊愈了，神奇。后来我才知道那个糊糊是紫金锭。

还有，小时候我吃喝没节制，特别是花生、炖肉等食物容易吃过量，几乎每隔一两年春节的时候就大病一场，高烧呕吐。每次父亲都来到床前摸摸我的额头，量体温，看舌苔、诊脉，仔细看大小便颜色，接着写出方子并反复修改，还要将抓回的中草药摊平在写字台上，一味一味的辨识，有的还放到嘴里咬一咬，那情景让我终生难忘……父亲总是亲自给我煎药，一般三副药左右病情基本消失，很快我又生龙活虎地和小伙伴们玩在一起。父爱如山哪！

（加拿大温哥华高级职员　谷世斌）

五、从家父处方话文化自信

我的父亲谷济生 2009 年驾鹤西去。他生前是天津市知名老中医、肝病专家。

1932 年，名医施今墨先生在北京创办了中国北方的第一所正规中医药大学——华北国医学院，父亲有幸成为华北国医学院施今墨先生门下的弟子。四年后，父亲完成了学业，于 1936 年毕业，开始了他悬壶济世的一生。

我印象中的"严父"，可谓一生专注于治病救人这一件事，没有其他娱乐嗜好。除了看报纸，他手不释卷的就永远只有医药书刊。要说琴棋书画爱好，他只爱书法艺术。

毫不夸张地说，家父不但医术精湛、医德高尚，其手书的每一张药方和病历也可称是书法艺术杰作，当年"天津市肝病研究所"的牌匾就是家父的墨宝。

那时，亲朋家有喜事，逢年过节邻里们有请求，父亲都会在百忙中欣然命笔，给题写喜字和对联等，来者不拒。

笔者到了美国后，书房墙壁上至今依然高悬着家父题赠勉励我们的横幅"自强不息"。每每仰望这四个苍劲有力的大字，都感受到了父爱如山，父亲挥毫泼墨的场景历历在目。

横幅后面是"济生"两字落款，落款下面是父亲亲自加盖的、至今鲜红的"谷济生印"。其实，父亲直到年近九旬时手写出来的中医药方的文字，布局结构之优美，真的就像那副书法横幅一样。这是对中华文化的自信，是对中国文字的大爱，是一生练就的真功夫。

2017年，由中国中医科学院院长、中国工程院院士张伯礼教授主编的硬皮精装本《津沽中医名家学术要略》出版发行。书中从第106页至第122页，用了整整16页篇幅全面介绍了家父谷济生的中医思想、临床经验和典型医案，也收录了家父很多经典处方以传后人。可惜的是，书中发表的处方无法再现家父手写处方的书法美了。

有意思的是，我上网搜索关键词"谷济生，处方，中医"竟然发现一篇2016年发表在北京国学网上署名王大鸣的文章《看了"天书"处方，应该发愁的是谁》。我不认识这位王先生，但他似乎是位非常熟悉家父的收藏家或者医生。

他写到："天津有一位享受政府特殊津贴的老中医谷济生先生，是施今墨先生的正式学生，一生临床不辍，行书药方一如其人，高雅脱俗，帅气漂亮。"

"当今，像施今墨、谷济生这一代的老儒医已经不复在世了，现在的一些中医（当然也包括某些老中医），从书写的药方就可以看出他们的基本文化素养并不高，记几个药方子、治个头疼脑热没有问题，但是别指望着在传统医学中有什么大的作为。因为一个宁可把自己丑陋的脸面向人展示也不去整容的人，哪里还谈得上悬壶济世的责任心。不管别人怎么样，这种修养的大夫我是不信服，自然也不愿意把命交到他的手里。"我以为，这位王大鸣先生说的极是。

王大鸣先生说的好：在以前，一个学中医的人，如果立志要当一位名中医，那么从立志的那天起，就要开始练习书法，因为过去的人们认为，字写得不好，说明学问不到；学问不到，怎么敢让你治病！开出的药方子就是大夫的一张脸，字写得七荤八素的，谁敢拿命在这儿跟你开玩笑！以前北京的四大名医施今墨、萧龙友、孔伯华、汪逢春，他们的书法绝不逊于当时的书法家，开出的处方几乎都被人们当作墨宝收藏，这样的中医人们尊之为"儒医"。

网上拍卖的谷济生手书处方，严格说来，其实很多不能算作是家父的亲笔。为什么这样说呢？那是因为过去的"蓝垫纸"年代，家父开药方从来都是一式三份的。记得小时候看父亲给病人开药方时，都是拿出红色的中医处方笺，然后在第一张下面和第二张下面各垫上一张蓝垫纸后手写处方，一气呵成，并在右下角"中医师"处签上谷济生三个字对处方负责。

父亲手写的处方不但字体优美，而且不论是只有三五味药的方子还是有十几味药的方子，都书写布局合理美观。复写的两份副本也是清清楚楚，很接近原件。所以，现在流传在外并在网上出售的家父处方，相信有很多其实是蓝垫纸下面的复写件。

在美国，我们去诊所看病，美国医生都是用诊室的电脑，一敲打，就写出了病历，开出了验血单子同时也开出了如青霉素口服一日三次，去痛片疼痛时服一片等西药处方。

现代科技是方便，但再也不会有家父谷济生手写处方的优美。比如毛泽东诗词《长征》，尽管读文字也能感受到其气势，但看其手书，更能体会到气势的恢弘和诗词意境。

作为炎黄子孙，我想，不论今后科技发展到何等水平，当医生也好，做老师也罢，做公务员、工程师、律师和会计师也一样，都应该做到不靠电脑和手机辅助也会写汉字，而且，最好能写出汉字的书法美和中华文化的自信美来。

　　汉字是世界上唯一沿用至今的表意文字，体现着我们中华文化的大智慧。所以，我要向积极收集并在网上出售家父谷济生中医处方的素不相识者道一声谢，因为你们也为弘扬我们的国粹中医和汉字文化做了贡献。

（美国宾州 SCI 总裁　谷世强）

下　篇
首都国医名师谷世喆

第一章　医家小传

一、学习工作历程

谷世喆1944年3月25日生于河北玉田。父亲谷济生是杏林高手，为华北国医学院第二届毕业生。1956年参加天津市第一医院工作，主持并创建了天津市第一医院中医科。参与创办了天津第一家肝病研究所，是首批享受国务院津贴的国家级名老中医，国家第一批师带徒名老中医。谷济生一生淡泊名利，致力于悬壶济世、传道授业。

在父亲的言传身教下，谷世喆从小就立下了学习中医、治病救人的志向。

1962年，谷世喆以优异成绩从天津二中考入北京中医学院（现北京中医药大学），正式开始了他的中医之路。学校在东直门内海运仓原辅仁大学旧址，校址不大，房子大多陈旧狭小，但教学楼是现代新修的。一栋13层大白楼，在20世纪70年代是北京东城有名的高楼。当时国家非常重视祖国传统医学的继承和发展。虽然学校建筑很简陋，但副部长郭子化是中医出身的老革命，与中医司长吕炳奎都非常重视中医学院的建设，经常到校检查。当时学生和老师都不算多，校长黄升仁认识很多学生，能直呼其名。更重要的是学校拥有一大批德高望重的教师，很多是郭部长亲自选调的，

属于全国名流。例如董建华、秦伯未、任应秋、陈慎吾、祝
谌予、印会河、刘渡舟、赵绍琴、王绵之、颜正华、杨甲
三、孔光一……每一个名字都是响当当如雷贯耳，他们都是
中医大家，都是名师啊！其他西医基础、中西结合老师也都
是出于名校，具有丰富的教学经验和责任感，例如廖家桢、
焦树德……。他们无私地教育，谷世喆和同学们认真地
学习。

（一）青海高原天使

1968年12月，谷世喆大学毕业了。青海省门源回族自
治县苏吉滩乡是谷世喆工作的第一站，这里是纯藏族牧区，
海拔高，寒冷，牧民居住非常分散，山山沟沟必须骑马。出
诊看病一走就是一天或三两天。

虽然基层医疗条件有限，但他们利用自己的知识和技术
确实挽救了很多生命。有一位回族妇女，产后大出血，谷世
喆赶到她家时，包裹她的棉被几乎被血浸透，人已气若游
丝。没有条件输血输氧，他们只能按中医方法，"有形之血
不能速生，无形之气所当急固"——用独参汤。他用砂锅煎
人参汤，一点儿一点儿给患者灌服。一顿饭的工夫，血止住
了，产妇的脸上逐渐有了血色，一条生命保住了。

还有一次，一个6岁的孩子不慎把腿伸进车轱辘里，造
成开放性的骨折，来不及去县医院，也没有钱去医院。于
是，谷世喆就用小夹板配合抗生素中西结合进行救治，在那
种简陋条件下，孩子的腿居然完全康复了，未留下一丝一毫
的残疾。还有一个小伙子连续几天高烧，打针吃药都未见功

效。他排除了传染病后，采用近代中西汇通派大家张锡纯《医学衷中参西录》的大法，取小柴胡汤加 200 g 生石膏煎汤，分三次灌下，奇迹发生了，到傍晚患者体温降到 39℃，精神明显好转。效不更方继服一天，体温恢复正常。

一次骑马出诊过一条河时，谷世喆不慎掉到了河里，从河里出来全身是冰，冻了个半死。1972 年，他在海拔 4800 米的大梁搞防疫。一次他从后面跨上马，一下子从马头前跌到马下，失足挂蹬，被拖了好几米，头也破了，幸亏穿着马靴，从蹬上拔出了脚，老马也站住了，才侥幸脱险，捡回一条命。1973 年一次出诊，乘坐的卡车与农民开的大拖拉机侧面相撞，居然毫发未伤，虚惊一场。1974 年到大队搞合作医疗，他骑自行车在坡道上被由上而下的马车当腰压过。谷世喆当即被送到医院，幸亏马车是轻车，肝、脾、肾无一破裂……差不多每年都有危险的事，每经历一次意外，都令他后怕，但是不久他又骑马骑车奔走在乡间小道上了，他知道，病人在前面翘首盼望着他。

在青海，他做了三件事：治病救人、教农村医生、打井改厕并亲手画图修建新卫生院。谷世喆刚到大滩卫生所，那个卫生所仅有 6 间民房，纯土坯造的，又小又旧，一下雨还漏雨。谷世喆反复向县里反映困难，终于拨下来几万元盖新房子。谷世喆自己画图，组织施工，采用土坯和砖混建筑。屋顶是大瓦，围墙则完全是干打垒。很快，一个有 20 间好看实用的砖瓦房的新卫生所，在山沟里建起来了。结余 300 元，因陋就简打了一口井，水清澈甘冽，非常好喝！这大幅度改善了医疗条件，还在当地推广了打井操作，摈弃了人畜共饮一池水的局面。真心的付出总是会换来相应的回报。40

年后，谷世喆故地重游，不少老乡欣喜地认出了当年的小谷大夫，这让他们分外高兴和感动。

（二）唐山考验

1976 年 7 月 26 日，谷世喆和张兆同夫妇调到河北唐山市的医院，还没开始工作，就遇到了唐山大地震。1976 年 7 月 28 日北京时间 3 时 42 分 53.8 秒，唐山、丰南一带发生了强度 7.8 级的大地震，24.2 万人死亡，重伤 16.4 万人，整个城市变成了废墟和坟场！

幸运的是，因为他们刚到唐山，行李包还没来得及拆开，一堆摞得高高的行李包支撑住了趴架的平房，才幸免于难。而住在他家后排的邻居，全家 5 口全部遇难。想起当时大地颤抖的可怕景象和死难的同胞，谷世喆禁不住自嘲地说："我是从废墟里钻出来的！是出土文物！"

在唐山 13 年，他吃了不少苦，也做了很多事。回想起自己遭受的苦难，谷世喆很有感触，他说："艰难困苦，玉汝于成！"

（三）传道授业

谷世喆夫妇 1989 年调回母校——北京中医药大学，开始了他人生的又一次大转折。谷世喆在针灸系任教，主讲《经络学》，他把多年的临床经验和精湛医术，无私地传授给学生，讲得有声有色。学生们很喜欢听。

1991 年他担任了主管教学的系副主任，为了把学生培养成真正的中医针灸医师，他主持增加了《伤寒论》和《金匮要略》课程，以提高学生的整体辨证施治能力。同时确立护国寺中医院为针灸系学生实习的主要临床教学医院。他支持老师制作多媒体课件，这走在了全国前列。而他亲自做的《经络学》和《经络腧穴》多媒体课件至今还是北京中医药大学网络学院的优秀教材。

2001年针推系升格为针灸学院，他担任第一任院长。不久他又完全回到教学岗位，担任博士生导师，直到2009年4月退休，他共培养博士硕士28名。到2011年他又培养高徒两名，进修生数十名。

谷世喆常说学好中医的关键是热爱中医，多临床，多思考，只要学生一心想学，他就会给学生机会，毫无保留，倾心相授。他出诊时总有很多学生侍诊，这些人里有他的徒弟，有北京中医药大学的研究生、本科生、专科生，还有许多慕名而来的留学生及华侨。当被问及前后共带过多少这样的学生，他微微一笑："学生太多，我也记不大清了。"

2008年，谷世喆被评选为"国家第四批师带徒名老中医"，这一荣誉意味对一位中医医师的充分肯定，对谷世喆来说，这更意味着一种传承：当年国家首批师带徒名老中医的名单中，就有他的父亲谷济生老先生。而现在，这个意义重大的担子已经移交到了他的肩上。

谷世喆看病有一个特点，虽然找他看病的人很多，但他总是亲切和蔼，很耐心地对待每一位病人，特别是那些有情志方面疾病的患者，谷教授都会给他们精神上的鼓励和心理安慰，让病人对未来重拾信心。他常说病人第一，要尽心尽力！

谷世喆教授治疗的病种很多，患者也不计其数。只要来找他看过病，无论过多久来复诊，他大都能记起患者的病情。病人和学生无不感叹其记性好。谷教授却说："我老了，记性也不好。但是一涉及病人的病情，就会告诉自己要牢记于心，晚上回去还会翻看自己开的药方，不敢有丝毫懈怠。"

　　经国家中医药管理局批准，北京中医药大学建立了"国家名老中医谷世喆工作室"。工作室主要是总结研究谷世喆教授治疗常见病、疑难病的诊疗经验和学术思想，举办国家级中医药继续教育项目。目前，工作室组建了专家团队，其中有北京中医药大学针灸推拿学院的王朝阳副教授、北京中医药大学针灸推拿学院副院长、教授于天源博士、副教授侯中伟博士等。这些是荣誉，是责任，也是压力。谷世喆教授开玩笑地说："我现在是'老牛亦解韶光贵，不待扬鞭自奋蹄'啊！"

（四）医者仁心，学无止境

　　谷世喆经常告诫自己的学生："祖国传统医学历史源远流长，相关文献浩如烟海，要想掌握中医精髓，首先要吃透这些经典著作和历代名医著作。"他自己更是以身作则，潜心钻研《内经》《难经》《针灸甲乙经》《针灸大成》等经典著作，寻根溯源，博览精思，探求个中精要。他认为《内经》是祖国医学理论的渊源，千百年来，祖国医学虽然不断地在丰富，但许多带有根本性质的医学观点，基本上都是源于《内经》的。

（五）妙手回春

谷世喆擅用针法，讲究手法，注重安全。对于关键穴位、关键部位的针灸治疗非常讲究，尤其对于眼病的治疗，他创立眼部针灸五步法，讲究一推开眼球、二进针、三不捻转提插、四轻轻活动针出针、五出针按压。他用此法治病一辈子，临床无一例"熊猫眼"出现。

在学生侯中伟博士的记忆中，老师谷世喆的很多"漂亮"病案让他受益匪浅。一位中年男患者因煤气中毒使大脑受到伤害，变成了"冷面人"。患者刚来门诊时，问他1加1等于几，得等他3分钟才能回答。谷老师三次针灸就让患者有说有笑，一个疗程后患者几乎恢复正常。还有位中年女性，身体挺棒，可一天早晨醒来，头发突然几乎掉光，谷教授用针灸围刺法治疗，一个疗程下来，秃头长黑毛；两个疗程下来，黑毛变黑发。从四周到头顶，扎一次一个样，最后患者长出来一头乌黑的头发。搀扶进来的腰椎间盘突出患者，谷教授给他扎腰三针再加上电热砭石20分钟后，即自己直立走出去。

一名来自内蒙古的王姓患者检查出肝右后叶占位性病变，诊断为肝癌，全家非常焦急。在地方医院、北京的三甲医院均做了检查确诊，专家建议尽快手术，可是家里贫困承受不起费用，经介绍来找谷世喆求诊。谷教授全面了解信息、查验化验单，认真辨证处方。经过三个月汤药调理，患者肝功能奇迹般的恢复正常；后又配以成药调理，症状及各项指标均恢复正常，随访患者至今健康。

类似病案还有很多，但谷世喆都不挂在嘴上。他总是谦虚地说，针灸和方剂都是国粹，都很有效，但也并非包治百病。医生只有和患者密切沟通，全面了解病情才可能取得更好的疗效，作为一名中医承担的可是病人的身家性命啊。

二、传承精华　守正创新

据考证，砭石疗法起源于新石器时代，是当时主要的医疗方法之一，在《黄帝内经》中，砭与针、灸、药、导引按跷并列为中医的五大医术，砭术居首位。由于制作砭具的石材具有特殊要求等原因，砭石疗法至东汉以后逐渐失传。谷世喆对此极为重视，最早和孟竞璧、耿乃光、张维波、耿引循、谢恒辉等人一道展开了关于砭石疗法的探索和研究，从而拉开了轰轰烈烈的砭石疗法复兴的历史大幕。

谷世喆申报了国家第一个以砭石疗法立项的课题——新砭镰治疗神经根型颈椎病的临床疗效观察及评价，并于2005年顺利完成验收。其研究成果获2009年度北京中医药大学科技进步二等奖，2011年中华中医药学会科技进步三等奖，该课题获2018年北京科技进步二等奖。

他多次主持全国性和地区性的砭石疗法学术研讨，充分利用报刊、互联网等途径对砭石疗法进行宣传，六次在电视《养生堂》节目中进行宣传，编写出版了《实用砭石疗法》《循经选穴砭贴疗法》《实用贴针灸教程》等有关砭石疗法的专著，推动了全国的砭石疗法应用和发展。更为重要的是，多年来他举办了数十期砭石疗法培训班，培训学员数百名，其中有海外学员近百名，砭石疗法已辐射到海外。

第二章　谈经论道

谷世喆认为：经典著作是中医临床的源泉，熟读经典是中医临床和学习的捷径，不读经典，就是无本之木，无源之水。

一、传承精华　博及众长

（一）熟读经典，精研医理

谷世喆从事针灸临床教学五十余载，他潜心精研《内经》《难经》《针灸甲乙经》《针灸大成》《伤寒论》《金匮要略》等经典医籍，寻根溯源，博览精思，深得中医学之要旨。在学习经典过程中，他主张泛读与精读相结合，并选择性地背诵一些重要的章节和条文，关键地方做到读熟、读透，并结合临床不断体悟，加深理解。

除经典书籍外，谷教授也非常注意对历代医家著作的涉猎。他给学生所列的中医参考书有《濒湖脉学》《景岳全书》《蒲辅周医案》《赵绍琴临证验案精选》《古今医案选》《丁甘仁医案》《金针王乐亭》《针灸医学验集》等等，他认为这些书能够反映历代医家的精髓，对临床诊疗技术的提高很有好处。另一方面，他又主张学生要深刻掌握教科书的内容，因为教科书是集体智慧的产物，非一家一派之说，有利于学生全面掌握知识。

他非常推崇徐灵胎的成才学医之路。如徐氏在《医学源流论》自序中说："余少时颇有志于穷经，而骨肉数人疾病连年，死亡略尽。于是博览方书，寝食俱废，如是数年……"《慎疾刍言》序中又云："五十年中，批阅之书约千余卷，泛览之书约万余卷，每过几时，必悔从前疏漏，盖学以年进也……"谷教授认为，徐氏的成就与他博览群书是分不开的。一定要多读书，这样临床中才能游刃有余。

当在临床中遇到复杂、疑难问题，都要及时查阅相关书籍，寻找答案。他认为读书只有与临床相结合，才能不断提高自己的理论和实践水平。没有临床，一心只读"圣贤"书，则犹如空中楼阁，空有理论，是解决不了临床实际问题的。正所谓："学而不思则罔，思而不学则殆。"只有将思和学有机地结合起来，才能真正领会其中的奥妙。

（二）辨证施针，辨经取穴

辨证施针是要运用各种诊察方法，弄清疾病的阴阳、寒热、表里、虚实、气血的多少和疾病所涉及的脏腑、经络等病位，并据此确定针刺治疗的穴位、针具的选择、针刺的手法、留针与否、留针时间等。依据《内经》中所涉及的一些理论如"盛则泻之，虚则补之，热则疾之，寒则留之，陷下则灸之，不盛不虚，以经取之"（《灵枢·经脉》）"五脏者……各生虚实，其病所居，随而调之。病在脉，调之血；病在血，调之络；病在气，调之卫；病在肉，调之分肉；病在筋，调之筋；病在骨，调之骨……必谨察其九候，针道备矣"（《素问·调经论》）等，并在临床中认真仔细加以运用，常常可以获得良效。同时还要配合现代医学影像和临床检验报告，这在针灸推拿治疗上非常重要。

针灸临床的治疗根据就是经脉的循行和病候，根据不同病症进行辨证分经，然后针对性治疗，疗效才会更好。谷世喆特别强调《灵枢·邪气藏府病形》重要性，认为此篇的内容对于指导临床上经络辨证、辨病意义重大。要求学生对各经各脏腑的病候重点记忆，以利于日后临床上的应用。另外，他根据《灵枢·九针十二原》，他在脏腑疾病治疗中经常选取原穴配合俞、募穴治疗。根据《素问·五常政大论》"病在上者下取之""病在下者上取之"以及"陷者举之""高者抑之"的治则，辨证取穴以治虚实。根据《灵枢·邪气藏府病形》"荥俞治外经，合治内府"，经常运用合穴和下合穴相配合治疗腑病。

他还根据疾病发病部位的经脉排列和交义的关系，进行经络辨经治疗，疗效斐然。

二、注重经络　强调辨证

经络理论是中医学基础理论的重要组成部分，是针灸、推拿、气功等学科的理论基础，数千年来，一直有效指导着中医各科的临床实践。古云"不明脏腑经络，开口动手便错"。谷世喆认为，脏腑理论和经络理论是中医学基础理论的两个重要方面。他在长期的医疗实践中，非常重视经络理论，经络"行血气、营阴阳、濡筋骨、利关节"，"决死生、处百病"。经络理论对临床辨证治疗至关重要。这是对学生的教导，也是他几十年的临床体验。

他常告诫学生：一定要熟练掌握经络系统在人体的分布、作用及病证。谷世喆临证时总是根据经脉的分布部位和所联系的脏腑生理病理特点，细心分析各种临床症状，确定病在何经、何脏、何腑，而后予以辨证治疗。比如，头痛腰痛病证，是中医针灸科常见病，谷教授临证诊治时，采用依部分经辨证法，即按经络的分布，再根据头痛腰痛的部位及特殊的症状表现，进行分经辨证。例如腰痛连及臀内痛引项尻，为太阳经腰痛，取腰夹脊穴、大肠俞、委中、昆仑、承山。腰胀痛连及胁和股外侧，为少阳经腰痛，取环跳、阿是穴、支沟、阳陵泉。腰臀痛连及腹，不能左右回顾，为阳明经腰痛，取腰夹脊穴、梁丘、足三里。腰困重痛连及脊内为太阴经腰痛，取局部阿是穴、地机、阴陵泉、三阴交、腰酸痛连脊内及腹不能俯仰，为少阴经腰痛，取肾俞、命门、大肠俞、太溪。腰痛筋急连及阴器，为厥阴经腰痛，取太冲、蠡沟、局部阿是穴。头痛在两侧，为少阳经头痛，取风池、外关、率谷、足临泣治疗。头痛在前额，为阳明经头痛，取头维、合谷、足三里。头痛在后项部，为太阳经头痛，取天柱、后溪、昆仑。头痛在巅顶部，为厥阴经头痛，取百会、太冲治疗。实践证明，这种依部分经辨证法，诊断明确，疗效好。

临床上，有些病证表现轻重不一，虚实夹杂，谷世喆根据病人的主要病症及体征，运用依症分经辨证法，结合《灵枢·经脉》篇所列述每条经的病候，进行分析辨证归经。比如，咳喘、胸满、心烦等，依据经络病候证辨归属于手太阴肺经和足少阴肾经，治疗取太渊、列缺、太溪、肺俞、肾俞、内关等穴。再如四肢抽搐，拘挛，角弓反张，腰臀强痛等，结合经络病候辨证应属督脉，治疗取督脉经穴为主。《灵枢·卫气》篇曰："能别阴阳十二者，知病之所生。候虚实之所在者，能得病之高下。"谷教授的临床诊治思路及过程，正体现出这一论述。他经常说：针灸临床，一定要特别强调经络辨证。因为经络理论是针灸学的核心理论，故针灸临床必须围绕这个核心理论进行辨证施治。

（一）循经辨证

循经辨证就是依据《灵枢·经脉》《灵枢·经筋》等篇的记载，针对疾病阴阳、表里、虚实、寒热的不同属性特点，在患病具体部位上，依据所经过的、联系的经脉、络脉、经筋等循行路线交叉与排列的关系，进行多方位比较确定具体病变经络。

这是以循行经过部位所出现的病理表现来诊断病变归属于何经，以及在经、在络或者在经筋，即"经络所过，病候所在"。因此必须熟记经脉的循行。

1. 胸前区经脉分布及取穴

在临床中治疗乳房疾病如乳腺增生、急性乳腺炎、月经不畅导致的乳胀、乳腺发育不良等疾病时，首先对疾病进行经络诊断然后治疗。谷教授根据《灵枢·经脉》《灵枢·经筋》《灵枢·邪客》等篇章的内容归纳出经过乳房的经脉、经筋或病候涉及乳房疾病的经脉有胃经、胆经、心经、肝经、脾经和肾经。例如乳痈，是发于乳房部的痈，统称"乳痈"，即急性乳腺炎，多见于妇女产后，其病因有因肝气郁结，胃热壅滞；或因乳汁积滞；或乳儿吸乳时损伤乳头，感染热毒；或产后血虚，感受外邪，以致湿热蕴结，气血凝滞而成。病人的病理性归经往往在胃经、肝经和胆经上。临床上选取肩井、膻中、曲池、合谷、太冲、内庭、丘墟等穴位，用泻法治疗。同时中药宜理气疏肝为主，佐以清热解毒。方选栝蒌牛蒡子汤加减。药用蒲公英、连翘、香附、橘叶、金银花、王不留行、当归、赤芍、路路通、栝蒌、牛蒡子。

2. 肩部经脉分布及取穴

根据《灵枢·经脉》《灵枢·经筋》的内容，如足太阳经"循肩膊内"，"别下贯胛"；足少阳经"至肩上"；手太阳经"出肩解，绕肩胛，交肩上"；手阳明经"上肩，出髃骨之前廉"；手少阳经"循臑外上肩"；手太阳络"络肩髃"；足太阳之筋支者"结于肩髃"；手阳明之筋"结于髃。其支者，绕肩胛"；手太阴之筋"结肩前髃"等内容总结出经过肩部的经脉主要有：手足太阳经、手阳明经、手太阴经等。在肩周炎治疗中，根据疼痛的部位不同而确定经脉。肩前廉痛，是手阳明大肠经循行所过，经常选取合谷、三间穴；肩后廉痛，是手太阳小肠经经脉所过，选取后溪、腕骨穴；肩内廉痛，乃手太阴肺经循行所过，在远端探查鱼际穴上下。另外，根据阳跷脉也过肩部，往往运用阳跷脉的郄穴跗阳穴进行治疗。

3. 舌部经脉分布及取穴

治疗舌病以及言语不利等疾病，针灸治疗中更多的是根据《灵枢·经脉》和《灵枢·经筋》内容："手少阴之别，名曰通里，别而上行，循经入于心中，系舌本，属目系。其实则支膈，虚则不能言。""脾足太阴之脉，连舌本，散舌下。是动则病舌本强""肾足少阴之脉，循喉咙，挟舌本"。谷世喆常说，如果仅仅根据脏象理论"心开窍于舌"，治疗就局限了。从经络角度看，手少阴心经、足太阴、足少阴与舌联系密切，这样在治疗过程中就开阔了思路。例如，临床上对于中风病人失语症时，往往选取肾经和心经穴位治疗如廉泉、太溪、神门、通里穴。如果伴有气血虚弱，加脾胃经穴位如足三里、太白、中脘（据根结标本理论，脾经结在中脘）穴等，舌痛取金津、玉液，往往受到较好的效果。

4. 颈项部经脉分布及取穴

后项部有三条经脉经过，分别是手、足太阳经和督脉。督脉循行于正中线，手、足太阳经循行于后颈项部，位置不同决定了主治的不同。对比经脉循行的原文发现，在经脉循行的描述中，对两者分别用了颈和项的描述。《灵枢·经脉》："小肠手太阳之脉，从缺盆循颈，是主液所生病者：颈、颔、肩、臑、肘、臂外后廉痛。手太阳之筋循颈，出足太阳之筋前，其病绕肩胛引颈而痛""膀胱足太阳之脉，还出别下项。是动则病，项如拔。经筋病脊反折，项筋急"。《灵枢·杂病篇》："项痛不可以俯仰，刺足太阳；不可以顾，刺手太阳也。"所以，在临床治疗落枕、颈椎病等疾病，虽然它们部位在颈项部，但是要严格区分。如果症状主要在项部，离正中线较近，症状一般牵连后头部、项背，属于足太阳经。如果落枕的症状主要在颈项部后外侧，距离正中线比较远，牵连耳后以及肩胛部位，属于手太阳经。诊断清楚后，再针对性的治疗。

在经脉循行中，过口唇的经脉有胃经、大肠经、肝经、任脉、冲脉。胃足阳明之脉"入上齿中，还出挟口环唇，下交承浆""是动病，口㖞，唇胗"；大肠手阳明之脉"入下齿中，还出挟口，交人中，左之右，右之左，上挟鼻孔"；肝足厥阴之脉"从目系下颊里，环唇内。"临床上在诊治口腔溃疡等疾病时，往往取阳明经或肝经的穴位来清湿热、理脾胃、疏肝胆，取穴太冲、太溪、内庭、合谷、曲池等。

（二）经络的病理改变

1. 经络循行部位的颜色变化

（1）经脉循行所过部位有颜色改变、色素沉着，以及形态学改变如皮损、丘疹、结节等。《灵枢·论疾诊尺》："诊色脉者，多赤多热，多青多痛，多黑为久痹……脉小而涩者，不嗜食。"

（2）络脉颜色的改变，主要有赤、紫、黑、青等色泽变化，以反应经络的虚实、寒热。如《灵枢·经脉》云："凡诊络脉，脉色青则寒且痛，赤则有热。胃中寒，手鱼之络多青矣；胃中有热，鱼际络赤；其黑者，留久痹也；其有赤有黑有青者，寒热气也；其青短者，少气也。"

大
医
精
诚
万
世
师
表

2. 经络循行部位形态的改变

主要指经络循行部位肌肉的陷下、皮肤下的结节、肿块、条索现象等。在经络循行路线上，重点是腧穴部位上，医生进行一定的循、按、压、扣等诊断方式，通过患处与正常部位的比较，以探查温度、压痛、肌肉丰满度、结节、条索、肿胀、凹陷等的变化，也是经络辨证的一种重要方法。例如，谷教授诊断相应脏腑的疾病就经常在背俞穴寻找压痛点，来确定病变位置。胆囊炎患者常常在胆俞穴有压痛、结节，十二指肠溃疡经常在胃俞部位压痛，心绞痛患者经常在心俞或厥阴俞部位压痛。

3. 辨阳性反应部位

当人体脏腑、经络发生病变时，往往会在人体体表的某一特定部位出现异常变化。对于针灸医生来说，这些发生变化的阳性反应部位就是我们临床上诊断和治疗的重点位置。

（1）经络循行部位寒热温度的改变。如《灵枢·邪气藏府病形》："面热者足阳明病，鱼络血者手阳明病，两跗之上脉竖陷者，足阳明病，此胃脉也。"《灵枢·论疾诊尺》："诊龋齿痛，按其阳之来，有过者独热，在左左热，在右右热。在上上热，在下下热。"

（2）经络循行部位疼痛、酸胀等异常感觉反应。《素问·调经论》："实者外坚充满，不可按之，按之则痛""虚者聂辟气不足，按之则气足以温之，故快然不痛"。《灵枢·厥病》："厥头痛，头痛甚，耳前后涌有热，泻其出血，后取足少阳。"

（三）病候辨证

辨"是动病"与"所生病"，当根据十二正经和奇经八脉病候的不同，对临床的症状进行分类比较，然后判定属于哪条经脉的病候，再针对性地进行选穴治疗。

（四）辨经筋病证

谷教授认为十二经筋是经络系统的重要组成部分，是中医基础理论的核心内容之一，在针灸临床中具有重要的诊断和治疗意义。

十二经筋是属于十二经脉的筋肉系统，是十二经脉之气濡养筋肉骨节的体系，是十二经脉的外周连属部分。经筋具有约束骨骼、屈伸关节、维持人体正常运动功能的作用，正如《素问·痿论》所说："宗筋主束骨而利机关也。"经筋为病，多为转筋、筋痛、痹证、痿证等。经筋是与十二经脉有密切联系的筋肉组织，在某些方面起到了补充经脉不足的作用，扩大了经络的主治范围。谷教授认为针灸科病人经筋病占到十之六七，应该特别予以重视。

第三章 经络理论标本根结 与气街四海的研究

谷世喆在学术上非常重视传统中医学的经络理论和经络的现代研究，并旗帜鲜明地提出：经络理论是祖国医学的特有理论，是中医基础理论的主要组成部分。经络系统包括皮部经筋是客观存在的实体。人体由三部分组成：第一部分是脏腑系统，包括五脏六腑、奇恒之腑及筋、骨、脉、肌、皮五体。第二部分是血、气、津、液、精，它们是体内运动的物质。第三部分就是经络，经络是实体，人死亡后消失的只是经络现象。

古代先贤不仅发现了经络系统，而且还发现在四肢末端的经脉起（止）穴，或是肘膝腕踝以下的经穴普遍具有显著的治疗作用。古人据此总结出根结、标本理论。除此而外，经脉彼此之间还有广泛的横向联系，古人又据此创立了四气街的概念。这些概念源于实践，对针灸临床有巨大的指导意义。

一、根结、标本的概念

"根"即树根，"本"是树的根和树干的下部；"结"和"标"则是树木的枝叶果实部分。古人用取类比象的手法，

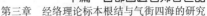

将每一条经脉纵向上下的气血关系进行了描述。具体而言，根是经脉中"脉气之所起"，即十二正经的井穴；本则是包括井穴在内的一段经脉。根和本都在四肢的下部，即肘膝以下，所以称之为四根。结是经脉中"经气的终了""脉气之所归"，分布在头、胸、腹的一定部位，如耳、目、鼻，犹如树木的果实；标的意义与结相似，只是范围增大了，并增加了背俞穴，笼统而言，头、胸、腹即为三结。"更穷四根三结依标本而刺"即是依经脉纵向上下关系而行针刺。

根结和标本同出于《灵枢》，都是突出强调四肢末端（段）与头面五官和胸腹内五脏六腑的联系，均是察外而知内，是经络整体诊断的一部分。用表总结如下（表1）。

表1　《灵枢·根结》足六经根结

经名	根	结	
	井穴	部位	相应穴
足太阳	至阴	命门（目）	睛明
足阳明	厉兑	颡大（钳耳）	迎香（头维）
足少阳	窍阴	窗笼（耳中）	听会
足太阴	隐白	太仓（胃）	中脘
足少阴	涌泉	廉泉（舌本）	廉泉
足厥阴	大敦	玉英、膻中（胸中）	膻中

谷世喆认为，《内经》中只有足六经根结，是因为根结理论直接源于马王堆汉墓出土的《帛书经脉》。在《阴阳十一脉灸经》和《足臂十一脉灸经》的记载中都缺手厥阴经，而且经脉之气皆由四肢流向头、胸、腹部。这些都区别于

《灵枢·经脉》中十二经脉如环无端地流注循环。由于手三阳与手三阴经不能形成两两相对的表里关系，故未写出手经的根结。

为了使根结理论更完善和全面，谷世喆教授根据文献记载，总结整理并补出手六经根结部位的相应穴位。此举在针灸学界系首次（其论文发表于《北京中医药大学学报》和《中国针灸》杂志），使根结理论得到了完善和发展（见表2）。

表2　手六经根结及相应穴位（谷世喆补）

经名	根 结		
	井穴	部位	相应穴
手太阳	少泽	目	睛明
手阳明	商阳	鼻	迎香
手少阳	关冲	耳	耳门、听会
手太阴	少商	胸中（肺）	中府、天府
手少阴	少冲	胸中（心）	巨阙
手厥阴	中冲	胸中（心包）	膻中

从表1和表2中可以总结出四根三结。其相应穴供临床选用，使理论与实践结合起来。

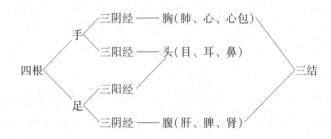

岐黄之术自有传承

从表中可知，四根通过（十二经脉）可以直接影响到五官和内脏的功能，反之从五官可以查知相应内脏的盛衰及病患。

《灵枢·卫气》详细地记述了十二经标本部位，从另一角度扩大了背俞穴的实际应用（见表3）。

表3　谷世喆教授总结十二经脉标本及相应穴位表

经名	本　部		标　部	
	部位	相应穴	部位	相应穴
足太阳	跟上五寸中	昆仑、跗阳五寸间	两络命门（目）	睛明
足少阳	窍阴之间	窍阴、侠溪	窗笼之前（耳）	听会、耳门、听宫
足阳明	厉兑	厉兑	人迎、颊、挟颃颡	人迎、颊车
手太阳	外踝之后	养老、阳谷	命门上一寸（目）	攒竹、鱼腰
手少阳	手次指间上二寸	中渚、液门	耳后上角下外眦	翳风、角孙、丝竹空
手阳明	肘骨中上至别阳	曲池、肘髎、五里、臂臑	颜下、合钳上	迎香
手太阴	寸口之中	经渠、太渊	腋内动脉	极泉、中府
手厥阴	掌后两筋间二寸中	内关、大陵	腋下三寸	天池
手少阴	锐骨之前	神门	背俞	心俞
足太阴	中封上四寸中	中封、三阴交	背俞与舌本	脾俞、廉泉
足厥阴	行间上五寸所	行间、太冲、三阴交	背俞	肝俞
足少阴	内踝下上三寸中	太溪、大钟、水泉、照海、复溜、交信	背俞与舌下两脉	肾俞、金津、玉液

谷教授总结编写的《新编根结歌》：

> 根结首见灵枢五，四根三结汉卿著。
> 十二经脉行经气，外络支节属脏腑。
> 根在肢端各井穴，四根即是四肢部。
> 结于头面与躯干，三结位在头胸腹。
> 足太阳经根至阴，结于命门即是目。
> 足少阳经根窍阴，结于双耳名窗笼。
> 足阳明经根厉兑，结在颡大鼻额部。
> 足太阴经根隐白，结是太仓即胃府。
> 足厥阴经根大敦，结为玉堂膻中处。
> 足少阴经根涌泉，结在廉泉位颈部。
> 手经根结今人补，依据经典与俞募。
> 手太阳经根少泽，结在目旁是两络。
> 手阳明经根商阳，结是鼻旁之迎香。
> 手少阳经根关冲，结于耳门应窗笼。
> 手太阴经根少商，结于肺脏位中府。
> 手厥阴经根中冲，结在心包巨阙处。
> 手少阴经根少冲，结在心内膻中主。
> 十二井穴皆为根，结于器官位三部。
> 经常离经找结处，根结相配效桴鼓。

总之根结、标本理论主要强调了身体十二正经的纵向联系。它阐明了经气走行、归结、散布于人体上下内外的原理。

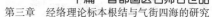

岐黄之术自有传承

二、对气街和四海理论的研究

传统气街理论揭示了经络系统在体内的横向联系，是古人不泥于经脉线的实证。气街理论与根结标本理论结合，是特定穴尤其是五输穴、原穴、络穴、郄穴、八脉交会穴和下合穴的产生基础，同时也是经络理论与现代医学的重要结合点。

《灵枢·卫气》对气街有较详细记载："故气在头者，止之于脑。气在胸者，止之膺与背腧。气在腹者，止之于背腧，与冲脉于脐左右之动脉。气在胫者，止之于气街（此处为气冲穴），与承山踝上以下。"由此可见，气街具有横向为主、上下分部、紧邻脏腑、前后相连的特点。横贯脏腑、经络，由上而下分为头、胸、腹、胫四气街是其核心内容。

根据《灵枢》的气街理论，谷世喆认为头上有百会、风池；胸、腹部有十二背俞穴、十二募穴，如膻中、天枢、中府、中脘、中极、关元；下部有气冲、承山及踝部诸穴。此皆为四气街气之所通所止处。凡这些外部穴位，主要用于诊断治疗脏腑疾病，调整五脏六腑的气血，达到治疗内脏病症的目的。这些与现代解剖学神经节段分布极为吻合，可见古人之聪慧。

谷教授编写的《四气街歌》：

经络理论出内经，根结标本树比样。

头胸腹胫四气街，本输卫气论述详。

大医精诚万世师表

经气汇聚如街衢，横向连接背腹脏。

头气有街位于脑，上取百会风池乡。

胸气有街膺背俞，肺俞心俞膻中彰。

腹气有街俞与腹，肝脾肾俞夹脐旁。

胫气有街在下肢，气冲以下到踝上。

横向联系配穴活，神经节段可相当。

另外，谷教授还编写了《四海歌》：

脑为髓海主神明，膻中气海能宽胸。

水谷之海即是胃，冲脉血海妇科灵。

头气街部，主要部位在脑和五官。头部是多条经脉汇聚之所，有足三阳、督脉、阳维脉、阳跷脉和阴经中的足厥阴肝经，另外脾经"连舌本，散舌下"，手少阴心经"上挟咽，系目系"，足少阴肾经"循喉咙，挟舌本"，任脉冲脉"至目下"，阴维、阴跷间接至头顶。头气街就是由这些经脉汇聚横向联系而成。同时，十二正经的经别均出于头项部以上。至于胸气街、腹气街是五脏六腑分布的部位，它们彼此之间相互依靠、紧密连接，如肝胆、脾胃等。胸部、腹部经络同样四通八达，十二正经、十二经别、十五络脉、奇经八脉均到达于胸腹，形成密集的网络，有代表性的如关元、中极为足三阴经与任脉之会，大椎为诸阳经之会……由此可以很好地理解背俞穴、募穴是临床上治疗脏腑疾病的要穴。全身交会穴有大约50余个位于胸背和腹部。单就全身的交会穴数目而言，胸气街和腹气街的交会穴数仅次于头气街。

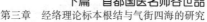

三、临床中的应用

谷教授认为根结标本、气街四海理论在临床上主要有以下的几点应用。

（一）诊断

根据"有诸内，必形诸外"的理论，内脏的疾患可以通过经络纵向和横向反映在体表相应的原穴、背俞穴、募穴或下合穴，特别是反映在耳（窗笼）、眼（命门）、鼻、唇、舌，透过这些察知相应经络和脏腑的虚实病候。反之又可以取根结的相应穴位治疗五官及脏腑的疾患。

（二）治疗

针灸治疗五脏疾患，常取背俞穴进行针灸；治疗胃、肠、胆、膀胱等六腑病，常取在腹部的募穴进行治疗：这些都是依据胸腹部的气街理论。遵循《灵枢》"五脏之疾取之十二原"和"合治内腑"的原则，临床上常用原络配穴及下合穴治疗常见病，而无论原穴、络穴、五输穴、下合穴还有八脉交会穴，都在四肢肘膝关节以下，这同样是根结标本、气街四海理论的具体应用。在临床中，谷世喆经常通过检查五脏的背俞穴如心俞、肝俞、脾俞、胃俞、胆俞局部是否有压痛、结节、条索，进行疾病诊断和治疗。如经常使用肝经之结膻中治疗肝郁气滞及精神疾病。

四、历代医家的大量验证和总结

根部和本部穴位的远道治疗作用，在古代文献记载中有很多，如：《四总穴歌》"肚腹三里留，腰背委中求，头项寻列缺，面口合谷收"，《玉龙歌》"头面纵有诸般症，一针合谷效通神"，《肘后歌》"肩背诸疾中渚下，腰膝强痛交信凭""顶心头痛眼不开，涌泉下针定安泰"，《标幽赋》"必准者，取照海治喉中之闭塞，端的处，用大钟治心内之呆痴"，《通玄指要赋》"头项痛，取后溪以安然"等等。

结部或标部穴位，是治疗病痛局部的主要应用穴位。临床上主要用于治疗头面、胸背、腹部和五官等病症。《百症赋》"胸胁支满何疗，章门不用细寻""通天去鼻内无闻之苦""承浆泻牙疼而即移""鼻痔必取龈交，痰气须求浮白"，《通玄指要赋》"脑昏目赤，泻攒竹以偏宜""肾俞把腰疼而泻尽""风伤项急，始求于风府。头晕目眩，要觅于风池"等等。

这些记载都验证了元代针灸大家窦汉卿《标幽赋》所说"更穷四根三结，依标本而刺无不痊"的重要论述。

五、气街与神经节段论

四气街的划分与西医学神经节段的划分是极相似的。在人类胚胎早期，胚胎由一系列均等排列的体节组成。每一体

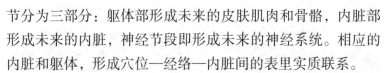

节分为三部分：躯体部形成未来的皮肤肌肉和骨骼，内脏部形成未来的内脏，神经节段即形成未来的神经系统。相应的内脏和躯体，形成穴位—经络—内脏间的表里实质联系。

从现代解剖学分析，俞募穴与相应的内脏，即穴位所属神经节段与其主治内脏病的节段有相当的一致性。如气会膻中是心包募穴，属胸 4 节段，主治呼吸系统（治疗范围为颈$_2$～胸$_4$）疾患，对心脏疾病、乳腺疾患等亦经常选用；中脘是腑会，又是胃的募穴，属胸 8 节段，主治胃肠病（治疗范围为胸$_6$～胸$_8$）及消化系疾病；关元为足三阴经与任脉之交会穴，小肠募穴，系强壮要穴，属胸 12 节段，主治泌尿生殖系的疾患（治疗范围为胸$_{10}$～胸$_{12}$）等等。

谷教授主持的"十二俞募穴与相关脏腑的荧光标定法研究"进一步证明了这一点。

谷教授强调根结、标本和气街理论是经络学说的重要内容，值得进一步深入地研究和验证。

大医精诚 万世师表

第四章 针药结合，颈三针、臀三针疗法

一、针药结合

谷世喆十分赞赏古代先贤张仲景、孙思邈等大家针药合用的主张，尤为推崇孙思邈《千金翼方》所说"若针而不灸，非良医也，针灸而不药，药而不灸，亦非良医也，知针知药，固是良医"。该主张源于《内经》"汤药攻其内，针灸攻其外"的原则。

谷教授临证遇疑难痼疾，经常告诫学生，要以张仲景、孙思邈为标准要求自己，做一个知针知药、各取所长的医生。临床上谷教授经常根据病人的实际情况，将针灸的各种疗法和中药有机地结合起来，当用针时用针，当用药时用药，因时因地因人而异。

《标幽赋》曰："拯救之法，妙用者针，祛病之功，莫捷于针灸。"凡遇初病、急病，首先针刺，以针刺取效立竿见影，顿挫病势之猛烈。在病邪亢盛而正气不足之时，如急性胃肠炎或顽固性呃逆或神经性呕吐的病人，先针内关、中脘、足三里穴，以求得病势缓解，再予以和胃降逆中药如藿香正气散、旋覆代赭汤或丁香柿蒂汤等，进行脏腑功能的调节，针药结合，使病势得以控制。凡遇久病，慢性病反复不愈，常法不效时，谷教授常先针刺，后再施药。如慢性泄泻

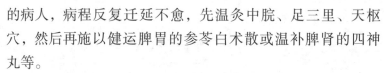

的病人，病程反复迁延不愈，先温灸中脘、足三里、天枢穴，然后再施以健运脾胃的参苓白术散或温补脾肾的四神丸等。

对于急性痛证，谷世喆教授习用针灸；而对于慢性消耗性疾病，则往往配合中药治疗。他指出：针灸长于疏通经脉气血，取效一般较快；中药长于调和气血阴阳，取效和缓而持久。所以，针药合用，经络脏腑能因治法各有所长而得到更好的治疗。

二、颈三针和臀三针

颈三针和臀三针为谷教授在多年临床实践中总结出的经验配穴。颈肩腰腿病症多属现代医学中运动系统疾病及骨关节病。谷教授认为此类病症外因主要是风寒湿热之邪侵袭，跌仆扭伤及劳损所致；内因主要是肝肾不足、气血痰瘀等因素所致，颈三针和臀三针对上述疾病有特殊疗效。

神经根型颈椎病多发于 40 岁以上中年人，长期低头工作者或习惯于长时间看电视、电脑者多发。通过多年观察，本病的发病率有上升趋势，而且患者的年龄也逐渐年轻化，日渐成为临床的常见病、多发病。主要症状为经常头晕、落枕、颈强痛，伴上肢放射痛，颈后伸时加重，受压神经根皮肤节段分布区感觉减弱，上肢腱反射异常，伴有肌萎缩，肌力减退，颈活动受限，牵拉试验、压头试验阳性。颈椎 X 线示：椎体增生，钩椎关节增生明显，椎间隙变窄，椎间孔变小。MRI/CT 可见椎体后赘生物及神经根管变窄、椎间盘突出等。

（一）颈三针

主穴：天柱、颈百劳、肩中俞。

配穴：颈肩强痛配肩井、秉风、天宗、合谷；头晕重加天窗、后溪；可以配电热砭。

针具：直径 0.25～0.30 mm，长 40～50 mm 毫针。

医案 1

卞某，女，22 岁，2011 年 4 月 8 日初诊。

现病史：患者诉半年前左臂时麻。X 线提示：颈椎病，颈椎生理曲度消失。月经量少，脉沉缓，舌苔薄白。

既往史：无。

诊断：颈椎病。

辨证：风寒湿痹。

治法：祛风散寒，除湿通络。

方药：葛根 10 g，天麻 10 g，熟地 12 g，当归 10 g，醋柴胡 10 g，羌活 6 g，独活 6 g，全虫 10 g，水蛭 3 g，生军 6 g，川芎 10 g，桑枝 10 g，玄胡 10 g。7 剂，水煎服。

针刺：天柱、颈百劳、肩中俞、大肠俞、肾俞、次髎、三阴交、后溪、合谷。留针 30 分钟，隔日 1 次。

共治疗 6 次，症状消失。

【按】①方药：蠲痹汤加减。羌活、独活祛风除湿；当归、熟地、川芎、桑枝、玄胡补血活血，通络止痛；水蛭、生军破血消癥；全虫、天麻祛风通络；葛根、醋柴胡升举脾胃清阳之气。尤其葛根常用 10～15 g。②针灸：天柱、肩中俞、颈百劳疏通局部经络；后溪通督脉，通络止痛；肾俞滋补肾气；合谷疏通经络；次髎、三阴交调经理血。

医案 2

郝某某，男，32 岁，2011 年 4 月 4 日初诊。

现病史：患者诉坐位时左侧臀部及股膝外侧麻木感半年。CT 提示：腰 4、腰 5 椎间盘膨出，曾患有颈椎病 2 年余，常项强，遇寒冷及劳累加重。舌苔薄黄，脉缓。

既往史：颈椎病。

诊断：颈椎病，腰椎间盘膨出。

辨证：风寒湿痹。

治法：祛风湿，止痹痛。

方药：杜仲 15 g，桑枝 12 g，桑寄生 15 g，川断 15 g，牛膝 20 g，独活 10 g，当归 10 g，葛根 12 g，全虫 10 g，川芎 10 g，炮山甲 3 g，蜈蚣 1 条，玄参 12 g，桔梗 10 g。7 剂，水煎服。

针灸：天柱、颈百劳、肩中俞、肾俞、大肠俞、关元俞、秩边、环跳、居髎、风市、阳陵泉。留针 30 分钟，隔日 1 次，共 10 次。

【按】①方药：独活寄生汤加减。杜仲、桑寄生、牛膝、川断以补益肝肾，强壮筋骨；当归、川芎养血和血；桑枝、独活祛风湿通络；全虫、炮山甲、蜈蚣搜风通络。②针灸：天柱、肩中俞、颈百劳为局部取穴，疏通经络；腰为肾之府，肾俞可壮腰益肾；大肠俞、关元俞疏通局部经络；环跳、风市、阳陵泉为足少阳经穴，疏通少阳经气。

大医精诚万世师表

医案3

朱某某，女，46 岁，2011 年 3 月 18 日初诊。

现病史：患者诉半月前自觉颈背部受凉后出现酸痛不适，伴左侧手指麻木。颈椎 X 线示：颈椎生理曲度变直，颈 3、4、5 椎体前后缘唇样增生。舌苔白，脉沉细。

既往史：无。

诊断：颈椎病。

辨证：风寒湿痹。

治法：祛风散寒，温经通脉。

方药：葛根 12 g，升麻 6 g，川芎 12 g，羌活 6 g，醋柴胡 10 g，赤芍 10 g，白芍 10 g，全虫 10 g，地龙 12 g，玄胡 10 g，生芪 30 g。7 剂，水煎服。

针灸：天柱、颈百劳、肩中俞、后溪、大肠俞、外关、肾俞、委中。留针 30 分钟，隔日 1 次，共 6 次。

【按】①方药：葛根、升麻、柴胡解表升阳；川芎、羌活祛风通络止痛；赤白芍、玄胡活血止痛；全虫、地龙搜风通络；生黄芪补气升阳。②针灸：谷氏颈三针是天柱、肩外俞、颈百劳；后溪通督脉，通络止痛；外关疏通经络；肾俞、大肠俞滋补肾气；委中为足太阳膀胱经的合穴；手小指麻重则加天窗。

治疗颈腰椎病谷老师极为重视辅助锻炼，他说推拿按摩是外力，而自我锻炼能真正使病变部位肌肉变得强健，并且使身体局部骨关节，骨与肌肉的关系得到调整，是终生受用的。自我锻炼方法：①睡平板硬床，保持温暖。②不能长时间一个姿势，走动、坐、站交替；可以适当打麻将，这有益于手和脑，但不能超 2 小时。③每周蛙泳 2～3 次，反对登山。④每天做八段锦或太极拳。⑤坚持做床上燕飞运动达到锻炼颈腰肌的目的。后三项可根据自己的条件选择一项，持之以恒。

（二）臀三针

主穴：秩边、环跳、居髎、肾俞、大肠俞。

配穴：承扶、风市、委中、阳陵泉、绝骨、昆仑。可以配电热砭。

针具：直径 0.25～0.30 mm，长 40～75 mm 毫针。

医案1

郭某某，男，50 岁。

腰痛伴随小腿疼痛麻木 2 周。患者自述 2 周前弯腰用力时，突感腰部酸痛，不能活动，同时疼痛放射到右侧大腿根部。次日腰痛剧烈，不能下地行走，咳嗽，以及起床、卧床时均可使腰部疼痛加重，同时伴右下肢放电麻木感。平时办公室工作，经常久坐，缺乏锻炼。苔薄白根部厚腻，脉沉，双尺脉无力。现：腰痛、酸、无力，小腿后面疼痛麻木，足外侧麻木，查体：L4～L5、L5～S1 椎旁有压痛，右下肢沿坐骨神经走行压痛，右侧直腿高抬试验（+）。腰椎 CT 示 L4～L5 腰椎间盘突出，L5～S1 腰骶膨出。

西医诊断：腰椎间盘突出症。

中医诊断：痹证。

辨证：肾精不足，气滞血瘀。

治法：益肾活血，温阳通脉。

方药：怀牛膝15g，肉桂5g，地龙10g，杜仲15g，当归15g，黄芪30g，党参20g，巴戟天15g，熟地20g，川断12g，全蝎10g，蜈蚣2条，独活12g，细辛3g。7剂，水煎服。

针灸：秩边、承扶、居髎、肾俞、大肠俞、委中、环跳、承山、昆仑。留针30分钟，隔日1次，共10次。嘱治疗期及平时要坚持做燕飞等辅助运动。

【按】①方药：独活寄生汤加减。杜仲、牛膝、熟地补益肝肾而强筋骨；独活、川断祛风湿，通络止痛；当归养血活血；黄芪、党参配细辛，益气通络；巴戟天、肉桂温肾壮阳，祛风寒除湿；蜈蚣、全虫、地龙祛风除湿；此类病症配合虫类、蛇类药可加强疗效。②针灸：病变经脉主要涉及足太阳膀胱经和督脉。主穴取病变椎体相应夹脊穴，配穴取患侧秩边、承扶、委中、环跳、承山、昆仑，可舒筋通络；肾俞、大肠俞可补益肾气。进针时行提插捻转，得气后留针。查体时发现患者患侧腘窝有小的曲张静脉，呈串珠状。对曲张静脉行三棱针点刺，放出黑血直至变红，自然停止。经针灸中药治疗3次后症状减轻，一个月后症状完全缓解，随访半年未复发。

医案2

张某某，女，54岁，2009年12月25日初诊。

腰痛伴腿痛不能屈伸1周。患者1周前，活动时突发腰部疼痛，未在意，后自行好转。近日天气突冷，未增加衣物，晨起活动后，发现左腿活动不利，并伴有肌肉僵硬，中午时疼痛加重，从腰到小腿外侧出现放射状疼痛，晚上疼痛

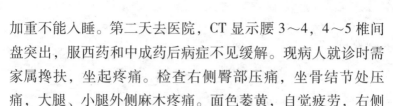

加重不能入睡。第二天去医院，CT 显示腰 3～4，4～5 椎间盘突出，服西药和中成药后病症不见缓解。现病人就诊时需家属搀扶，坐起疼痛。检查右侧臀部压痛，坐骨结节处压痛，大腿、小腿外侧麻木疼痛。面色萎黄，自觉疲劳，右侧腿怕凉，总觉有冷风进入。脉右尺弦紧，舌质暗苔腻。

诊断：腰椎间盘突出症。

病机：风寒郁闭，寒湿阻络，经脉不通。

治则：祛寒湿，温经脉，活血益肾。

方药：桑寄生 15g，川断 15g，杜仲 15g，川芎 12g，当归 12g，赤芍 10g，白芍 10g，炙甘草 12g，党参 30g，泽泻 15g。7 剂，水煎服。

针灸：风池、肾俞、大肠俞、居髎、环跳、秩边、悬钟、丘墟、委中、昆仑、阳陵泉。留针 30 分钟，隔日 1 次，共 10 次。重用灸法。

【按】①方药：汉代《金匮要略·五脏风寒积聚病》载有"肾着"之病，"其人身体重，腰中冷，如坐水中，腰以下冷痛，腹重如带五千钱""身劳汗出，衣里冷湿，久久得之，腰以下冷痛"，是寒湿腰痛。寒湿腰痛可用三痹汤加减。桑寄生、川断、杜仲温补肾气；白芍、甘草缓急止痛；当归、川芎、党参养血活血；泽泻渗湿。②针灸：因疼痛部位以足少阳经和足太阳经为主，故循经取穴以疏导两经闭阻不通之气血；环跳为两经交会穴，一穴通两经；阳陵泉乃筋之会穴，可舒筋通络止痛。10 次为一个疗程，前后治疗两个疗程，症状大为好转。

大医精诚万世师表

第五章　临证医案

　　本章按内、妇、皮外、五官科、骨伤科分类，选录了45种常见病的中医治疗医案。医案虽有长有短，但内容丰富翔实，体现了谷世喆临床针药结合治病的特色，对临床医生颇有参考价值。

一、内科病例

（一）眩晕

　　眩晕是一种临床症状。引起眩晕的疾病很多，除耳鼻咽喉科疾病外，还涉及内科、神经内科及骨科的疾病。谷教授认为，眩晕多为肝所主，《素问·至真要大论》云："诸风掉眩，皆属于肝。"同时与血虚、痰阻、髓海不足等多种因素有关。

　　故治疗大法宜随证而立：肝阳上亢证，平肝潜阳，清火熄风；气血亏虚证，补益气血，调养心脾；肾经不足证，滋养肝肾，益精填髓；痰湿中阻证，化痰祛湿，健脾和胃。

　　（1）针灸：百会、风池、太阳、内关、悬钟、足三里、三阴交。肝阳上亢加太冲；气血亏虚加太溪、中脘；肾精不足加关元、太溪；痰湿中阻加丰隆，中脘。

（2）方药：①肝阳上亢证：天麻、双花、钩藤、夏枯草、杜仲、龙骨、牡蛎等加减。②气血亏虚证：党参、白术、黄芪、当归、大枣、远志、首乌等加减。③肾经不足证：熟地、山萸肉、山药、杜仲、枸杞子、牛膝、菟丝子等加减。④痰湿中阻证：半夏、白术、天麻、蚕沙、茯苓、陈皮等加减。

（3）方义：①针灸：眩晕病位在脑，脑为髓之海，无论病因为何，其病机皆为髓海不宁。故治疗首选位于巅顶之百会穴，《胜玉歌》说："头痛眩晕百会好。"因百会入络于脑，可清头目，止眩晕；风池、太阳均位于头部，近部取穴，疏调头部气机；悬钟乃髓之会穴，充养髓海，为止晕要穴；内关、足三里、三阴交可健脾和中；太冲为肝经原穴，疏肝理气，平降肝阳；三阴交为足三阴经交会穴，调补脾肝肾；中脘、丰隆可除湿化痰；太溪为肾经原穴，可补益肾气。②方药：潼白蒺藜、牛膝、杜仲以滋养肝肾；龙骨、牡蛎以镇肝熄风；夏枯草、双花可清肝泻热；清半夏、陈皮、菖蒲可化痰开窍；黄芪、党参、大枣益气生血养血；白术补气健脾；白芍、当归、川芎补血养血，活血调经；熟地补血滋阴；陈皮、柴胡理气通络；制首乌补益精血。

医案1

张某，女，40岁，2011年3月14日初诊。

主诉：头目眩晕3年。

现病史：血压200/140 mmHg，口服降压药后血压控制在130/80 mmHg左右。近半年来心中烦热，夜眠不宁。月经规律 $12\frac{5-7}{28-31}$，二便可。舌红，苔薄黄，脉弦细。

大医精诚万世师表

既往史：高血压。

诊断：眩晕。

辨证：肝肾阴虚，肝阳上亢。

治法：平肝潜阳，滋养肝肾。

方药：郁金 10g，菖蒲 12g，牛膝 15g，首乌 15g，桑寄生 15g，川芎 10g，豨莶草 15g，夏枯草 10g，赤芍 10g，白芍 10g，赭石 30g，玄参 10g，茯苓 10g，地龙 10g，琥珀 1支（冲）。7 剂，水煎服，日 1 剂，分 2 次服。

针灸：百会、安眠、太阳、风池、合谷、足三里、三阴交、太溪、太冲。留针 30 分钟，隔日 1 次，共 10 次。

2011 年 3 月 28 日二诊：药后血压略平（123/75 mmHg），面色较红，脉弦细而数，治以平降为主。

方药：潼白蒺藜 10g，牛膝 15g，杜仲 15g，夏枯草 12g，清半夏 10g，陈皮 10g，豨莶草 15g，生龙骨、生牡蛎各 50g，菖蒲 10g，磁石 50g（先），谷精草 12g，双花 20g，密蒙花 12g。

针灸：百会、太阳、风池、合谷、三阴交、太溪、太冲。

2011 年 4 月 12 日三诊：患者眩晕感较前明显减轻，自觉脾气变好，二便正常，脉微弦细。谷教授继予守方加减，巩固疗效。

【按】谷教授认为，眩晕一证在临床较为多见，其病变以虚实夹杂为主，其中因肝肾阴亏、肝阳上亢而导致的眩晕最为常见，此型眩晕若出现肝阳暴亢，阳亢化风，可夹痰夹火，窜走经隧，病人可出现眩晕头胀、面赤头痛、肢麻震颤，此时应当警惕有中风的可能，必须严密监测血压、神志、肢体肌力、感觉等方面的变化，以防止病情突变。

医案2

李某，女，60岁，2008年4月16日初诊。

主诉：半年前头晕而重如蒙。

现病史：胸闷，恶心，纳差，寐可，二便可。舌苔白厚，脉弦滑。

既往史：无。

诊断：眩晕。

辨证：痰浊上蒙。

治法：健脾除湿，化痰通络。

针灸：百会、风池、悬钟、内关、足三里、关元。留针30分钟，隔日1次，共7次。

针灸治疗2次后，胸闷、恶心减轻，眩晕偶有发作，但间隔时间延长，且症状减轻。因痰浊上蒙清窍日久，健脾除湿是关键，加针中脘、丰隆。同时嘱患者平日以清淡饮食为主，少食油腻厚味之品，以免加重痰湿。连治1个月遂愈，观察年余未再复发。

【按】眩晕病位在脑，脑为髓之海，无论病因为何，其病机皆为髓海不宁。故治疗首选位于巅顶之百会穴，因本穴入络于脑，可清头目，止眩晕；风池、太阳均位于头部，近部取穴，与百会共同疏调头气街之气机；悬钟乃髓之会穴，充养髓海，为止晕要穴；中脘为胃之募穴，"腑会中脘"，此穴具有健脾消积、理气和胃之效。《十四经要穴主治歌》说："中脘主治脾胃伤，兼治脾痛疟痰晕，痞满翻胃尽安康。"同时，加内关、足三里、丰隆，共奏健脾和中、除湿化痰之效。

（二）中风后遗症

中风是以突然昏倒、意识不清、口渴、言謇、偏瘫为主症的一种疾病。它包括现代医学的脑出血、脑血栓、脑栓塞、短暂脑缺血发作等病。中风后遗症是指中风发病6个月以后，仍遗留程度不同的偏瘫、麻木、言语謇涩不利、口舌歪斜、痴呆等。对于中风后遗症，必须抓紧时间积极治疗。谷教授认为，不管因何种原因所致中风，中风之后，病邪稽留日久，正气必定耗损，脏腑必虚损，其中尤其以气虚、肝肾阴虚、心脾虚突出。因此，在临床上治疗这类疾病，常用补气活血通络之法，方用补阳还五汤加味，取穴：百会、印堂、人中、风池、合谷、足三里、三阴交、太冲、太溪、丰隆，同时选取偏瘫侧肢体所在的局部穴位治疗。

（1）方药：炙黄芪、川芎、地龙、桃仁补气活血通络；桑枝、全虫、牛膝通经活络；茯苓、清半夏健脾化痰。

（2）针灸：百会、印堂、人中均为督脉要穴，可调脑神通脑络；风池为胆经穴，可疏通肝胆经络之气血，平肝熄风，清肝泻胆；合谷、丰隆化痰熄风；足三里疏通肢体经络；三阴交、太溪滋补肝肾；太冲为肝经原穴；上肢不遂则取曲池、手三里、合谷；下肢不遂则取阳陵泉、绝骨、昆仑；三阴交为足三阴经交会穴，可滋补肝肾；足下垂以解溪、昆仑、丘墟、太溪疏通局部经络。

医案 1

骆某，男，49 岁，2011 年 6 月 3 日初诊。

主诉：中风左侧偏瘫 1 年。

现病史：1 年前突发脑梗，血压高（160/90 mmHg），之前未服用西药降压。2 年前曾实施心脏搭桥手术。刻下左半身麻木无力、语言艰涩，心率正常，脉沉弱，舌尖红。

既往史：高血压，心脏搭桥术后。

诊断：中风后遗症。

辨证：气虚血瘀。

治法：补气活血通络。

方药：桑枝 12g，川芎 10g，熟地 12g，当归 10g，赤芍 10g，白芍 10g，炙黄芪 40g，炒白术 10g，丹参 30g，桃仁 10g，红花 10g，全虫 10g，地龙 10g，菖蒲 12g，莲子心 6g。7 剂，水煎服，日 1 剂，分 2 次服。

针灸：合谷、外关、手三里、臂臑、肩髃、廉泉、天枢、气海、阳陵泉、三阴交、太冲、太溪。留针 30 分钟，隔日 1 次，共 10 次。

2011 年 6 月 15 日二诊：症状有改善，肢体麻木感较前略有减轻，血压控制可。

方药：桑枝 12g，川芎 10g，炙黄芪 40g，熟地 20g，当归 10g，桃仁 10g，红花 10g，丹参 30g，全虫 10g，地龙 12g，赤芍 10g，白芍 10g，菖蒲 15g，醋柴胡 10g，豨莶草 12g。7 剂，水煎服。

针灸：人中、风池、合谷、廉泉、太溪、曲池、手三里、阳陵泉、绝骨、三阴交、昆仑。

2011 年 6 月 26 日三诊：身体左侧肌力略升，语言恢复较快。

方药：桑枝 12 g，川芎 10 g，炙黄芪 40 g，熟地 12 g，当归 10 g，桃仁 10 g，红花 10 g，地龙 10 g，牛膝 20 g，稀莶草 15 g，菖蒲 12 g，生龙骨（先煎）30 g，生牡蛎（先煎）30 g，丹参 15 g，全虫 10 g，炙草 10 g。14 剂，水煎服。

针灸：取穴基本不变。

2011 年 7 月 13 日四诊：左上肢肌张力Ⅲ级，血压、血糖均可，但心率 80 次/分，血压 143/80 mmHg。

方药：炙黄芪 40 g，丹参 30 g，桑枝 12 g，熟地 12 g，赤芍 10 g，白芍 10 g，川芎 10 g，桃仁 10 g，红花 10 g，地龙 10 g，稀莶草 15 g，郁金 10 g，菖蒲 12 g，全虫 10 g，牛膝 20 g，茯苓 10 g，珍珠母（先煎）30 g。14 剂，水煎服。

针灸：印堂、风池、内关、曲池、手三里、膻中、太溪、太冲、阳陵泉、绝骨、三阴交、足三里。

2011 年 8 月 4 日五诊：左下肢麻木感减轻，左下肢肌力提高，痰晨多，咳嗽，二便可。

方药：炙黄芪 40 g，川芎 10 g，桑枝 12 g，法半夏 10 g，化橘红 10 g，胆草 3 g，茯苓 10 g，全虫 10 g，蜈蚣 1 条，黄芩 10 g，炙草 10 g，菖蒲 10 g。14 剂，水煎服。

针灸：风池、外关、合谷、曲池、手三里、中脘、阳陵泉、三阴交、足三里、丰隆。

2011 年 9 月 3 日六诊：诸症可，可手持拐杖慢慢行走。谷教授继予守方加减，巩固疗效。

方药：桑枝 6 g，桂枝 6 g，川芎 10 g，当归 10 g，赤芍 10 g，白芍 10 g，辛夷 12 g，苍术 10 g，白术 10 g，地龙 10 g，

牛膝 20 g，鸡血藤 30 g，海风藤 30 g，独活 10 g，防己 10 g，血竭 3 g（分吞）。

针灸：风池、合谷、曲池、手三里、廉泉、足三里、阳陵泉、绝骨、三阴交、丰隆、太冲。

【按】患者中风后半身偏瘫，病位在心脑，与肝肾密切相关。针灸与药物治疗并进，可以提高疗效。药物治疗根据病情可采用标本兼顾或先标或本等治法。治标宜搜风化痰，通络行瘀；肝阳偏亢者，可采用平肝潜阳法。治本宜补益气血，滋养肝肾着手。本例从病程看已 1 年余，补气通络，养肝柔筋，针药结合，经数次治疗取效。

医案 2

刘某，女，48 岁，2011 年 7 月 20 日初诊。

主诉：中风后左下肢活动困难，足下垂、无力 1 年余。

现病史：2011 年前曾患中风。刻下左下肢活动困难，左足下垂、无力。舌苔薄白，脉沉缓。

既往史：Ⅲ°房室传导阻滞，已安起搏器。

诊断：中风后遗症。

辨证：风痰阻络。

治法：调神通络，行气活血。

针灸：①百会、印堂、安眠、合谷、率谷透天冲、足三里、三阴交、太冲、太溪；②百会、丰隆、解溪、丘墟、昆仑、阳陵泉。每周 3 次，每次取穴 1 组，每次留针 30 分钟。

针灸 10 次后，患者自觉左下肢活动较前松快，沉重感减轻。针灸 40 余次后，左下肢较前有力，不拄拐杖也能慢慢行走，但走路时仍有轻微外展外旋和足下垂。患者家属颇感满意。

【按】百会、印堂均为督脉要穴，可调脑神、通脑络；率谷透天冲（健侧），提插捻转120次/分，同时活动左侧下肢，意在醒脑开窍；合谷、丰隆化痰熄风；足三里疏通肢体经络；三阴交滋补肝肾；太冲镇肝潜阳；足下垂以解溪、昆仑、丘墟、太溪疏通局部经络。

（三）面瘫

面神经麻痹，中医称为"面瘫"，俗称口眼歪斜。谷教授认为，本病多由络脉空虚，风寒风热乘虚侵袭面部筋脉，致气血阻滞，肌肉纵缓不收而成。《内经》曰："足阳明之筋……其病……卒口僻，急者目不合，热则筋纵，目不开。颊筋有寒，则急引颊移口；有热则筋弛纵缓，不胜收故僻。"谷教授收集的40例面瘫病例中，风寒证有28例，占70%，风热证有12例，占30%。对40例面瘫患者共210个针刺处方的前18位取穴频次进行统计如下：

表2　面瘫病人针刺处方取穴频次

编号	穴位	频次	编号	穴位	频次
1	阳白	199	6	牵正	159
2	地仓	188	7	太阳	158
3	颊车	176	8	太冲	154
4	四白	165	9	翳风	149
5	合谷	163	10	外关	128

续表

编号	穴位	频次	编号	穴位	频次
11	风池	109	15	下关	67
12	人中	98	16	颧髎	66
13	头维	89	17	承浆	58
14	颔厌	87	18	攒竹	53

可见，谷世喆治疗面瘫主穴：阳白、地仓、颊车、四白、合谷、牵正、太阳、太冲。风寒证加用风池、下关、颧髎、承浆、攒竹，风热证加用翳风、外关、人中、头维、颔厌、下关。

谷教授认为，面神经麻痹多由于人体正气不足加之外感风寒引起。艾灸治疗不但可以补充人体的正气，而且可以温经通络，使气血顺畅，正气足则邪气去矣。因此，使用艾灸疗法配合针刺来治疗面瘫，可取得较好效果。

医案

龚某某，女，66岁，2009年3月1日初诊。

主诉：右侧口眼歪斜3个月。

现病史：3月前感寒后右口眼歪斜，右眼闭合不全，右侧额纹消失，右口角流涎，鼓腮右侧漏气，右侧颊部存食，右耳乳突部疼痛，经西医诊为面神经炎，予激素及营养神经治疗，1周后疼痛消失，口眼歪斜未见好转，行中医针灸治疗未效，遂来请诊。舌红，苔白腻，脉弦细。

查体：右侧额纹消失，口角左偏，右侧口角鼓腮漏气。

辅助检查：无特殊。

西医诊断：面神经麻痹。

中医诊断：面瘫。

辨证：风寒阻络。

治法：祛风散寒，通经活络。

针灸：牵正、颊车、人中、合谷、阳白、风池、翳风、颧髎、地仓、太溪、太冲、丰隆。

艾灸患侧面部上述穴位，使用3年陈艾条，雀啄加回旋灸法配合治疗。

2009年3月8日二诊：右侧可见额纹，口角左偏减轻，右口角仍鼓腮漏气，纳可，舌红苔黄，脉弦细。针刺取穴酌加减。

牵正、颊车、地仓、下关、合谷、阳白、太溪、太冲、丰隆、风池、翳风、四白。继续采用上述艾灸疗法以温经通络，祛风散寒。

2009年3月15日三诊：右侧额纹明显好转，右眼可闭合，但尚乏力，右口角无流涎，口角仍左偏，舌红苔白脉弦细。病情好转，继予针刺治疗。

牵正、阳白、下关、合谷、颧髎、地仓透颊车、风池、四白、足三里、太溪、太冲。艾灸患侧面部相应穴位。

2009年3月29日四诊：额纹几乎对称，右眼闭合有力，口角稍左偏，无流涎及漏气，舌红苔白微腻，脉弦细。患侧加丰隆，健侧牵正。

2009年4月8日五诊：右侧口眼歪斜症状全部消失，嘱避风寒，忌生冷饮食，免劳累，调畅情志，返家。

【按】患者症状为典型的面神经麻痹，早期用激素及维生素治疗有一定作用。但风寒犹在，经络不通，非针刺不得治。辨证施治，除局部治疗外，加用太溪、太冲、丰隆，寓意深刻。寒凝气滞，气机不畅，血为气之母，血为阴，气为阳，运用太冲、太溪以疏理气机，滋阴行血，经脉畅通；寒性凝滞，阴液聚而生痰，故取丰隆化痰通络，促进症状好转。加用太冲是根据谷教授经验，从足厥阴肝经循颊里来考虑的。另外，艾灸疗法可以补充人体阳气，温经通络，故风寒自去，病情向愈。病程较久宜加用健侧穴，如牵正、风池等。

（四）面痛

谷教授认为，风寒之邪袭于阳明筋脉，寒性收引，凝滞筋脉，血气痹阻；或风热病毒，浸淫面部，影响筋脉气血运行均可致本病，中医称为面痛。《张氏医通》云："面痛……不能开口言语，手触之即痛，此是阳明经络受风毒，传入经络，血凝滞而不行。"面痛属风寒证多有面部受寒因素，痛处遇寒则甚，得热则轻，鼻流清涕，苔白脉浮；风热证多在感冒发热之后，痛处有灼热感，流涎，目赤，流泪，舌苔腻浮黄，脉数。谷教授治以疏通阳明、太阳、少阳筋脉，针用泻法，寒证加灸。

（1）针灸：①额部痛：攒竹、阳白、头维、率谷、后溪；②上颌痛：四白、颧髎、上关、迎香、合谷；③下颌痛：承浆、颊车、下关、翳风、内庭。

（2）方义：本方以近部取穴为主，远部取穴为辅，旨在疏通面部筋脉，祛寒清热，使气血调和，通则不痛。上面三组处方可单独使用，亦可综合运用。另外，谷教授还选用阿是穴，或在头面部点按若干穴位，当所按穴位使患者痛减，即在该穴针灸。手法轻重深浅要因人而异。

医案

彭某某，男，79 岁，2009 年 1 月 15 日。

主诉：右侧面颊部疼痛半年。

现病史：患者半年前觉右侧面颊部疼痛，呈发作性，每次约 5 分钟左右，放射状、刀割样疼痛，难以忍受，睡眠差，咽干咽痛，口渴，小便频，舌红干，苔黄腻，脉弦有力。

西医诊断：三叉神经痛。

中医诊断：面痛。

辨证：阴虚火旺。

治法：滋阴降火。

针灸：风池、合谷、大迎、翳风、廉泉、中渚、外关、关元、三阴交、太溪、行间、侠溪。

方药：醋柴胡 10 g，法半夏 10 g，赤芍 10 g，白芍 10 g，黄芩 12 g，沙参 12 g，菖蒲 10 g，生龙骨（先煎）50 g，生牡蛎（先煎）50 g，茯苓 10 g，炙草 10 g，大枣 5 枚，玄参 12 g，桔梗 10 g。

二诊：疼痛减轻，发作次数明显减少，夜间睡眠改善，口干渴缓解，舌红苔黄微腻，脉弦。疗效明显，中药继服前方，针刺如下：

廉泉、翳风、天窗、合谷、丰隆、三阴交、太溪、太冲。

三诊：疼痛明显减少，约 3 天发作 1 次，疼痛程度减轻，睡眠好，舌红苔白腻，脉弦。中药方去桔梗，依上方针刺10次而愈。

【按】患者为典型的三叉神经痛，根据舌脉证，辨为阴虚火旺，治以滋阴降火，取穴三阴交、太溪以滋阴，行间、侠溪以泻肝胆之火，配合局部取穴，疏通经络，患者症状大减，守方1疗程而愈。由是观之，辨证准确乃取效的前提。

（五）面抽

面抽，即西医的"面神经痉挛"。面肌痉挛常由于面神经麻痹继发而成，是针灸科门诊常见病。目前西医治疗多采用神经阻断疗法，单用中药难以取得疗效。谷世喆运用针灸结合中药的方法治疗本病，多有取效。谷教授认为，本病多因情志内伤，肝郁化火，灼伤肝阴，肝阴不足，筋脉失养，引肝风内动，致面部肌肉抽动。故当疏肝解郁，滋阴养血，镇痉熄风，针药并用。针灸取穴远近相配，主穴为太冲、阳陵泉、合谷、后溪、翳风、地仓、阳白、颧髎，四白，下关，太阳，太溪为主，舒筋活络，柔筋止痉。中药内服：香附、白芍、当归、川芎、鸡血藤、潼白蒺藜、木瓜、伸筋草、何首乌、枸杞子、甘草养血柔肝濡筋为主，可配蜈蚣1~2条。针药并用，消除顽症。

医案

杜某，男，46岁，2008年10月27日初诊。

主诉：右侧面肌抽动8年。

现病史：8年前受凉后始觉右侧面部不自主抽动，每每遇冷加重，秋冬季节发作频繁，伴右耳耳鸣。纳可，眠差，两肩疼痛。舌红苔白，脉弦。

既往史：无。

西医诊断：面肌痉挛。

中医诊断：面肌痉挛。

辨证：寒邪闭阻，肝风内动。

治法：熄风止痉，通经活络。

方药：白蒺藜 15g，川芎 10g，熟地 12g，当归 10g，红花 10g，桃仁 10g，白芷 6g，赤芍 10g，白芍 10g，天冬 10g，天麻 12g，法半夏 10g，茯苓 10g，僵蚕 12g，全虫 6g，蜈蚣 1 条，炙草 10g，琥珀（冲）3g。

针灸：四白、人中、阳白、印堂、大迎、下关、太阳、率谷、合谷、太溪、太冲、风池。

2008 年 11 月 3 日二诊：右侧面肌痉挛发作减少，每次约 2～3 秒，舌红，边有齿痕，苔白，唇暗，脉弦细。原方加减。

方药：赤芍 10g，白芍 10g，炙草 10g，白蒺藜 20g，生龙骨 10g，生牡蛎 10g，川芎 12g，独活 12g，细辛 3g，防风 10g，茯苓 10g，牛膝 15g，杜仲 15g，肉苁蓉 10g，当归 10g，天麻 10g，全虫 6g，玄胡（打）12g，女贞子 10g，旱莲草 10g。

针灸：阳白、太阳、下关、颊车、天窗、翳风、头维、率谷、百会、合谷、三阴交、太溪、太冲、足三里、上巨虚、阴陵泉、委中。

2008 年 11 月 12 日三诊：患者右侧面肌痉挛明显好转，每日发作 1～2 次，每次 2 秒钟。舌红，苔白，脉弦细。

方药：独活 12 g，细辛 3 g，防风 10 g，川芎 12 g，赤芍 10 g，白芍 10 g，茯苓 12 g，牛膝 20 g，杜仲 20 g，肉从蓉 10 g，生军 6 g，当归 10 g，天麻 12 g，女贞子 10 g，旱莲草 10 g，白蒺藜 10 g，全虫 6 g，僵蚕 10 g，生龙骨 50 g，生牡蛎 50 g。

针灸：阳白、太阳、颊车、天窗、翳风、头维、率谷、百会、合谷、三阴交、太溪、太冲、足三里、上巨虚、委中。

2008 年 11 月 19 日四诊：患者面肌痉挛发作次数减少，2～3 天发作 1 次，怕冷明显好转，纳可，眠好转，舌红，苔白，脉弦细。患者诸症好转，继予守方加减，巩固疗效。

方药：独活 12 g，细辛 3 g，防风 10 g，川芎 12 g，赤芍 10 g，白芍 10 g，茯苓 12 g，牛膝 20 g，杜仲 20 g，当归 10 g，天麻 12 g，女贞子 10 g，旱莲草 10 g，白蒺藜 10 g，全虫 6 g，僵蚕 10 g，生龙骨 50 g，生牡蛎 50 g。

针灸：四白、太阳、阳白、颊车、翳风、头维、百会、合谷、三阴交、太溪、太冲、足三里、下关。

【按】患者面肌痉挛日久，依《内经》"诸风掉眩，皆属于肝""风为百病之长"，考虑为外风侵袭，日久肝风内动，扰动经络，经络闭阻，故面肌痉挛，治疗上以熄风止痉、通经活络、内风外风兼而治之，中药与针刺结合，取得良效。面肌痉挛常继发于面瘫或面痛，治疗十分棘手。本例从病程看已 8 年余，由于辨证明确，针药结合、散风通络、养肝柔筋，经数次治疗取效。

大医精诚万世师表

（六）咳嗽

咳嗽是因外感六淫，脏腑内伤，影响于肺所致之症。《素问·病机气宜保命集》："咳谓无痰而有声，肺气伤而不清也；嗽是无声而有痰，脾湿动而为痰也。咳嗽谓有痰而有声，盖因伤于肺气动于脾湿，咳而为嗽也。"中医讲咳嗽不外乎外感与内伤两方面，若外邪犯肺，可根据风寒、风热、风燥之不同，而采用疏风止咳、清热止咳或润燥止咳之法；若脏腑内伤，累及于肺所致，则宜标本兼治。

谷世喆认为，治疗咳嗽有治上、治中、治下之区别。治上者，主要是直接针对咳嗽主病之脏——肺脏而施治，治以温宣、清肃两法，药物则辨用麻黄、防风、细辛之属，或苏子、杏仁、银花之类。治中者，治脾胃，"脾为生痰之源""肺为储痰之器"，用健脾化痰和补脾养肺等法，脾肺功能恢复正常，使痰湿自去。健脾化痰法适用于痰湿偏盛、标实为主、咳嗽痰多者，以二陈汤为主方；补脾养肺法适用于脾虚肺弱、脾肺两虚、咳嗽、神疲食少者，以三子养亲汤及六君子汤为属。治下者，指治肾，咳嗽日久，咳而气短，则可考虑用治肾之法，于止咳药中酌加补骨脂、五味子等益肾药。

医案1

杨某，男，26岁，2011年4月18日初诊。

主诉：咳嗽，痰黄1周，加重3天。

现病史：1周前因受凉出现恶寒、鼻塞、咳嗽、咳少量白痰。3天前咳嗽加重，痰黄稠量多，不易咳出，胸闷。舌质红，苔薄黄腻，脉滑数。

诊断：咳嗽。

辨证：痰热郁肺证。

治法：清热化痰，肃肺止咳。

方药：桑白皮15g，黄芩10g，炒栀子10g，知母10g，浙贝10g，瓜蒌10g，桔梗10g，茯苓10g，陈皮10g，炙甘草10g。7剂，水煎服。

针灸：迎香、外关、鱼际、合谷、中府、膻中、列缺、尺泽、足三里、丰隆。留针30分钟，隔日1次。

2011年4月26日二诊：服药1周后咳嗽基本痊愈，除偶感鼻塞外，余未见不适。

方药：桑白皮15g，黄芩10g，丝瓜络10g，郁金10g，桔梗10g，茯苓10g，陈皮10g，炙甘草10g。3剂，水煎服。

【按】《医学入门·咳嗽》："新咳有痰者外感，随时解散；无痰者便是火热，只宜清之。久咳有痰者燥脾化痰，无痰者清金降火。盖外感久则郁热，内伤久则火炎，俱宜开郁润燥。……苟不治本而浪用兜铃、粟壳涩剂，反致缠绵。"本病因外感风寒，郁而入里化热，热灼津液为痰，痰热蒸郁，肺脏气机升降失宣，因而咳嗽胸闷，痰黄而稠。方用清金化痰汤加减。桑白皮、黄芩、炒栀子、知母清泄肺热；浙贝、瓜蒌、桔梗清肺止咳；茯苓、陈皮、甘草养阴化痰；郁金、丝瓜络理气和络。另外，单纯风寒型的儿童咳甚至带喘，三拗汤加小针很好使。针灸选穴：迎香通利鼻窍；外关、尺泽疏散风热；鱼际清泄肺热；列缺宣通肺气；合谷祛风宣肺；足三里、丰隆化痰止咳。

大医精诚万世师表

医案 2

王某，男，67岁，2009年6月27日初诊。

主诉：干咳少痰1个月。

现病史：干咳少痰，咽痒重，大便3～5天1行。舌胖，舌边紫暗，脉缓。

诊断：咳嗽。

辨证：燥咳。

治法：润肺通便止咳。

方药：桔梗10g，清半夏10g，大贝母10g，太子参15g，茯苓10g，火麻仁12g，莱菔子10g，白芥子6g，紫苏子10g，天冬10g，麦冬10g，紫菀10g，款冬花10g，双花20g，生军6g。7剂，水煎服。

2009年7月5日二诊：咳嗽减，大便干、3天1行，舌胖。原方加减。

方药：党参10g，茯苓12g，炒白术10g，青皮10g，陈皮10g，麻仁10g，全瓜蒌15g，炒枳壳10g，款冬10g，紫菀10g，天冬10g，麦冬10g，双花30g，蜂房12g，前胡10g，白前10g。7剂，水煎服。

2009年7月13日三诊：服药至第12剂咳止，大便通畅，仅胸口微有憋闷感，考虑为咳嗽日久所致。

【按】《医约·咳嗽》："咳嗽毋论内外寒热，凡形气病气俱实者，宜清宜散，宜降痰，宜顺气。若形气病气俱虚者，宜补宜调，或补中稍佐发散清火。"本例患者干咳日久、大便不畅、舌边紫暗，乃津液亏虚、脉络瘀滞所致，当治以润肺通便止咳。方用三子养亲汤合桔梗汤加减。桔梗宣肺化痰利咽；半夏、大贝母清肺化痰；太子参益肺气、养肺阴、润肺燥；火麻仁润肠通便；茯苓健脾渗湿；莱菔子、白芥子、紫苏子降气化痰，止咳平喘；天冬、麦冬滋阴清肺、润燥止咳；紫菀、款冬花润肺化痰；双花清热解毒；生军泻下攻积，肺与大肠相表里。

（七）心悸

心悸指不因惊吓而自觉心跳不宁的疾患。简称悸，其重症为怔忡。《伤寒论·辨太阳病脉证并治》："伤寒，脉结代，心动悸，炙甘草汤主之。"本病多因气血虚弱、痰饮内停、气滞血瘀等所致。治疗上，其虚证者，或补气血之不足，或调阴阳之盛衰，以求气血调和，阴平阳秘，心神得养；其实证者，或行气祛瘀，或清心泻火，或化痰逐饮，使邪去正安，心神得宁。谷老师在治疗心悸时，以中药为主，虚证常配养血安神之品，实证多伍重镇安神之药，并配合针灸治疗。

医案1

王某，女，68岁，2010年3月5日初诊。

主诉：心悸10年，时头晕、胸闷3年。

现病史：10年前出现心悸，近3年来时头晕，胸闷。曾查心电图示：窦性心动过速，不完全性右束支传导阻滞，Ⅰ度房室传导阻滞。刻下心悸，胸口压迫感，伴口苦，腰膝疼痛，寐差，二便可，舌胖，苔白，脉略弦。

诊断：心悸。

辨证：痰饮内停。

治法：温阳化饮，通痹宽胸。

方药：党参12g，茯苓10g，炒白术10g，陈皮10g，半夏10g，桂枝10g，赤芍10g，白芍10g，生姜6g，薤白10g，牛膝20g，远志10g，酸枣仁10g。14剂，水煎服。

针灸：风池、安眠、膻中、神门、内关、通里、丰隆、足三里、筑宾。

2010年3月20日二诊：服药14剂，诸症改善，舌脉同前。因虚象有所改善，稍增治标之药。

方药：薤白12g，茯苓15g，陈皮10g，半夏10g，栀子12g，杭菊花10g，川芎10g，丹参30g，鸡血藤15g，炙甘草10g。

针灸：印堂、内关、神门、心俞、厥阴俞、膻中（平刺）、足三里、三阴交、丰隆、筑宾。

2010年5月25日三诊：服前药30余剂，心悸一直未再发，腰膝仍痛，精神、食欲均佳。继服前方并针刺治疗，2月后随访未发作心悸。

【按】针灸治疗心悸不仅能控制症状，而且对疾病的本身也有调治作用。针灸选穴时，除了心经和心包经相关穴位外，阴维脉也是不容忽视的。《难经·二十九难》："阳维为病苦寒热；阴维为病苦心痛。"方药上，谷教授常按心悸虚实之不同而处以不同治法。本例患者因阳虚而致体内水饮内停，上凌于心，扰乱心神，出现心悸、胸闷、头晕之症，方用苓桂术甘汤合二陈汤加减。党参补脾肺之气；茯苓、白术、桂枝温阳化饮，健脾利湿；陈皮、半夏燥湿化痰；芍药、牛膝平抑肝阳；生姜温中散寒；丹参、薤白、川芎通阳散结，行气活血；栀子清肝胆湿热；杭菊花清肝热，平肝阳；牛膝补肝肾，强筋骨。

医案2

沙某，女，37岁，2011年8月22日初诊。

主诉：心悸1个月，乏力。

现病史：生产后身痛不适1月，乏力心悸，恶寒胸闷，大便不成形，月经量可、色暗，寐差。苔薄黄，脉滑数、尺弱。

诊断：心悸。

辨证：心阳不振。

治法：温补心阳，兼清虚热。

方药：桂枝10g，知母6g，当归10g，炙黄芪30g，炒白术10g，陈皮10g，砂仁6g，生龙骨20g，生牡蛎20g，茯苓30g，炙草10g，丹参30g。7剂，水煎服。

针灸：安眠、膻中、神门、内关、通里、筑宾、三阴交、足三里、关元。

2011年9月2日二诊：早搏心悸，乏力，四肢疼痛，烦躁，怕冷。

方药：醋柴胡10g，法半夏10g，桑枝12g，川芎10g，党参12g，黄连6g，阿胶珠12g，菖蒲10g，赤芍10g，白芍10g，羌活10g，独活10g，熟地12g，木香6g，茯苓10g，生龙骨（先煎）30g，生牡蛎（先煎）30g，旋覆花12g，炙草10g，白芷6g，代赭石（先煎）30g。7剂，水煎服。

针灸：膻中、神门、内关、通里、合谷、筑宾、三阴交、足三里、关元（温针灸）。

大医精诚 万世师表

2011 年 9 月 10 日三诊：心悸恶风，四肢疼痛，脉沉弱，苔白，寐差、惊恐梦多。

方药：醋柴胡 12g，党参 12g，法半夏 10g，桑枝 12g，生龙骨（先煎）50g，生牡蛎（先煎）50g，川芎 10g，菖蒲 15g，熟地 20g，茯苓 10g，白芷 6g，防风 10g，防己 10g，干姜 6g，桂枝 6g，丹参 30g，羌活 10g，独活 10g，炙黄芪 30g，生姜 3 片，炙草 10g，黄芩 6g，大枣 3 枚。14 剂，水煎服。

针灸：风池、神门、内关、悬钟、阳陵泉、足三里、筑宾、三阴交、关元。

2011 年 10 月 3 日四诊：心悸缓和，但仍觉肩及双髋部凉。续服中药 20 剂，直至根治。

方药：醋柴胡 10g，法半夏 12g，赤芍 10g，白芍 10g，黄芩 6g，桑寄生 15g，杜仲 20g，牛膝 20g，独活 10g，陈皮 10g，茯苓 10g，生龙骨（先煎）50g，生牡蛎（先煎）50g，桑枝 12g，玄胡 10g。

【按】心主血，产后耗伤气血，心血一虚，神气失守，失守则舍空，舍空而风入客之，此心悸之所由发也。《证治准绳·惊悸恐》曰："心悸之由，不越二种，一者虚也，二者饮也。气虚者由阳气内虚，心下空虚，火气内动而为悸也。血虚者亦然。其停饮者，由水停心下，心为火而恶水，水既内停，心自不安，故为悸也。"谷教授治疗心悸，常从虚或饮着手。此外，心悸每因情志内伤、恐惧而诱发，除药物与针灸外，谷教授常给患者以心理开导，鼓励患者保持心情愉悦，情绪稳定，避免情志为害，减少发病。

（八）胸痹心痛

我国古代医籍中没有冠心病这个病名，根据病因病机及临床特征，可将其归于胸痹心痛、真心痛等范畴。谷世喆认为，心病虽见于心，但病在气血，根源在脾胃。同时，脾胃是全身气血之源，阴阳升降的枢机，升降失常或脾胃功能异常时产生的痰湿如果瘀闭经脉，就会导致阴寒内生、气滞血凝或痰浊内阻，导致各种心病的产生。

此外，曾有文献报道在足阳明经上发现冠心病的敏感点。我们在临床观察中也发现，对于心痛病有确切治疗效果的部位位于足阳明胃经在足背横纹以下部位，大约陷谷和冲阳之间，治疗时选取此处按压，疗效明显。

医案 1

田某，男，37 岁，2009 年 2 月 19 日初诊。

主诉：胸痛 3 年，加重 3 个月。

现病史：3 年前始自觉胸痛，呈阵发性，钝痛夜间偶有发作，胸闷 2 小时以上，可自行缓解。近 3 个月来发作 10 次，劳累后发作，予安贞医院做 Holter 示：偶发房早，偶发室早；核医学心肌影像报告：未见异常；ECG 示：未见期前收缩，呈窦性心律。纳可，眠安，小便可，大便 1 日 1 行，舌红苔白厚，脉弦滑。

既往史：否认糖尿病史、高血压病史。

查体：无特殊。

西医诊断：冠心病、心绞痛。

中医诊断：胸痹。

辨证：痰湿阻络。

治法：化痰湿，通经络。

方药：陈皮 12g，法半夏 10g，苏木 10g，川楝子 12g，旋覆花（包）10g，代赭石 30g，薤白 10g，瓜蒌 10g，丹参 30g，西洋参 6g，茯苓 10g，炙草 10g，赤芍 10g，白芍 10g。

针灸：膻中、中脘、足三里、内关、水分、三阴交、蠡沟、丰隆。

2009年2月26日二诊：患者诉未发作胸闷胸痛，饮食二便如常，舌红苔白厚，脉弦滑。嘱其继服前方，针刺每周3次，取穴同前。

2009年3月31日三诊：患者胸闷胸痛未发作，无不适。继服前方并针刺治疗，3月后随访，胸痛未发作。

【按】患者阵发性胸痛，结合舌脉，辨为痰湿阻滞经络，故予化痰湿、通经络之剂，配合针刺治疗。丰隆治一切痰湿之证；膻中为气会，宽胸理气；中脘、足三里健脾和胃，化痰通络；肝主疏泄气机，取蠡沟以使气机畅达。谷教授认为，西洋参一般应单兑服，以提高疗效，节约药物。

医案2

王某某，女，78岁，2011年6月19日初诊。

主诉：心胸疼痛2个月，现疼痛明显。

现病史：2个月前早饭后心胸疼痛，无憋闷感但伴有上半身出汗，持续约2小时，自服硝酸甘油、速效救心丸不能缓解。于北医三院做心电图、B超和其他生化检查示心血管硬化，无其他异常。至今已发作3次，每次均在早饭后，持续约 2 小时。

既往史：糖尿病史多年，经激素治疗后出现满月脸症状，伴膝以下发凉，现中药巩固治疗激素副作用。

经络诊察：指掐患者左足冲阳下、膻中穴痛不可忍。

西医诊断：心肌缺血。

中医诊断：胸痹。

针灸：膻中、中脘、肓俞、关元、冲阳下及相应头枕治疗带。嘱患者平素用薏苡仁贴压冲阳下巩固疗效。

通过持续按压刺激冲阳下后症状明显缓解，针后症状消失。冲阳下穴敏感点在冲阳穴下约 1.5 寸的位置，当病人心悸疼痛憋闷症状消失后，该穴位压痛也会随之减轻。本病例验证了冲阳下穴对于诊断、治疗、缓解心痛的特殊功效。

医案 3

于某某，女，52 岁，2010 年 4 月 8 日初诊。

主诉：胸闷、胸痛 5 年余，加重 6 月。

现病史：2005 年查出冠心病，心肌缺血，不稳定型心绞痛。2009 年 10 月再次发病，入院治疗，虽在住院期间病情有所好转，但是出院后经常出现心绞痛症状，一般每天半夜 0～3 点之间发病，疼痛时间 30 秒到 1 分钟，疼痛不剧烈，无需吃药，自行缓解，自觉胸闷气短（卧位加重）。白天经常出现后背疼痛，有时至左上臂。自觉浑身无力，两腿发软，有时伴有胸闷气短，头冒虚汗，清晨起床总有痰堵在嗓子处，睡眠不好、多梦，经常被噩梦惊醒。心电图示：左室肥大，ST-T 改变（$V_1 \sim V_6$ T 波倒置），血压 70～120 mmHg。

刻下症：胸闷气短，疲乏，时哕，畏寒眠差，梦多，大便溏

大医精诚 万世师表

泻、每日 3 次，心情烦躁易怒。舌淡胖、苔白腻，边有齿痕，舌尖有暗红点，脉象弦濡而沉。

西医诊断：心肌缺血。

中医诊断：胸痹。

辨证：阳虚水泛。

治法：益气温阳，化痰去湿。

针灸：冠心穴、膻中、太冲、足三里、内关、神庭、神门、心俞、百会。

方药：黄芪 30g，党参 30g，桂枝 12g，桃仁 10g，水蛭 8g，熟附子 20g，炙甘草 10g，川芎 10g，生姜 3 片，大枣 30g，当归 15g，青皮 8g，陈皮 8g，赤芍 10g。6 次为一个疗程。

二诊：服药后精神状态好转，浑身乏力减轻，白天后背疼痛减轻，排气通畅，胸闷气短好转，睡眠好转。但夜间疼痛未见好转，每晚半夜 0～3 点之间疼痛，疼痛有时放射到胃脘部。大便仍不成形，每日 3 次。

针灸：温灸关元、气海、中脘。

方药：黄芪 30g，党参 30g，桂枝 12g，桃仁 10g，檀香 5g，丹参 15g，熟附子 20g，炙甘草 10g，干姜 5g，当归 15g，青皮 8g，陈皮 8g，细辛 10g，茯苓 15g，防风 10g，黑豆 10g。

服药后，胃脘部疼痛减轻，精神好，眠好，无噩梦，晚间疼痛减轻，情绪好，大便仍不成形。舌红湿润，苔略黄，边有齿痕。继续治疗 1 个月，症状完全消失。

【按】针灸理论的一个关键点是内在脏腑有病可以通过体表的经络和腧穴表现出来。《灵枢·九针十二原》："五脏有疾，应出十二原，十二原各有所出，明知其原，睹其应，而知五脏之害。"另外，在临床诊断治疗上，要特别强调敏感点和阿是穴的作用。《灵枢·经筋》："以知为数，以痛为腧。"《灵枢·背俞》："欲得而验之，按其处应在中而痛解乃其俞也。"我们在临床中用这些穴位治疗大量病人后也验证了这一点。另外，使用附子应该逐渐加量，并常先煎30分钟以上。

（九）胃痛

胃痛是临床上常见的一个症状，多见急慢性胃炎、胃十二指肠溃疡、胃神经官能症，也见于胃黏膜脱垂、胃下垂、胰腺炎、胆囊炎及胆石症等病。临床上胃痛的发作多与肝有关。肝木疏土，助其运化，脾土营木，利其疏泄，肝郁气滞易犯脾胃，引起胃痛。肝气疏泄失常，影响到脾胃主要有两种情况：一为疏泄不及，土失木疏，气壅而滞；二为疏泄太过，横逆脾胃，肝脾（胃）不和。一般来说，治疗前者以疏肝为主，后者则以敛肝为要。当然，并不是所有胃病都是肝气疏泄失常所致。脾胃虚弱，寒邪犯胃，饮食伤胃也可导致胃痛。胃为六腑之中心，以通降为顺，对于胃痛的治疗，谷世喆采用"通则不痛"之法。正如《医学真传·心腹痛》云："夫通者不痛，理也。但通之之法，各有不同。调气以和血，调血以和气，通也；下逆者使之上行，中结者使之旁达，亦通也；虚者助之使通，寒者温之使通，无非使之通之之法也。"

大医精诚万世师表

医案1

刘某，女，40岁，2011年3月16日初诊。

主诉：胃脘胀痛3月。

现病史：患者诉3个月来胃脘胀闷，时作疼痛，生气则加重，近1个月伴嗳气频繁，寐差，二便调，苔白，脉沉。

诊断：胃痛。

辨证：肝气犯胃。

治法：疏肝和胃，理气止痛。

方药：醋柴胡12g，赤芍10g，白芍10g，党参12g，厚朴3g，法半夏10g，黄连12g，玄胡10g，砂仁3g，木香6g，生龙骨30g，生牡蛎30g，炒白术10g，蔻仁3g，生军6g。10剂，水煎服。

针灸：印堂、膻中、中脘、梁门、内关、合谷、足三里、公孙、太冲。留针30分钟，隔日1次，共10次。

1疗程后，胃胀痛大减，偶嗳气，脾气控制可。继续1个疗程治疗，症状完全消失。随访3个月，未复发。

【按】肝主疏泄而喜条达，肝气郁结，横逆犯胃而作痛。气机不利，肝胃气逆，故胃脘胀闷，嗳气。苔白，脉沉均为肝气犯胃之象。肝疏泄功能正常，气顺则通，胃自安和，即所谓"治肝可安胃"。而调肝之平多用辛散理气药，理气药亦可和胃行气止痛，或顺气消胀，最适用于胃病之胃痛脘痞，嗳气恶心。方用柴胡疏肝散合木香调气散加减。醋柴胡、赤芍疏肝解郁；党参补脾肺之气；厚朴、砂仁、蔻仁化湿行气；法半夏燥湿化痰；黄连清热燥湿；玄胡理气止痛；木香行气止痛；龙骨、牡蛎重镇安神；炒白术益气健脾；生军泻下攻积。针灸：印堂镇静安神；膻中为八会穴中的气会，肝经之结；中脘是胃之募、腑之会；内关和公孙为八脉交会穴，擅理气降逆而止痛；合谷和太冲调畅气血。

医案 2

郑某，女，61 岁，2010 年 4 月 3 日初诊。

主诉：胃脘胀痛 4 个月，加重 5 天。

现病史：4 个月来胃脘胀痛，纳差，时泛酸，因生气而加重 5 天，经中西医治疗 1 周，疼痛未见缓解。经北京某医院钡餐检查示"慢性浅表性胃炎"。寐可，二便调。苔白，脉沉。

诊断：胃痛。

辨证：肝气犯胃。

治法：疏肝理气，和胃止痛。

针灸：中脘、足三里、内关、公孙、膻中、太冲。留针 30 分钟，隔日 1 次，共 10 次。

经 10 次针灸治疗，胃痛明显减轻，偶泛酸。嘱患者平日注意调控情绪，再予 6 次针灸治疗以巩固疗效。

【按】针灸治疗胃痛疗效显著，往往针灸 1 次或数次即有明显止痛效果。《针灸大成》："腹内疼痛，内关、三里、中脘。"胃为六腑之中心，以通降为顺。中脘是胃之募、腑之会穴，足三里乃胃之下合穴，凡胃脘疼痛，不论其寒热虚实，均可用此二穴通调腑气，和胃止痛。临床上，许多胃痛病人，在中脘穴附近均有明显压痛点，治疗时，宜先找到痛点，再行平补平泻法，以病人舒适为宜。内关为手厥阴心包经之络穴，沟通三焦，功善理气降逆，又为八脉交会穴，通于阴维脉，"阴维为病苦心痛"，取之可畅达三焦气机，和胃降逆止痛。公孙为足太阴脾经之络穴，调理脾胃而止痛；太冲为肝经原穴，疏肝理气；膻中为气会，调畅气机。

（十）呕吐

呕吐是临床常见症状，指胃内容物或一部分小肠内容物通过食管逆流出口腔的一种复杂的反射动作，主要表现为上腹部特殊不适感，常伴有头晕、流涎、脉缓、血压降低等迷走神经兴奋症状。呕吐可由外感六淫所致，《素问·举痛论》："寒气客于肠胃，厥逆上出，故痛而呕也。"或与饮食停滞有关，《素问·脉解》："所谓食则呕者，物盛满而上溢，故呕也。"也可由肝胆之气犯胃而成，《灵枢·经脉》："肝足厥阴之脉，是主肝所生病者，胸满呕逆。"谷世喆治疗呕吐，以和胃降逆为原则，常针药配合治之。因外邪犯胃所致者，中药以藿香正气散为主方。临床上，凡是胃肠感冒所致呕吐、腹泻等症，均可先服用藿香正气水。若因饮食停滞，气机受阻所致呕吐、泛酸者，谷教授常用焦三仙、莱菔子、半夏、陈皮、茯苓等药以消食和胃。若因痰饮内停，中阳不振而致呕吐者，以小半夏加茯苓汤为主方。《金匮要略·痰饮咳嗽病脉证并治》："卒呕吐，心下痞，膈间有水，眩悸者，小半夏加茯苓汤主之。"若因肝气不疏，横逆犯胃所致呕吐者，则用左金丸为主方。若呕吐因脾胃虚所致，则以健脾和胃药为主加减之。

医案1

袁某，男，60岁，2011年6月3日初诊。

主诉：呕吐时作1年。

现病史：1年来饮食稍有不慎即易呕吐，时作时止，泛酸，纳呆，倦怠乏力，喜暖畏寒，大便溏。舌质淡，苔薄白，脉缓。

诊断：呕吐。

辨证：脾胃阳虚。

治法：温中健脾，和胃降逆。

方药：人参10g，白术10g，干姜10g，砂仁10g，清半夏10g，炙甘草10g，旋覆花10g，代赭石30g（先煎）。5剂，水煎服。

针灸：印堂、内关、中脘、天枢、足三里、三阴交。留针30分钟，隔日1次，共10次。

2011年6月10日二诊：上方服4剂，食欲好转，呕吐、泛酸、纳呆等症均显著好转，仍畏寒，大便偶溏，舌淡，苔白，脉沉弱。仍遵原方，加茯苓15g，乌药6g，吴茱萸6g。7剂，水煎服。

2011年6月18日三诊：上方服7剂，食欲倍增，已经恢复至病前水平。呕吐、纳呆、泛酸等症已愈，大便偶溏。前方加熟附子10g，肉桂6g，再服7剂。

【按】呕吐的临床辨证以虚实为纲。一般暴病呕吐多属邪实，治宜驱邪为主。如遇伤食，停饮积痰，或误吞毒物时，谷教授强调当因势利导，给予探吐之法，以祛除病邪。故对于这些原因所致的欲吐不能吐或吐而未净者，不能一味止吐。反之，久病呕吐多属正虚，治宜扶正为主。本例病证因脾阳素虚，水谷不能正化，阻碍胃阳，致脾胃气机升降失常。方用理中汤加减：人参、白术健脾益胃；干姜、炙甘草甘温和中；砂仁、半夏理气降逆；旋覆花、代赭石降逆止呕。针灸治疗各种原因引起的呕吐均有良好效果。内关理气降逆，为止呕要穴；中脘为胃之募穴，有和胃止呕之功；天枢通调腑气、降逆止呕；足三里为胃之下合穴；三阴交益脾胃。

医案 2

李某，女，60 岁，2011 年 5 月 2 日初诊。

主诉：呕吐反复发作半个月。

现病史：半月来呕吐反复发作，口燥咽干，胃中嘈杂，似饥而不欲食。舌红少津，脉细数。

诊断：呕吐。

辨证：胃阴不足。

治法：滋养胃阴，止呕降逆。

方药：人参 10 g，大枣 10 g，麦冬 10 g，清半夏 10 g，玉竹 10 g，竹茹 10 g，炙甘草 10 g。7 剂，水煎服，日 1 剂，分 2 次服。

针灸：印堂、内关、中脘、脾俞、胃俞、足三里、三阴交、公孙。留针 30 分钟，隔日 1 次，共 10 次。

2011 年 5 月 10 日二诊：前方服 7 剂，自觉呕吐频率较前有所减轻，但仍感口燥咽干。前方加沙参 10 g，粳米 15 g，再服 5 剂。针刺穴位如前。

2011 年 5 月 15 日三诊：上方服 5 剂，呕吐已止，食欲仍欠加，舌淡，脉略数。前方加莱菔子15g，焦三仙各10g。4剂后，诸症遂安。

【按】胃阴亏虚，胃阳偏亢，虚热内生，胃失和降，故胃脘隐痛，饥不欲食，脘痞不舒；虚热内扰，胃气上逆，则干呕呃逆；胃阴亏虚，上不能润咽喉则口燥咽干，下不能润肠故大便干结；舌红少津，脉细数，为阴虚内热之征象。谷教授治疗本病常用润养之剂，屡屡奏效。本案以麦门冬汤加减为主，佐以沙参、玉竹以养阴液，竹茹降逆除烦止呕。

（十一）胁痛

胁痛是以一侧或两侧胁肋部疼痛为主要表现的病证。古又称"胁肋痛""季肋痛"或"胁下痛"。胁指侧胸部，为腋以下至第12肋骨部的统称。肝居胁下，其经脉布于两胁，胆附于肝，其脉亦循于胁，所以，胁痛多与肝胆疾病有关。

凡情志抑郁，肝气郁结，或过食肥甘，嗜酒无度，或久病体虚，忧思劳倦，或跌仆外伤等皆可导致胁痛。胁痛病因虽有外感内伤之分，但以内伤胁痛较常见。辨证时，应先分气血虚实：一般气郁者多为胀痛，痛处游走不定。血瘀者多为刺痛，痛有定处。虚证胁痛多隐隐作痛，实证胁痛多疼痛突发，痛势较剧。临床上治疗胁痛，因肝气郁结所致者，谷教授常以柴胡疏肝散为基础方；若因湿热阻滞引起，则以大柴胡汤为主加减；因肝炎所致胁痛者，常在疏肝运脾化湿之时配以清热解毒、改善肝功能之药：板蓝根、土茯苓、茵陈等；若胁痛兼有砂石结聚，则加：金钱草、海金沙、鸡内金等通腑排石药；若为瘀血所致，则以复原活血汤为主。用针则不离肝胆经。

医案1

李某，男，48 岁，2011 年 6 月 10 日初诊。

主诉：两胁胀痛 1 年。

现病史：1 年来两胁胀痛，走窜不定，善叹息，纳呆，寐可，二便正常。曾服逍遥丸等未效。舌苔薄，脉弦。

诊断：胁痛。

辨证：肝气郁结，脉络瘀阻。

治法：疏肝理气。

针灸：膻中、合谷、期门、阳陵泉、支沟、太冲。留针 30 分钟，隔日 1 次。

针 5 次后，胁痛明显减轻，脉仍弦。共针 20 次后，胁痛基本痊愈。

【按】肝、胆经布于胁肋，期门为肝经募穴，阳陵泉为胆经合穴，《甲乙经》曰："胁下支满，呕吐逆，阳陵泉主之。"两穴配合，可疏利肝胆气机，行气止痛；支沟为三焦经的经穴，理气止痛；太冲是足厥阴肝经原穴，以疏肝利胆；合谷配太冲，"开四关"疏肝理气。膻中是气会，调畅全身气机，又是肝经之结，谷教授极为重视此穴。

医案2

王某，男，47 岁，2010 年 5 月 9 日初诊。

主诉：左胁疼痛半年。

现病史：半年前左侧背胁部扭伤，当时出现疼痛，患处无红肿、青紫，局部压痛明显，贴止痛膏后症状略减，但一直未愈。刻下：局部仍有压痛，寐差，二便可。舌质暗，脉弦细。

诊断：胁痛。

辨证：瘀血阻络。

治法：祛瘀通络。

方药：醋柴胡 12 g，赤芍 10 g，白芍 10 g，川芎 10 g，防风 10 g，防己 10 g，羌活 6 g，独活 6 g，天花粉 12 g，玄胡 10 g，当归 10 g。7 剂，水煎服。

针灸：膻中、合谷、期门、阳陵泉、支沟、太冲、丘虚。后背取膈俞、肝俞、胆俞。留针 30 分钟，隔日 1 次。

针 5 次后，胁痛明显减轻，脉仍弦。共针 20 次后，胁痛基本痊愈。

2010 年 5 月 17 日二诊：患者左侧背胁仍偶感疼痛，痛处固定，睡眠质量略有好转。原方加减。

方药：醋柴胡 12 g，川芎 10 g，桃仁 10 g，生地 12 g，水蛭 9 g，川楝子 9 g，香附 10 g，当归 15 g。7 剂，水煎服。

2010 年 5 月 26 日三诊：前方服药至第 5 剂，背胁部按压已无明显疼痛，胁痛基本痊愈。

【按】胁痛可由瘀血所致，多因跌扑外伤，致使胁络受伤，瘀血停留，阻塞胁络，发为胁痛。治宜祛瘀通络，方用复原活血汤加减。醋柴胡疏肝解郁，引诸药直达胁下；芍药缓急止痛；川芎行气活血；防风、防己、羌活、独活祛风胜湿止痛；天花粉润燥消瘀；生地、当归活血养血；水蛭破血逐瘀；玄胡活血行气止痛。

（十二）痹证

谷教授认为"本病主要是因经络阻闭，气血不行所致"，其病机为机体正气不足，卫外不固，邪气乘虚而入，致使气血凝滞，经络闭阻，引起痹证。由于本病往往来势汹汹，临床上谷教授每每针灸和中药并用，取得良好效果。

医案1

于某某，女，45岁，2010年6月初诊。

主诉：关节疼痛12年。

现病史：1998年初出现双手手腕肿痛，后延及双踝关节皆肿痛，1年后逐渐发展为全身关节疼痛。2000年6月被北京某大医院诊断为"类风湿性关节炎"。曾服用甲氨蝶呤等药物，效果不明显。刻下症见全身关节痛，以四肢小关节为主，右侧指间关节、右侧腕关节、双侧踝关节肿胀、腰椎疼痛活动受限，手指、足趾变形，晨僵。类风湿因子（+），血沉高。患者舌质暗红，苔薄白，脉沉细。

西医诊断：类风湿性关节炎活动期。

中医诊断：痹证（痛痹）。

辨证：风寒闭阻。

治法：散风寒通络，调气血，补肝肾。

针灸：风池、曲池、合谷、手三里、大椎、命门、神庭、足三里、阳陵泉、血海、外关、内膝眼、外膝眼、委中。隔日1次，每次留针30分钟，平补平泻，在大椎穴、命门穴、内外膝眼用灸法。

方药：独活寄生汤加减。独活 12 g，桑寄生 15 g，秦艽
30 g，海风藤 30 g，穿山龙 30 g，威灵仙 30 g，川断 15 g，炙
黄芪 30 g，丹参 12 g，鸡血藤 30 g，杜仲 15 g，当归 12 g，白
芍 12 g，红花 12 g，桂枝 10 g，炙麻黄 10 g，炙甘草 10 g，全
虫 6 g，乌蛇 10。每日 1 剂。

针药并用治疗 1 个月后，全身关节痛、晨僵现象明显减
轻，腰痛减轻，仍有两肘关节疼痛。舌苔白腻，脉沉细。继
续以针灸方药治疗一个月，温阳活血通脉症状消失。

医案 2

张某某，女，34 岁。

主诉：双下肢关节肿痛 3 个月，加重 10 天。

现病史：3 个月前右踝关节扭伤，后涉水过河，次日踝
关节肿胀疼痛，后又出现右侧膝关节肿痛。经西医用强的松
等治疗症状未见好转。1 周前医院检查类风湿性因子阳性，
血沉 50 mm/h。在某医院行右膝关节腔液穿刺，穿刺液黄色
混浊。刻下体温 38.2℃，恶风伴有汗出，口干渴，右膝关节
与踝关节红肿热痛，小便短赤，大便正常。舌尖红，苔薄
白，脉双关滑数。

西医诊断：急性类风湿性关节炎。

中医诊断：痹证。

辨证：风湿热痹。

治法：祛风邪，清湿热。

方药：木防己汤合白虎加术汤加减。苍术 10 g，白术
10 g，黄柏 10 g，牛膝 10 g，炙麻黄 12 g，白芍 15 g，防己
15 g，桂枝 10 g，生石膏 30 g，炒杏仁 10 g，滑石 15 g，知母

大医精诚万世师表

12 g，生薏苡仁 30 g。

针灸：八邪、风池、风市、环跳、膝眼、悬钟、中脘、足三里、手三里、曲池。行泻法，1 周 3 次，6 次为 1 个疗程。

1 疗程后，关节热痛减轻，关节皮肤由红亮转变为暗红，肿胀减轻，脉舌同前。此为风邪夹湿郁而化热，目前虽风邪已去但湿热仍在，故加清热利湿之品，透邪外出。前方加青蒿 12 g，秦艽 12 g。针灸加阴陵泉、三阴交。继续治疗 1 个疗程，关节肿痛消失，下肢关节活动自如。血沉已经降为 21 mm/h。继续治疗 1 个疗程，症状完全消失。随访 3 个月未复发。

【按】辨证时，首先辨清风寒湿痹和热痹的不同。热痹（风湿热痹）以关节红肿、灼热疼痛为特点，治宜清热通络、祛风除湿。本例热痹似也可以用桂枝芍药知母汤化裁治疗；风寒湿痹虽有关节酸痛，但局部无红肿灼热，喜暖畏寒，治宜温经散寒、祛风除湿，风寒湿痹又应区分风寒湿偏盛的不同。风邪偏盛，则关节酸痛，游走不定，为风痹（行痹）；寒邪偏盛，则痛有定处，疼痛剧烈，为寒痹（痛痹）；湿邪偏盛，肢体酸痛重着，肌肤不仁，为湿痹（着痹）。其次辨患者体质：阳气虚衰者，多呈虚胖体型，属风寒湿痹；阴精不足者，多呈瘦削体型，多属风热湿痹。此外，对病程久者，尚应辨识有无痰瘀阻络、气血亏虚及脏腑损伤证候。痹为闭阻不通之意，故治则以宣通为主，气血流通，营卫复常，则痹证可逐渐痊愈。

（十三）痿证

痿证是以肢体筋脉弛缓，软弱无力，不得随意运动，日久而致肌肉萎缩或肢体瘫痪为特征的疾病。中医所论述的痿证相当于现代西医所论述的肌肉疾病，包括重症肌无力、肌营养不良症、运动神经元疾病、多发性肌炎及皮肌炎、周期性麻痹、多发性神经炎、脊髓空洞症、代谢性疾病、甲亢性疾病、强直性疾病等。导致痿证的原因非常复杂，感受外邪、情志内伤、饮食不节、劳倦久病等均可致病。基本病机是肺胃肝肾等脏腑精气受损，肢体筋脉失养。如肺热津伤，津液不布；湿热浸淫，气血不运；脾胃亏虚，精微不输；肝肾亏损，髓枯筋痿。辨证主要需分清虚实，明确病位。治疗虚者宜健脾益气，滋补肝肾；实者清热化湿，祛痰活血。治疗痿证，临床以调理脾胃为主，乃遵《内经》"治痿者独取阳明"之意。

医案1

朱某，男，16岁，2011年4月29日初诊。

主诉：肢体软弱无力，先天发育不足，步履艰难3天。

现病史：患者诉肺热咳嗽半月后出现肢体软弱无力，步履艰难，心烦口渴，咳呛不爽，咽喉干燥。刻下已不发热，但舌质红、舌苔黄，脉细。

诊断：痿证。

辨证：肺热津伤证。

治法：清热润燥，养阴生津。

方药：北沙参 10 g，西洋参 10 g，麦冬 10 g，炙甘草 10 g，阿胶 10 g，生军 6 g，桑叶 10 g，杏仁 10 g，炙枇杷叶 10 g。7 剂，水煎服。

针灸：印堂、臂臑、手三里、外关、合谷、鱼际、风市、血海、足三里、丰隆、三阴交、太冲。留针 30 分钟，隔日 1 次，共 10 次。

2011 年 5 月 10 日二诊：服前方 7 剂后，感觉肢体较前有力，但仍需家人搀扶方能慢慢行走。脉细。继续滋阴养液，润宗筋。

方药：生地 10 g，阿胶 10 g，当归 10 g，肉苁蓉 10 g，北沙参 10 g，枸杞 10 g，杏仁 10 g，炙枇杷叶 10 g，炙甘草 10 g。10 剂，水煎服。

2011 年 5 月 24 日三诊：前后服药共 20 余剂，两足履地如常，余证皆除。

【按】中医治疗痿证，不外乎从肝、肾、肺、胃四经治之。肝主筋，肝伤则四肢不为人用，而筋骨拘挛；肾藏精，精血相生，精虚则不能灌溉诸末，血虚则不能濡养筋骨；肺主气，为水之上源，肺经输布失常，则不能濡润筋骨；胃为水谷之海，阳明为宗筋之长，阳明虚则宗筋纵，宗筋纵则不能束筋骨以利关节。"治痿独取阳明"，选上、下肢阳明经穴位，可疏通经络，调理气血；外关、风市分为手足少阳经，辅佐阳明经通行气血；鱼际为手太阴肺经的荥穴，清肺润燥；三阴交健脾补肝益肾；血海养血活血；丰隆祛痰通经络；太冲益肝。中药以清燥救肺汤加减。北沙参、西洋参补气养阴清肺；麦冬、阿胶养阴润肺燥；桑叶清肺润燥；杏仁、枇杷叶苦降肺气；生军通腑气。

岐黄之术自有传承

医案 2

张某，男，50 岁，2008 年 8 月 12 日初诊。

主诉：左臂外展受限，伴肌萎缩 2 年。

现病史：2 年前左臂外展受限伴肌萎缩。刻下腕活动困难，大鱼际萎缩，右下肢胫前肌萎缩，足下垂。舌苔白、多齿痕，脉缓。

诊断：痿证。

辨证：脾胃虚弱。

治法：健脾益气血。

针灸：天柱、百劳、肩中俞、臑会、手三里、外关、合谷、风市、足三里、丰隆、解溪。留针 30 分钟，隔日 1 次，共 10 次。

前后针灸 30 余次，左臂外展及腕关节活动基本正常，大鱼际肌肉略有恢复，右下肢仍乏力，行动缓慢。鼓励患者平日多适当活动四肢，以利于恢复。

【按】痿证的预后与病因、病程及年龄有关。外邪致痿，务必及时治疗，免成顽疾。多数早期急性病例，病情较轻浅者，治疗效果较好，功能易恢复；若失治或治之不当，以及年老慢性病例，病势缠绵，渐至于百节缓纵不收，脏气损伤加重，大多难治。本例患者患病 2 年，肌肉萎缩明显，不可急于见效，当补益脾胃、调理气血，使之逐渐恢复。针灸选上、下肢阳明经穴位，可疏通经络，调理气血，取"治痿独取阳明"之意；外关、风市辅佐阳明经通行气血；足三里、丰隆补益气血。谷教授颈三针"天柱、百劳、肩中俞"意在从颈髓节段（神经节段）的角度，治疗上肢肌肉萎缩。谷教授体会，属于运动神经元病引发的肌肉萎缩殊难治疗，而重用黄芪、蜈蚣等治萎证非常可取。

（十四）淋证

淋证是指小便频急、淋沥不尽、尿道涩痛、小腹拘急、痛引腰腹为主症的病证，临床可分为气淋、劳淋、膏淋、热淋、血淋、石淋 6 证，类似于西医学所指的急慢性尿路感染、泌尿道结核、尿路结石、急慢性前列腺炎、乳糜尿以及尿道综合征等病。淋证病在膀胱和肾，且与肝脾有关。其病机主要是湿热蕴结下焦，导致膀胱气化不利。若病延日久，热郁伤阴，湿遏阳气，或伤及脾肾之气，则可导致脾肾两虚，膀胱气化无权，病证可由实转虚，虚实夹杂。实则清利，虚则补益，是治疗淋证的基本原则。实证以膀胱湿热为主者，治宜清热利湿；以热灼血络为主者，治宜凉血止血；以砂石结聚为主者，治宜通淋排石；以气滞不利为主者，治宜利气疏导。虚证以脾虚为主者，治宜健脾益气；以肾虚为主者，治宜补虚益肾。

淋证的治法，古有忌汗、忌补之说，如《金匮要略》曰："淋家不可发汗"，《丹溪心法》曰："最不可用补气之药，气得补而愈胀，血得补而愈涩，热得补而愈盛"。验之临床实际，未必都是如此。淋证往往有畏寒发热，此并非外邪袭表，而是湿热熏蒸、邪正相搏所致，发汗解表，自非所宜。因淋证多属膀胱有热，阴液常感不足，若辛散发表，用之不当，不仅不能退热，反而有劫伤营阴之弊。若淋证确由外感诱发，或淋家新感外邪，症见恶寒、发热、鼻塞、流涕、咳嗽、咽痛者，仍可适当配合运用辛凉解表发汗之剂。因淋证为膀胱有热、阴液不足，即使感受寒邪，亦容易化热，故避免辛温之品。至于淋证忌补之说，是指实热之证而言，诸如脾虚中气下陷、肾虚下元不固，自当运用健脾益气、补肾固涩等法治之，不必有所禁忌。

医案1

孙某，男，60岁，2009年4月27日初诊。

主诉：尿不净1年。

现病史：1年来小便欠利，少腹坠胀，尿不净感，寐可，大便黏滞，每日1次。舌胖，有齿痕，脉沉。

诊断：淋证。

辨证：气淋。

治法：益气通淋。

针灸：中极、三阴交、百会、天枢、气海、阴陵泉、足三里。留针30分钟，隔日1次。

前后针刺约30余次，排尿通畅，无尿不净感，少腹亦无不适。

【按】淋证以膀胱气机不利为主，故取膀胱之募穴中极，且中极位于小腹，是任脉与足三阴经的交会穴，可疏利膀胱气机；三阴交为脾肝肾三经交会穴，二穴相配，调理肝、脾、肾，主治各种泌尿、生殖系病；阴陵泉为脾经之合穴，可清利下焦湿热；气海、足三里健脾益气；百会为诸阳之会，升阳举陷；天枢为大肠之募穴，调理肠腑。

医案 2

田某，女，45 岁，2010 年 6 月 24 日初诊。

主诉：尿频、尿痛 1 月余。

现病史：尿频、尿痛，色黄似红，腰痛，右侧面瘫已 3 月余，仍闭目不全。舌苔白，脉沉缓。

诊断：淋证。

辨证：膏淋。

治法：清热利湿，分清化浊。

方药：茯苓 10 g，炒白术 10 g，白芥子 10 g，藁本 10 g，川芎 10 g，陈皮 10 g，全虫 10 g，醋柴胡 12 g，双花 30 g，连翘 20 g，鱼腥草 20 g，萆薢 10 g，菖蒲 10 g，夜交藤 30 g，蜂房 10 g。7 剂，水煎服。

针灸：列缺、气海、中极、足三里、三阴交、阴陵泉、太白。留针 30 分钟，隔日 1 次，共 10 次。

2010 年 7 月 4 日二诊：小便时疼痛减轻，尿混浊亦减，但仍有不爽感，右侧面瘫仍闭目不全。舌苔白，脉沉缓。湿热渐化但未清，仍依前法出入治疗。

方药：知母 6 g，黄柏 6 g，小蓟 30 g，党参 12 g，炒白术 10 g，白芥子 10 g，藁本 10 g，川芎 10 g，陈皮 10 g，全虫 10 g，醋柴胡 12 g，双花 30 g，连翘 20 g，鱼腥草 20 g，萆薢 10 g，菖蒲 10 g。14 剂。

2010 年 7 月 20 日三诊：小便正常，面瘫症状较前轻，着重以针灸治疗面瘫。

【按】湿热蕴久，阻滞经脉，脂液不循常道，小便浑浊不清，乃为膏淋。方用萆薢分清饮加减。茯苓、炒白术、陈皮理气健脾除湿；白芥子化痰通经络；藁本、川芎祛风胜湿；全虫搜风通络；醋柴胡升阳举陷；双花、连翘清热解毒；鱼腥草清热除湿、利水通淋；萆薢、菖蒲清利湿浊；夜交藤安神祛风通络；蜂房攻毒杀虫。针灸取列缺通任脉，通利小便；中极为膀胱之募穴，疏利膀胱气机；阴陵泉为脾经合穴，三阴交通利小便，疏调气机；太白健脾利湿；气海、足三里分清泌浊。

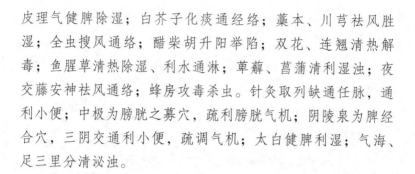

医案3

倪某，女，55岁，2011年8月1日初诊。

主诉：尿频、尿急、尿痛半年。

现病史：半年来尿频、尿急、尿痛，伴有血尿，蛋白尿。西医诊断"泌尿系统结核感染"。刻下小腹痛连尿道，不能忍尿，寐差，大便可。舌边紫暗，脉滑数。

诊断：淋证。

辨证：热淋。

治法：清热化湿，利水通淋。

针灸：百会、印堂、安眠、中府、列缺、水分、气海、关元、中极、水道、阴陵泉、三阴交、蠡沟、会阴、合谷、太冲。

针刺治疗共20余次，血淋已瘥。尿检：蛋白阴性，红细胞未见，结核杆菌阴性。

【按】患者尿频、尿急、尿痛，伴有血尿、蛋白尿，小腹痛连尿道，不能忍尿，寐差，大便可。舌边紫暗，脉滑数。以上均为血淋膏淋之象。百会升提阳气；印堂、安眠宁心安神；中府为肺之募穴，肺为水之上源，列缺通任脉，中极为膀胱之募穴，诸穴以疏利膀胱气机；阴陵泉为脾经之合穴，三阴交为脾肝肾三经交会穴，可通利小便，疏调气机；气海、足三里分清泌浊；关元益气通淋；水分、水道通利小便；蠡沟清热化湿；合谷配太冲调理气血；会阴为任脉、督脉、冲脉交会穴，治小便不利。

调理全身气机的针法对上述几例尿痛，尿中红细胞、白细胞均获效，究其原理在于调气机和调动身体自愈力。

医案4

钱某，男，40岁，2007年4月27日初诊。

主诉：小便短涩，疼痛1天。

现病史：小便短涩，疼痛，色红赤，伴右侧腰部疼痛，并向会阴部放射。舌质红、苔薄黄，脉弦。

诊断：淋证。

辨证：石淋。

治法：清热利湿通淋。

方药：车前子10 g，金钱草30 g，海金沙30 g，鸡内金30 g，石韦10 g，冬葵子10 g，瞿麦10 g，滑石10 g，白芍10 g，炙甘草10 g，小蓟10 g。5剂，水煎服，日1剂，分2次服。

针灸：印堂、合谷、气海、中极、血海、足三里、三阴交、太冲、阴陵泉、太白。留针30分钟，隔日1次，共5次。

服上方5剂，并配合针灸治疗，患者小便转正常，腰部及会阴部疼痛消失。

【按】小便短涩、疼痛，色红赤，伴右侧腰部疼痛，并向会阴部放射。舌质红、苔薄黄，脉弦。以上均为石淋之象。方用石韦散加减。金钱草、海金沙、鸡内金排石消坚；车前子、瞿麦、滑石、石韦、冬葵子通淋利湿；白芍、甘草以缓急止痛；小蓟以凉血止血。针灸取膀胱之募穴中极疏利膀胱气机；阴陵泉为脾经之合穴，太白为脾经之原穴，三阴交为脾肝肾三经交会穴，通利小便，疏调气机；合谷为止痛要穴；气海、足三里益气健脾；血海凉血止血；太冲疏肝理气。

（十五）消渴

消渴是以多饮、多食、多尿、身体消瘦或尿有甜味为特征的疾病。《内经》中称本病为"消瘅""膈消""肺消""消中"，提示本病与多脏器有关系。临床上，消渴主要涉及西医学之糖尿病，但消渴不等同于糖尿病，出现"三多一少"（多饮、多食、多尿和消瘦乏力），即消渴症状，在糖尿病人中只占少部分，将近 80% 的病人在临床上并不出现"三多一少"。消渴病变的脏腑主要在肺、胃、肾，尤以肾为关键。消渴病的病机主要在于阴津亏损，燥热偏盛，而以阴虚为本，燥热为标。

对于本病的治疗，正如《医学心悟·三消》说："治上消者，宜润其肺，兼清其胃；治中消者，宜清其胃，兼滋其肾；治下消者，宜滋其肾，兼补其肺。"治疗上消，谷世喆常以天花粉、葛根、麦冬、生地、黄连、知母等药为主，随症加减。治疗胃热炽盛之中消，则以玉女煎为主方；若为气阴亏损所致中消者，当以健脾药为主，养脾则津液自生。若为下消，则以六味地黄丸为主方。同时，谷教授强调，节制饮食同药物治疗一样重要，少数患者经过严格而合理的饮食控制，即能收到良好的效果。

医案

蒲某，男，65岁，2011年5月6日初诊。

主诉：多饮、多食、多尿，消瘦2个月。

现病史：2个月来多饮，多食，多尿，消瘦，伴有视力下降，大便干燥，睡眠可。舌质红、苔白腻，右关脉较滑数。

诊断：消渴。

辨证：胃火亢盛。

治法：清胃泻火，养阴增液。

方药：石膏20 g，知母10 g，黄连10 g，山栀10 g，生地15 g，麦冬10 g，麻仁9 g，炙甘草10 g，牛膝10 g。7剂，水煎服。

2011年5月14日二诊：渴欲饮水，喜冷饮，大便干燥，泛呕，右关脉仍滑数。原方加减。

方药：当归12 g，山药15 g，黄连15 g，南沙参15 g，北沙参15 g，山萸肉30 g，生地黄30 g，天麻10 g，吴茱萸3 g，知母10 g，炙黄芪30 g，丹参15 g，石斛10 g，生石膏30 g，炒栀子6 g。7剂，水煎服。

2011年5月22日三诊：药后饮水较前减，泛呕亦轻，大便间日下，苔尚厚。仍守原方，7剂，水煎服。

【按】《景岳全书·三消干渴》："凡治消渴之法，最当先辨虚实。若察其脉证，果为实火致耗津液者，但去其火则津液自生，而消渴自止。若由真水不足，则悉属阴虚，无论上、中、下，急宜治肾，必使阴气渐允，精血渐复，则病必自愈。若但知清火，则阴无以生，而日见消败，益以困矣。"本例患者舌质红、舌苔腻，脉滑，为胃热炽盛之象。胃火内炽，胃热消谷，耗伤津液，出现口渴、多饮、多食易饥、体重减轻等病症。治宜清胃泻火，养阴增液。方用玉女煎加减。石膏、知母清肺胃之热；生地黄、麦冬益肺胃之阴；黄连、栀子清热泻火；肉桂引火归元，佐寒凉；当归、丹参养血活血；山药、山萸肉补益肝肾；石斛、南北沙参养阴清肺，益胃生津；黄精滋肾润肺，补脾益气；天麻平抑肝阳；吴茱萸暖肝散寒。

二、妇科病例

（一）痛经

痛经又称"经行腹痛"，是指经期或行经前后出现的周期性小腹疼痛，以青年女性较为多见。西医将痛经分为原发性痛经和继发性痛经。原发性痛经是周期性月经期痛但没有器质性疾病，而继发性痛经常见于子宫内膜异位症、肌宫肌瘤、盆腔炎、子宫腺肌病等。中医认为痛经的发生与冲、任二脉以及肝、肾二脏密切相关。其原因主要可归为两类：一为"不通则痛"，因寒湿、瘀血或肝气郁结，使脉络受阻，导致胞宫的气血运行不畅；二为"不荣则痛"，因气血虚弱，肝肾不足，胞宫失于濡养所致。

大医精诚万世师表

　　谷教授发现，临床上痛经患者，因寒凝或情志不调而致气血瘀滞者多见，单纯气血虚弱者相对较少。故治法多以温经散寒、化瘀止痛为主，气血不足者则益气养血、调补冲任。室女痛经常温补加通经。

医案1

　　李某，女，30岁，2008年9月10日初诊。

　　主诉：经期小腹胀痛2年。

　　现病史：患者2年来每次经期则小腹胀痛，常提前5～7天，经血量少，行而不畅，有血块，经前乳房胀痛，白带多，已婚未育，寐可，二便可。舌苔薄白，脉弦细。

　　诊断：痛经。

　　辨证：气滞血瘀化热。

　　治法：活血祛瘀，行气止痛，清热燥湿。

　　方药：醋柴胡10g，枳壳10g，赤芍10g，白芍10g，葛根12g，苏木10g，三棱6g，莪术6g，川芎10g，陈皮10g，山药10g，车前子10g，苦参12g，白鲜皮15g，牛膝20g，杜仲15g，白茅根30g，炮山甲6g。14剂，水煎服。

　　服药14剂，下个月经周期后随访，未发痛经。

　　【按】瘀血阻滞胞脉，不通则痛，故见小腹胀痛，有血块；肝气郁结，肝经不利，则经前乳房胀痛；湿热蕴结，损伤任脉和带脉，故见白带多；舌苔薄白，脉弦细，均为气滞血瘀兼湿热之象。方用柴胡疏肝散合膈下逐瘀汤加减。柴胡、葛根疏肝解郁，升达清阳；枳壳宽胸行气；赤芍、川芎活血祛瘀行气；苏木活血祛瘀；三棱、莪术、炮山甲破血通络止痛；陈皮理气燥湿；牛膝活血通经，祛瘀止痛，引血下行；杜仲补益肝肾；白茅根清热凉血。

医案2

刘某，女，36岁，2011年4月11日初诊。

主诉：痛经1年。

现病史：1年前因紧张郁怒致月经来时下腹疼痛且呈周期性，伴心烦善太息，乏力。舌苔薄白，脉沉缓。

诊断：痛经。

辨证：肝郁气滞。

治法：理气活血。

方药：陈皮12g，薏苡仁30g，党参20g，茯苓10g，苍术10g，白术10g，柴胡9g，郁金10g，白芍15g，桃仁12g，红花12g，玄胡10g，当归15g。7剂，水煎服，日1剂，分2次服。

针灸：太冲、合谷、关元、三阴交、血海、足三里、地机、丰隆。

2011年4月20日二诊：服药7剂后，情绪渐稳，舌苔薄白，脉沉缓。原方再服用7剂。

2011年5月18日三诊：患者诉月经周期已过，此次痛经较前明显减轻，脉略滑。嘱自购逍遥散1盒，巩固疗效。

【按】患者月经期间下腹疼痛，伴心烦善太息，乏力，均为肝郁血瘀之象。肝性喜条达，恶抑郁，为藏血之脏，体阴而用阳。若情志不畅，肝木不能条达，则肝体失于柔和，以致肝郁血瘀。治宜理气活血。方用逍遥散加减。柴胡疏肝解郁，使肝气得以条达；白芍酸苦微寒，养血敛阴，柔肝缓急；当归甘辛苦温，养血和血；陈皮、郁金解郁化痰；茯苓、薏苡仁、白术、党参健脾益气；桃仁、红花活血调经；
玄胡行气止痛。足厥阴肝经"循阴股，入毛中，抵小腹"，
合谷配太冲理气血止痛；地机为足太阴脾经郄穴，足太阴经
循于少腹部，阴经郄穴主治血证，故可调血通经止痛；关元
属任脉，通于胞宫，与足三阴经交会，针之行气活血、化瘀
止痛；血海、足三里、三阴交益气养血和血；丰隆祛痰
和胃。

医案 3

田某，女，20 岁，2012 年 8 月 3 日初诊。

主诉：痛经 4 年。

现病史：痛经，经量少、有块，行经时呕恶、便秘、易
嗳气，乳腺增生，大便 3～5 日一行，苔白。

诊断：痛经。

辨证：气滞血瘀。

治法：活血化瘀，理气止痛。

方药：当归 10 g，吴茱萸 10 g，黄连 3 g，玄胡 10 g，白
芍 12 g，生姜 10 g，法半夏 10 g，陈皮 10 g，炒蒲黄 10 g，五
灵脂 10 g，旋覆花 12 g，赭石 30 g。7 剂，水煎服。

2012 年 8 月 17 日二诊：本次行经量略多，腹痛及呕恶
减，大便仍 3～5 天一行，易嗳气，多梦。

方药：醋柴胡 10 g，枳壳 10 g，法半夏 10 g，赤芍 10 g，
白芍 10 g，川楝子 10 g，旋覆花（包）10 g，赭石（包）
30 g，鹿角霜 10 g，生姜 6 g，吴茱萸 6 g，黄连 10 g，玄胡
10 g，炙草 10 g，大枣 6 g，益母草 10 g。12 剂，水煎服。

2012 年 9 月 14 日三诊：9 月 5 日月经来潮未呕恶，但有

（左侧竖排）大医精诚 万世师表

血块，量有增加，大便 2～3 天 1 行，苔薄黄。

方药：生地 12 g，熟地 12 g，赤芍 10 g，白芍 10 g，当归 10 g，益母草 12 g，茯苓 10 g，蚕沙 30 g，生姜 6 g，苏木 10 g，旋覆花（包）15 g，赭石（先煎）30 g，鹿角霜 10 g，玄胡 10 g，炙草 10 g，大枣 6 g，前胡 10 g，白前 10 g，桔梗 10 g。12 剂，水煎服。

2012 年 10 月 11 日四诊：10 月 7 日来潮，除便秘外，月经基本正常。两个月经周期后随访，未发痛经及呕吐。

【按】经前或经期小腹疼痛拒按，乳房胀痛，易嗳气，经行不畅，有血块，皆因气滞而致血瘀。治宜活血化瘀，理气止痛。方用失笑散合左金丸、旋覆代赭汤加减。当归、白芍活血养血；吴茱萸、黄连清泻肝火，降逆止呕；玄胡活血化瘀止痛；生姜温中散寒；法半夏、陈皮理气化痰；蒲黄、五灵脂活血化瘀散结；旋覆花、赭石降逆化痰。

（二）月经失调

月经失调，也称月经不调，这是一种常见的妇科疾病，表现为月经周期或出血量的异常，或是月经前、经期时出现腹痛及全身症状。本病病因可能是器质性病变或是功能失常，血液病、高血压病、肝病、内分泌病、流产、宫外孕、葡萄胎、生殖道感染、肿瘤（如卵巢肿瘤、子宫肌瘤）等均可引起月经失调。本病的中医分型包括月经先期、月经后期、月经不定期。月经先期主要因气虚不固或热扰冲任所致。月经后期有虚实之分。实者或因寒凝血瘀、冲任不畅，或因气郁血滞、冲任受阻，致使经期延后；虚者或因营血亏损，或因阳气虚衰，以致血源不足，血海不能按时蓄溢。月经先后无定期主要责之冲任气血不调，血海蓄溢失常，多由肝气郁滞或肾气虚衰所致。本病与肾、肝、脾三脏及冲、任二脉关系密切。

对功能性月经不调，谷教授常单用针灸治疗。若是生殖系统器质性病变引起者，谷老师常采用针药配合，共奏良效。气虚、血虚、肾虚者益气养血、补肾调经，针灸并用，补法；血寒者温经散寒、调理冲任，针灸并用，平补平泻；气郁、血热者疏肝理气、清热调经，只针不灸，泻法。注意，卵巢肿瘤、子宫肌瘤、子宫肌腺症等导致的月经不调殊难取效。

医案 1

代某，女，46 岁，2007 年 11 月 21 日初诊。

主诉：月经期提前，色淡质稀 2 年。

现病史：患者已婚，育 1 子。2 年来月经常提前，色淡质稀，量可，小腹空坠，神疲肢倦，纳少，寐可，二便调。舌淡苔白，脉沉弱。

诊断：月经不调。

辨证：脾肾气虚。

治法：益气。

针灸：气海、关元、血海、足三里、三阴交。留针 30 分钟，隔日 1 次。

针 3 次后月经来潮，量少，色淡。针治 17 次后月经来潮，经期、经色等均趋正常。追访半年，月经正常。

【按】中医认为，脾肾气虚则统摄无权，冲任失固，故见月经期常提前。色淡质稀，量可，神疲肢倦，小腹空坠，舌淡，苔白，脉沉弱，均为气虚之象。冲任失调是本病的主要病机。气海和关元为任脉要穴，又与足三阴经交会，任、冲同源，故气海和关元是调理冲任的要穴；血海、三阴交均属脾经，三阴交还与肝肾二经交会，为妇科理血调经要穴，常配用五脏俞穴中的肝俞、脾俞、肾俞加命门、次髎。

医案 2

田某，女，27 岁，2011 年 9 月 12 日初诊。

主诉：半年来月经后期 10～30 天。

现病史：月经后期 10～30 天已半年余。本次月经刚过，月经量可，有块，纳可，时寐差。苔白，脉滑数。

诊断：月经不调。

治法：活血调经。

方药：三棱 10g，莪术 10g，法半夏 10g，陈皮 10g，牛膝 20g，川芎 12g，生军 6g，当归 10g，桃仁 12g，茯苓 10g，柏子仁 30g，水蛭 6g，炒枣仁 20g。14 剂，水煎服，日 1 剂分 2 次服。

针灸：关元、地机、血海、归来、三阴交、阴陵泉。

2011 年 10 月 16 日二诊：针药配合治疗 2 周后，此月月经按时而至，睡眠亦有好转。为彻底治愈，再予针药连续治疗 2 个月经周期，治疗仍以活血调经为主。

【按】患者月经后期 10～30 天，月经量可，有块，此为血瘀之征。方用抵当汤合血府逐瘀汤加减。三棱、莪术破血通络；法半夏、陈皮、茯苓理气燥湿化痰；牛膝活血通经祛瘀，引血下行；川芎、桃仁活血化瘀；当归养血活血；生军清热活血；水蛭通阴络，攻下蓄血；柏子仁、炒枣仁养心血安神。针灸对功能性月经不调有较好疗效，一般多在月经来潮前3～5天开始治疗，直到月经干净为止。《百症赋》曰："妇人经事常改，自有地机、血海。"地机、血海、三阴交均属脾经，为妇科调经要穴；同时配合关元穴，关元为调理冲任要穴；归来穴位于小腹，主治月经不调及闭经；此外，足厥阴肝经行于小腹，临床上，凡是月经不调患者，在阴包穴附近多有明显压痛。

（三）崩漏

女性非周期性子宫出血，其发病急骤，暴下如注，大量出血者为"崩"；病势缓，出血量少，淋漓不绝者为"漏"。崩与漏虽出血情况不同，但在发病过程中两者常互相转化，如崩血量渐少，可能转化为漏，漏势发展又可能变为崩，故临床多以崩漏并称。本病以青春期和更年期妇女多见。本病的病机主要是冲任损伤，不能固摄，以致经血从胞宫非时妄行。常见病因有血热、血瘀、肾虚、脾虚等。病变涉及冲、任二脉及肝、肾、脾三脏。因血热内扰、气滞血瘀所致者，宜清热凉血，行气化瘀；因肾阳亏损、气血不足所致者，宜温补肾阳，补气摄血。

医案1

黄某，女，35岁，2011年4月22日初诊。

主诉：月经紊乱半年。

现病史：半年来月经紊乱，本次月经已淋漓20余日，伴心烦易怒，经前乳胀。舌质红、苔黄，脉弦。

诊断：崩漏。

治法：清热凉血，固冲止血。

方药：黄芩15g，栀子10g，生地10g，地骨皮10g，地榆炭10g（包），棕榈炭30g（包），龟板10g（先煎），生牡蛎30g（先煎），炙甘草10g。14剂，水煎服。

针灸：合谷、关元、血海、足三里、三阴交、太冲、阴谷、隐白点刺。留针30分钟，隔日1次，共10次。

同时在患者腰骶部督脉或足太阳经上寻找红色丘疹样反应点，每次2个点，用三棱针将白色纤维挑断。半月1次。

针药配合，经治10次后漏下已止，纳佳，脉滑，大便可。

【按】患者月经淋漓不尽20余日，伴心烦易怒，经前乳胀，舌质红、苔黄，脉弦，均为血热之象。治宜清热凉血、行气化瘀，方用清热固经汤加减。黄芩清热止血；龟板滋阴降火；生牡蛎固涩止血；生地、栀子、地骨皮清热凉血止血；地榆炭、棕榈炭止血。此外，针灸对本病有明显疗效。《针灸甲乙经》："妇人漏下，若血闭不通、逆胀，血海主之……女子漏血，太冲主之……妇人漏血、腹胀满不得息，阴谷主之。"三阴交为肝脾肾三经之交会穴，可以健脾益气、调补肝肾，肝脾肾精血充盈，胞脉得养，冲任自调。关元配三阴交理经血、调经水；阴谷、隐白、血海止血调经；合谷配太冲理气化瘀；足三里补气益血调经；隐白采用点刺法。

医案 2

杨某，女，31 岁，2012 年 1 月 9 日初诊。

主诉：崩漏 1 个月。

现病史：月经紊乱，近 1 月来每天有出血，小腹阵痛，脉沉细，寐差，舌胖，舌边紫暗有瘀点，苔薄黄。

既往史：糖尿病史 10 余年，用胰岛素控制亦有 7 年，血糖控制可。

诊断：崩漏，糖尿病。

辨证：脾肾亏虚，冲任不固。

治法：固冲摄血，益气健脾。

方药：炙黄芪 30 g，炒白术 10 g，茯苓 10 g，桑寄生 15 g，黄芩 10 g，生龙骨 20 g（先煎），生牡蛎 20 g（先煎），茜草 12 g，阿胶珠 12 g（先煎），山萸肉 10 g，升麻 6 g，棕榈炭 15 g，炙草 10 g。7 剂，水煎服。

针灸：隐白、三阴交、血海、行间、太冲、关元、阴谷。

2012 年 1 月 16 日二诊：近日血量少，小腹阵痛，脉尺弱。

方药：升麻 3 g，葛根 10 g，炙黄芪 30 g，棕榈炭 12 g，血余炭 10 g，阿胶 10 g（烊），生地 15 g，炙草 10 g，羚羊粉 1 支（冲），藕节 10 g，枳壳 6 g。7 剂，水煎服。

针灸：取穴基本不变。

2012 年 1 月 18 日三诊：漏下经针药结合治疗后已止，纳佳，脉滑，舌下静脉曲张，舌边暗，舌胖，大便可。

方药：炙黄芪 30 g，葛根 10 g，升麻 3 g，棕榈炭 12 g，血余炭 10 g，阿胶 10 g（烊），生地 15 g，桔梗 6 g，生石膏

15g，枳壳10g，炙草10g，黄精10g，平盖灵芝10g，玄胡10g，当归10g。7剂，水煎服。

2012年2月1日四诊：漏下已止，略感疲劳，舌瘀斑减少，治以养血安神为主。

方药：炙黄芪30g，当归1g，葛根12g，升麻3g，炒枣仁30g，棕榈炭12g，阿胶12g（烊），生地15g，炒白术10g，生石膏15g，黄精10g，平盖灵芝10g，白芍10g，山萸肉10g，桑枝12g，炙草10g，桔梗10g，生龙骨30g（先煎）生牡蛎30g（先煎）。7剂，水煎服。

针灸：足三里、合谷、三阴交、内关、关元、印堂。

【按】患者月经紊乱，崩漏月余，小腹阵痛，脉沉细，舌边紫暗有瘀点，考虑为肾虚不固、脾虚不摄、冲脉滑脱所致，方用固冲汤加减，寓"急则治其标"之意。山萸肉甘酸而温，既能补益肝肾，又能收敛固涩；龙牡合用以收敛元气，固涩滑脱；脾主统血，气随血脱，又当益气摄血，白术补气健脾，阿胶养血；黄芪既善补气，又善升举，配合升麻，尤善治流产崩漏；棕榈炭善收敛止血；茜草固摄下焦，既能止血，又能化瘀，使血止而无留瘀之弊。针灸对于本病也有一定疗效，遵《针灸大成》："女人漏下不止，太冲、三阴交；血崩，气海、大敦、阴谷、太冲、然谷、三阴交、中极"。治疗时每次选取5～6个穴，配合中药，效果明显。

（四）闭经

凡发育正常的女性，年逾18周岁月经尚未来潮，为原发性闭经；若已行经而又中断3个月经周期以上者，则为继发性闭经。至于青春前期、妊娠期、哺乳期及绝经期没有月经则属生理现象。

闭经病因复杂，治疗难度较大。不同病因引起的闭经，中医治疗效果各异，感受寒邪、气滞血瘀、气血不足和精神因素所致的闭经疗效较好，而对结核病、肾病、子宫发育不全等其他原因引起的闭经则效果较差。谷教授治疗闭经，常常针药配合，以提高疗效。

医案

乐某，女，40 岁，2008 年 8 月 26 日初诊。

主诉：月经未行 3 个月。

现病史：月经 3 个月未行，咽干，声音变粗，纳可，寐可，二便可。苔薄白，舌边瘀斑，脉沉。

诊断：月经不调。

治法：养血祛瘀益肾。

方药：当归 10 g，赤芍 10 g，白芍 10 g，熟地 15 g，川芎 12 g，桃仁 12 g，知母 12 g，桔梗 10 g，玄参 10 g，水蛭 10 g，牛膝 20 g，生军 10 g，枳壳 10 g。7 剂，水煎服，日 1 剂，分 2 次服。

针灸：关元、天枢、地机、血海、三阴交、归来、合谷、气冲。

2011 年 9 月 3 日二诊：月经仍未来潮，患者心理压力大，焦虑状，睡眠差，脉左关弦。嘱患者放松心情，合理作息，配合针药治疗。中药原方加郁金 10 g，三棱 12 g，水蛭 12 g。

2011 年 9 月 11 日三诊：月经已于治疗后第 10 天来潮，色暗，量多，略感疲劳，舌边瘀斑较前淡。续针 10 次以巩固疗效。

【按】 患者闭经乃因营血亏虚兼有血瘀，以致血海不能按时满溢，与肝、脾、肾及冲任密切相关。治以养血祛瘀以调经。遵《针灸集成》"月经不通，合谷、阴交、血海、气冲"之验，加关元、天枢、关元、气冲、三阴交调理脾、肝、肾及冲、任二脉；天枢位于腹部，针之可活血化瘀，灸之可温经通络；合谷配三阴交能调畅冲任，调理胞宫气血；血海为"血之会"。配合中药治疗，当归、白芍、熟地以养血和血；川芎活血行气，桃仁活血化瘀；知母以滋肾阴，润肺；桔梗以宣肺利咽；赤芍、玄参清热凉血；水蛭、大黄活血消癥；牛膝活血祛瘀，补益肝肾，引血下行；枳壳疏肝行气。

（五）不孕症

育龄妇女与配偶同居 2 年以上，配偶生殖功能正常，未采取任何避孕措施，性生活正常而没有成功妊娠，称为原发性不孕症；或曾有孕育史，又连续 2 年以上未再受孕者，称继发性不孕症。西医认为，本病有绝对不孕和相对不孕之分。中医认为肾虚胞寒、冲任血虚、气滞血瘀、痰湿阻滞等均可导致不孕。

中药治疗主要以益肾暖宫、调理冲任、活血化瘀之药为主；针灸则重点取肾经、任脉、脾经上相应穴位。

医案

杨某，女，34 岁，2009 年 6 月 13 月初诊。

现病史：患者诉因输卵管不通畅致不孕，曾行输卵管通畅术，但仍不完全畅通。月经正常，经前常乳房胀痛，白带正常，寐可，纳佳。舌淡小，脉沉缓。

诊断：不孕症。

辨证：气滞血瘀。

治法：活血化瘀。

方药：醋柴胡 12 g，赤芍 10 g，白芍 10 g，川芎 10 g，路路通 6 g，当归 10 g，桂枝 10 g，茯苓 10 g，丹参 30 g，桃仁 10 g，红花 10 g，穿山甲 3 g，巴戟天 10 g，桑寄生 15 g，皂刺 12 g，蜂房 10 g，生军 6 g。14 剂，水煎服。

针灸：①关元（温针灸）、子宫、三阴交、神阙、归来、中极、带脉、太冲；②次髎、中髎、秩边、三阴交、肾俞。留针 30 分钟，隔日 1 次，两组穴位轮流使用。

针药配合治疗 3 月余，成功怀孕。

【按】本例患者输卵管不通畅，经前常有乳房胀痛，虑为气滞血瘀所致。方用桂枝茯苓丸加减。临床上，桂枝茯苓丸对于妇女乳腺增生、子宫肌瘤、卵巢囊肿、附件炎、慢性盆腔炎等属于气滞血瘀者疗效颇佳。醋柴胡疏肝解郁调经；芍药、当归养血活血；路路通以通经络；川芎、丹参、桃仁、红花活血祛瘀；桂枝温经通脉；茯苓健脾益胃；穿山甲、生军活血消癥；巴戟天补肾阳；桑寄生补肝肾养血；皂刺消痈托毒；蜂房攻毒杀虫。针灸治疗不孕症有较好疗效，但治疗前必须排除因男方或自身生理因素造成的不孕，宜先在医院行相关辅助检查。本例患者因气滞血瘀所致不孕，取穴主要以腹部及腰背部相应穴位为主，同时配合脾经及肝经穴位，以共奏行气活血、化瘀消癥之效。

（六）带下病

带下病系女性阴道内白带明显增多，并见色、质、味异常的一种病症，常见于西医学的阴道炎、子宫颈炎、盆腔炎症、内分泌失调、宫颈及宫体肿瘤等疾病引起。正常女子自青春期开始，肾气充盛，脾气健运，任脉通调，带脉健固，阴道内即有少量白色或无色透明无臭的黏性液体，特别是在经期前后、月经中期及妊娠期量增多，以润泽阴户，防御外邪，此为生理性带下。如《沈氏女科辑要》引王孟英说："带下，女子生而即有，津津常润，本非病也。"若带下量明显增多，或色、质、气味异常，即为带下病。《女科证治约旨》说："若外感六淫，内伤七情，酝酿成病，致带脉纵弛，不能约束诸脉经，于是阴中有物，淋漓下降，绵绵不断，即所谓带下也。"

谷教授认为，治疗带下病的关键在于治"湿"，因脾肾亏虚所致带下量多、色淡者，治宜健脾益肾；因湿热下注引起的带下量多、色黄而稠者，治宜清热利湿。

医案1

杨某，女，45 岁，2011 年 4 月 18 日初诊。
主诉：带下量多半年。
现病史：半年来带下量多，色白，质稀薄如涕，四肢倦怠。舌淡胖，苔白腻，脉细。
诊断：带下量多。
辨证：脾虚证。

治法：健脾益气，升阳除湿。

方药：人参 10g，白术 10g，赤芍 10g，白芍 10g，淮山药 10g，苍术 10g，陈皮 10g，醋柴胡 10g，黑荆芥 10g，车前子 10g。7 剂，水煎服。

针灸：带脉、关元、中极、次髎、足三里、阴陵泉、三阴交、太白。留针 30 分钟，隔日 1 次，共 10 次。

2011 年 4 月 27 日二诊：带下量稍减，疲倦感亦轻。针灸取穴基本不变。

方药：人参 10g，白术 15g，茯苓 15g，赤芍 10g，白芍 10g，淮山药 15g，苍术 10g，陈皮 10g，醋柴胡 10g，黑荆芥 10g，泽泻 15g。14 剂，水煎服。

针药配合治疗 1 月后痊愈。

【按】湿邪是导致本病的主因，《傅青主女科》说："夫带下俱是湿证。"本例患者因脾虚肝郁、带脉失约、湿浊下注所致。方用完带汤加减。本方是治疗白带的常用方剂：人参补中益气；白术、苍术、山药补脾祛湿，使脾气健运，湿浊得消；山药并有固肾止带之功；白芍、柴胡疏肝解郁；陈皮理气燥湿；黑荆芥收涩止带；赤芍清热凉血；车前子渗湿。针灸：带脉穴属足少阳经，为足少阳、带脉二经交会穴，是带脉经气所过之处，可协调冲任，有理下焦之气、利下焦湿邪、利湿止带的作用；关元配三阴交调理脾肝肾；中极、次髎清利下焦湿热；足三里、太白健脾化湿；阴陵泉健脾祛湿。

医案 2

樊某，女，39 岁，2007 年 5 月 17 日初诊。

主诉：带下量多伴下腹痛 1 年余。

现病史：1 年前出现带下量多，色黄白，质稠，有异味，伴下腹疼痛，月经规律 $12\frac{5-7}{28-31}$，寐可，二便可。舌苔薄黄，脉弦。

诊断：带下病。

辨证：湿热下注。

治法：清热利湿，清热解毒。

方药：茵陈 30 g，土茯苓 30 g，菖蒲 12 g，藿香 10 g，山药 12 g，赤芍 10 g，白芍 10 g，玄胡 10 g，黄菊花 12 g，双花 20 g，连翘 20 g，蚕沙 12 g，白花蛇舌草 12 g。14 剂，水煎服。

二诊：服药 14 剂，带下量较前明显减少，异味亦不明显，偶有腹痛，脉弦。治疗仍以清热利湿为主，原方加减。

方药：茵陈 30 g，茯苓 20 g，赤芍 15 g，白芍 15 g，栀子 10 g，双花 20 g，连翘 20 g，山药 12 g，菖蒲 12 g，蚕沙 12 g，泽泻 15 g。14 剂，水煎服。

3 月后随访，白带基本正常。

【按】湿热蕴结于下，损伤任带二脉，故出现带下量多，色黄白，质稠，有异味；湿热蕴结，阻遏气机，故下腹疼痛；舌苔薄黄，脉弦，均为湿热之象，治宜清热利湿。茵陈清利湿热；土茯苓解毒利湿；菖蒲、藿香、蚕沙化湿和胃；山药固精止带；玄胡活血行气止痛；黄菊花清热解毒；双花、连翘清热解毒；白花蛇舌草清热利湿解毒；赤芍清热凉血；白芍缓急止痛。

（七）阴痒

阴部瘙痒，甚则痒痛难忍，称为阴痒，也称阴门瘙痒，与带下病常同时兼见。阴痒是一个症状，很多全身性、局部性的疾病均可导致阴痒。西医的"外阴瘙痒"可与阴痒互参施治。本病多因脾虚湿盛，郁久化热，湿热蕴结，注于下焦；或忧思郁怒，肝郁生热，挟湿下注；或因外阴不洁，久坐湿地，病虫乘虚侵袭；或年老体弱，肝肾阴虚，精血亏耗，血虚生风化燥，而致外阴干涩作痒。

临床以湿热为患者多见，症见外阴瘙痒难忍，带下量多而腥臭，外阴湿润，局部或有渗出物，胸闷心烦纳减。治宜清热利湿，方用萆薢渗湿汤，或龙胆泻肝汤。肝肾阴虚者，症见外阴干涩瘙痒难忍，或有灼热感，甚则五心烦热，头晕目眩，腰酸耳鸣等，治宜滋阴泻火、祛风止痒，方用知柏地黄汤加味。局部可用蛇床子、川椒、枯矾、苦参、百部、杏仁等水煎熏洗。临床上，对于阴痒较轻者，单用针灸亦有良效，针刺以足厥阴肝经穴位为主。

> **医案**

姚某，女，39岁，2009年7月4日初诊。

主诉：阴痒半年，加重1个月。

现病史：外阴瘙痒半年且逐渐加重，外阴呈阵发性奇痒，带下量多，色黄。无白斑及其他皮肤病。寐可，二便调。舌红苔白腻，脉沉。

诊断：阴痒。

辨证：湿热下注。

治法：清热利湿。

针灸：中极、阴陵泉、蠡沟、三阴交、太冲、天枢、合谷、印堂、少府。留针30分钟，隔日1次。

共针刺7次而愈。

【按】肝主筋，前阴乃宗筋之所聚，足厥阴肝经环绕阴器。蠡沟为足厥阴肝经之络穴，能疏泄肝胆、清热、杀虫止痒，为治疗阴痒常用要穴；太冲为肝经原穴，即可清肝经湿热；《针灸甲乙经》"女子绝子、阴痒，阴交主之……"女子阴痒及痛、经闭不通，中极主之。中极为任脉与足三阴之会，又为膀胱募穴，可清下焦湿热，调带止痒；三阴交调理脾肝肾，清下焦湿热，除外阴瘙痒；阴陵泉清肝利胆，祛下焦湿浊。天枢、合谷、印堂、少府共奏理气清热止痒之效。

（八）子宫脱垂

子宫从正常位置沿阴道下降，子宫颈外口达坐骨棘水平以下，甚至子宫全部脱出于阴道口外，称为子宫脱垂，属中医学"阴挺"的范畴。关于本病病因，《医宗金鉴·妇科心法要诀》曰："妇人阴挺，或因胞络伤损，或因分娩用力太过，或因气虚下陷、湿热下注。"西医认为，本病主要是因盆底支持组织的损伤和薄弱所致。新中国成立前，子宫脱垂为我国常见妇女病之一。新中国成立后，本病在妇女劳动力较强的山区、丘陵地带仍不断发生，多见于已婚多产者，也可见于营养不良、腹压增加的人。

临床上，根据子宫脱出阴道的程度，可分为3度。

①Ⅰ°轻：子宫颈距离处女膜缘少于4 cm但未达处女膜缘。Ⅰ°重：子宫颈已达处女膜缘，于阴道口即可见到。

②Ⅱ°轻：子宫颈已脱出阴道口外，但宫体尚在阴道内。Ⅱ°重：子宫颈及部分子宫体已脱出于阴道口外。

③Ⅲ°，子宫颈及子宫体全部脱出于阴道口外。

谷教授认为，本病属于虚证，治疗主要以补益脾肾、升阳固脱为主。

医案

王某，女，30岁，2011年7月29日初诊。

主诉：子宫脱垂Ⅰ°～Ⅱ°半年。

现病史：半年前行剖腹产手术后，先尿潴留，后患子宫脱垂Ⅰ°～Ⅱ°，月经正常，尿频，易发冷，午后有下坠感。舌淡红，脉细弱。

诊断：子宫脱垂。

辨证：中气下陷。

治法：补益中气。

针灸：百会、合谷、带脉、五枢、气海、关元、中极、归来、足三里、三阴交、太冲、次髎、阴廉。留针30分钟，隔日1次。

经针灸治疗30余次后，诸症消失，妇科检查子宫位置正常。1年后追访，未再复发。

【按】百会至巅顶交会诸阳经，有升阳举陷、固摄胞宫的作用；气海、关元属于任脉，有调理冲任，益气固胞作用；带脉、五枢能维系和约束任、督、冲、带诸脉，固摄胞宫；三阴交调理脾肝肾，维系胞脉；归来、足三里健脾益气，举陷固胞；中极为膀胱的募穴，通利小便，兼固胞脉；合谷配太冲调理气血；次髎、阴廉主治生殖泌尿系统病证。

（九）产后缺乳

产妇在哺乳时乳汁甚少或全无，不足够甚至不能喂养婴儿者，称为产后缺乳。缺乳的程度和情况各不相同：有的开始哺乳时缺乏，以后稍多但仍不充足；有的全无乳汁，完全不能喂乳；有的正常哺乳，突然高热或七情过极后，乳汁骤少，不足以喂养婴儿。中医认为本病有虚实之分。虚者多为气血虚弱、乳汁化源不足所致，一般以乳房柔软而无胀痛为辨证要点。实者则因肝气郁结，或气滞血凝、乳汁不行所致，一般以乳房胀硬或痛，或伴身热为辨证要点。临床需结合全身症状全面观察，以辨虚实，不可单以乳房有无胀痛一症而定。

缺乳的治疗大法，虚者宜补而行之，实者宜疏而通之。谷教授治疗此病，常单用针刺，以足阳明经腧穴为主。针刺治疗少乳，90%以上皆取得良好效果，一般1～3次即有效。

医案

曾某，女，28岁，2011年8月5日初诊。

主诉：产后4月乳少。

现病史：患者诉产后4月乳少，纳可，寐可，二便正常。舌苔白，尺脉弱。

诊断：产后缺乳。

辨证：气血亏虚。

治法：补益气血。

针灸：少泽、合谷、肩井、膻中、足三里、三阴交、太冲。留针 30 分钟，隔日 1 次。

仅针刺 1 次，当即乳出多。连续治疗 1 周，哺乳期奶水一直充足。

【按】针灸治疗产后缺乳疗效颇佳，尤以产后 1 个月内效果最好。膻中为气之会穴，能益气养血生乳；少泽为手太阳经井穴，善通乳络，为生乳、通乳之经验效穴；足三里、三阴交益气生血；合谷配太冲调畅气血；肩井为手足少阳、足阳明与阳维脉交会穴，有化生乳汁之功。乳腺炎初期患者采用此治法亦获良效。

三、皮外科病例

（一）带状疱疹

本病为在皮肤上出现簇集成群、累累如串珠的疱疹，疼痛剧烈的皮肤病。因为它每多缠腰而发，故又名"缠腰火丹"。带状疱疹亦有发生于胸部及颜面者。谷世喆认为本病多因风火之邪客于少阳、厥阴经脉，郁于皮肤；或因感染湿毒，留滞手太阴、阳明经络，均可导致肌肤之营卫壅滞，发为疱疹。

1. 若发于腰胁部，兼见口苦，头痛，眩晕，心烦易怒，或目赤面红，小溲短赤，苔黄或干腻，脉象弦数者，为风火郁于少阳、厥阴。

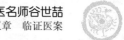

治法：清泄风火。取少阳、厥阴经穴为主，针用泻法。

处方：局部围针，期门、行间、曲泉、足窍阴、中渚。

方义：局部围针可调和患处的气血，消炎止痛。期门、行间、曲泉清泄厥阴之郁火，窍阴、中渚疏散少阳之风邪。心烦加郄门、神门，后遗疼痛加内关、阳辅，口苦加阳陵泉、支沟。

2. 若发于胸面部，兼见水疱溃破淋漓，疲乏无力，胃纳不佳，中脘痞闷，苔黄而腻，脉象濡数者，为湿毒蕴于太阴、阳明。

治法：清热利湿。取足阳明、太阴、手少阳经穴，针用泻法。

处方：局部围针，内庭、外关、侠溪、公孙。

方义：阳明与太阴为表里，内庭是足阳明的荥穴，公孙是足太阴经的络穴，泻之以清利湿热，促进水疱吸收愈合。配以外关、侠溪疏利少阳经气，解在表之邪毒，热盛加合谷、大椎。

医案

谢某某，男，62 岁，2009 年 1 月 3 日初诊。

主诉：右胁肋部带状疱疹 10 天。

现病史：患者 10 天前感冒后自觉右胁肋部疼痛，随后皮肤出现红色突起状丘疹，呈条带状、点状分布，疼痛剧烈，皮疹随后呈水疱样，夜间需左侧卧位，触碰则痛甚，夜不能寐。舌红、苔白厚腻，脉弦滑。

西医诊断：带状疱疹。

中医诊断：缠腰火丹。

辨证：痰火上扰。

治法：清火化痰通络。

方药：炒山栀 12g，醋柴胡 10g，赤芍 10g，白芍 10g，川芎 10g，清半夏 10g，茯苓 10g，大生地 20g，大青叶 15g，炮山甲 3g，双花 30g，蜂房 10g，通草 6g，泽泻 10g，玄胡 10g，地龙 10g，生甘草 10g。

针灸：①风池、风府、阿是、昆仑。局部围针。②火针点刺带状疱疹之"龙头""龙眼""龙尾"。③另在患处拔罐放血。

2009 年 1 月 10 日二诊：痛减大半，疱疹明显减少，舌红，苔白腻，脉弦，尚存条带状、点状疱疹。

方药：炒山栀 12g，醋柴胡 10g，赤芍 10g，白芍 10g，川芎 10g，清半夏 10g，土茯苓 30g，茵陈 10g，炮山甲 6g，蜂房 10g，泽泻 12g，玄胡 10g，地龙 10g，水牛角 30g（先煎），大青叶 20g，生石膏 20g。

针灸：①火针点刺"龙头""龙眼""龙尾"；②风池、大椎、合谷、昆仑、百会，局部围针；③继续在患处拔罐放血。

2009 年 1 月 24 日三诊：患者带状疱疹几乎全部消失，疼痛不明显，无水疱，夜间眠安，舌红，苔白腻，脉弦。效果显著，继予前方去水牛角片、生石膏，针刺取穴同前，半月后随访无疼痛及疱疹。

【按】患者带状疱疹，考虑痰火为主，"火郁发之"，故予火针点刺"龙头""龙眼""龙尾"以清泻火热之邪，结合中药清火化痰、利湿通络，针刺疏通经络。局部围针即在疱疹连接成块的周围进行皮肤消毒后，用一寸长的毫针沿皮刺向成块疱疹的中心，针数的多少随患处的面积大小而定，每针相距1～2寸为宜。另外加用拔罐放血，取得良效。由是观之，治疗带状疱疹"针、药、火针、拔罐放血"联合治疗，效果非常显著。另外，病程较久者要注意滋阴清热止痛。

（二）痤疮

痤疮，属中医"肺风粉刺"范畴，谷世喆认为，痤疮的发生，主要与肝、脾（胃）、肺等脏腑功能失调有明显的关系。痤疮的病损部位能反映相关脏腑的病理变化。

1. 额、口周等纵向发病者，多表现为脾失健运，病理表现突出湿热的特点。

治法：健脾通胃腑，利湿清热。

处方：足三里、阴陵泉、内庭、中脘、局部病损针刺。

2. 颊部等横向发病者，多由于精神情志因素的影响，往往有神经内分泌系统功能紊乱，病理表现突出肝失疏泄、肝火的特点。

治法：清肝泻火。

处方：行间、太冲、太溪、局部病损针刺。

另外，多数年轻女子要注意调经化瘀的治疗。从经脉循行分析，本病与阳明、少阳、冲脉等有密切关系。

医案

杨某某，女，27岁，2009年2月5日初诊。

主诉：痤疮10年。

现病史：10年前，始脸部出现痤疮，呈点状分布的红色散在丘疹，曾服中药继针灸多次治疗，未见好转，以额头及面颊部居多，时有烦躁，纳可，眠安，小便可，大便干，2日1行，口干渴，局部可见水疱，无破溃。舌红、苔白，脉细。

西医诊断：痤疮。

中医诊断：痤疮。

辨证：肺胃热盛。

治法：清热通腑。

方药：炒山栀10g，双花30g，甘草梢10g，蜂房10g，炮山甲3g，茯苓10g，生地12g，生军10g，皂刺10g。

针灸：阳白、印堂、四白、颧髎、下关、夹承浆、外关、天枢、合谷、内庭、丰隆。

2009年1月12日二诊：患者痤疮明显减少，未见水疱及破溃，大便已不干，1日1行，舌红、苔白，脉细，中药前方。患者诉后半夜寐欠安，加夜交藤30g。

针灸：阳白、印堂、四白、颧髎、夹承浆、合谷、太冲、内庭、安眠、神庭。

2009年2月19日三诊：痤疮已减大半，眠好转，大便1日1行，成形，心情亦无明显烦躁，纳可，舌红苔白，脉细。患者经中药及针刺治疗，诸症好转，嘱其再服前方，继予前穴针刺治疗3个疗程，诸症痊愈。

【按】患者久病，心烦，口干渴，痤疮多发，治以清热降火除烦。甘草梢清火解毒，蜂房解毒清火，生军通腑去血中热毒。针刺局部与远端取穴相配，心为脾之母脏，"虚则补其母，实则泻其子"，故可以泻胃火以达泻心火之功，故取内庭。同时配合局部取穴，针药结合，故获效较快。上中焦热或冲任不调是痤疮常见的两种痤疮病因，有代表性，有专方，也要辨证施治。四白穴在面部凡痤疮必用，谷老称之为"美白穴"。

（三）荨麻疹

荨麻疹是一种常见的皮肤病，系多种不同原因所致的一种皮肤黏膜血管反应性疾病，表现为时隐时现、边缘清楚、红色或白色的瘙痒性风团，中医称"瘾疹"，俗称"风疹块"。本病一年四季均可发生，尤以春季为发病高峰。临床根据病程长短，一般把起病急、病程在 3 个月以内者称为急性荨麻疹；风团反复发作、病程超过 3 个月以上者称为慢性荨麻疹。中医认为本病的发生内因禀赋不足，外因风邪为患。

谷教授治疗急性荨麻疹多以疏风散邪为主，方用麻桂合方或防风通圣散，微发其汗；若病程日久，血虚风燥者，则以养血润燥之药为主合而治之。

医案1

步某，女，34 岁，2011 年 4 月 5 日初诊。

主诉：全身起风疹，皮肤潮红，瘙痒难忍，伴肌肤灼热，咽干口渴 2 周。

现病史：2 周前因外出受风，当时即感手心痒，但皮肤颜色正常，余处不痒。3 天后遍身起风疹，瘙痒，夜间甚。曾服用开瑞坦止痒，疗效不显。睡眠差，二便正常，舌苔微黄，脉弦数。

诊断：荨麻疹。

方药：桂枝9g，麻黄5g，赤芍9g，杏仁6g，生姜3片，蝉蜕4g，甘草6g。5剂，水煎服。

2011年4月11日二诊：初服桂枝二麻黄一汤以祛风发汗止痒，痒不减。究其病机，乃邪热内伏，内迫营血，郁蒸肌表，非升降散荡、祛火凉血不可。方用升降散合清营汤加减。

方药：蝉衣4g，僵蚕6g，姜黄6g，大黄3g，生地15g，银花15g，连翘10g，玄参12g，丹参30g，竹叶10g，生薏苡仁15g。

2011年4月18日三诊：服上方7剂，风疹消，瘙痒感觉十去其九。续服上药3周，病退痊愈。

【按】卫气营血的实质是气血，卫气同类，营血同类。本病始为外感风寒，卫气阻遏不能布达于外，直接传入营血分而成。方用升降散，旨在升清降浊，调节气血升降之功。僵蚕、蝉衣轻浮而升，可清热解毒；姜黄破瘀通经，佐大黄泻血分实热，祛邪伐恶：一升一降，可使阴平阳秘，升降有序，气机调畅则无疾。清营汤出自《温病条辨》，本方为治疗热邪初入营分的常用方。生地、玄参可滋阴降火解毒、丹参清热凉血兼活血散瘀，银花、连翘、竹叶清热解毒，轻清透泄，此即叶天士"入营犹可透热转气"之具体应用，可使营分热邪有外达之机。

医案2

王某，女，30岁，2012年2月13日初诊。

主诉：皮肤瘙痒起团块3、4个月。

现病史：近3、4个月来皮肤发风团，瘙痒，对日光过敏。近日鼻塞，风团多发。生子 1 年，月经正常，大便可，寐可。脉缓沉，古胖齿痕。

既往史：过敏性鼻炎。

诊断：慢性荨麻疹，过敏性鼻炎。

治法：健脾养血祛风。

方药：苍术 10g，白术 10g，陈皮 12g，茯苓 15g，辛夷 10g，桂枝 10g，赤芍 10g，白芍 10g，白鲜皮 20g，蚕沙 30g，苏叶 12g，苏梗 12g，法半夏 10g，醋柴胡 10g，川芎 10g，皂刺 10g，炮山甲 3g，浮萍 12g，双花 30g。7 剂，水煎服。

2012 年 2 月 20 日二诊：荨麻疹已缓解，但鼻炎仍明显、鼻水多堵，咽哑，脉浮，齿痕多。嘱患者在治疗期间避免接触过敏性物品，忌食鱼虾及辛辣等刺激性食物。

方药：苍耳子 10g，山药 10g，茯苓 12g，皂刺 10g，炮山甲 3g，蜂房 10g，蚕沙 20g，双花 20g，败酱草 30g，桔梗 10g，生牡蛎 30g（先煎），防风 10g，炙草 10g。7 剂，水煎服。

2012 年 2 月 28 日三诊：荨麻疹偶有发作，痒感较前稍减，鼻炎如前。脉沉，齿痕多。治疗以健脾化湿为主，辅以祛风之药中药。

方药：山药 10g，茯苓 20g，党参 15g，白术 15g，防风 10g，蝉蜕 6g，双花 20g，羌活 10g。10 剂，水煎服。

2012 年 3 月 11 日四诊：近几日荨麻疹未发，鼻堵减轻，舌边齿痕亦不明显。续服上方 10 剂，以巩固疗效。

【按】慢性荨麻疹一般无明显全身症状，风团时多时少，有的可有规律，如晨起或晚间加重，有的则无规律可循。治疗荨麻疹，当分清病因主次。本例患者因脾虚，津液不能正常输布，肌肤失于濡养，日久而化燥生风。"急则治标，缓则治本"，若患者瘙痒甚，当以祛风止痒之药为主；待瘙痒大减时，则以健脾为先。临床上，本病还可以配合针灸治疗。针灸对于荨麻疹效果良好，一般通过1～4次治疗即可退疹止痒。

（四）神经性皮炎

神经性皮炎又称慢性单纯性苔藓，是一种以皮肤苔藓样变及剧烈瘙痒为特征的慢性炎症性疾病。根据皮损范围大小，临床可分为局限性神经性皮炎和播散性神经性皮炎两种。西医认为本病的发生可能系大脑皮质抑制和兴奋功能紊乱所致，精神紧张、焦虑、抑郁，局部刺激（如摩擦、多汗）、消化不良、饮酒、进食辛辣等均可诱发或加重本病。本病隶属中医"牛皮癣"范畴，多因情志不遂、肝郁化火，或日久耗血伤阴，血虚化燥生风，肌肤失于濡养而发病；也有因风热外袭、蕴阻肌肤而发。

因血虚风燥所致者，病程较长，局部皮肤干燥肥厚、脱屑，宜养血祛风、滋阴润燥为主，谷世喆常选用当归饮子加减；因肝郁化火、风热蕴阻者，常表现为丘疹成片，局部皮肤肥厚，伴皮肤潮红、糜烂、血痂、苔薄黄或黄腻，脉弦数，宜祛风清热、凉血化瘀，以消风散为主加减。此外，针灸对于本病的治疗，可通过调整神经系统的兴奋、抑制功能，起到明显镇静、止痒之效。

医案

胡某，女，58 岁，2012 年 5 月 30 日初诊。

主诉：神经性皮炎 10 年。

现病史：上下肢对称发生，皮损广泛，尿频窘迫。脉尺弱，苔薄白，舌尖红。

诊断：神经性皮炎。

治法：养血祛风。

方药：生地 15 g，熟地 15 g，丹皮 12 g，玄参 12 g，蚕沙 30 g，茯苓 12 g，冬瓜皮 10 g，当归 10 g，白鲜皮 20 g，皂刺 12 g，苍术 10 g，白术 10 g，泽兰 12 g，泽泻 12 g，生黄芪 20 g，赤芍 10 g，白芍 10 g，桃仁 10 g，红花 10 g。7 剂，水煎服。

针灸：风池、大椎、曲池、血海、委中、膈俞、太溪、阳陵泉、足三里、皮损局部。

2012 年 6 月 6 日二诊：皮损如故，仍痒，大便多，小便量减，苔薄白。针刺取穴基本不变。

方药：黄连 10 g，生地 15 g，熟地 15 g，丹皮 10 g，土茯苓 30 g，蚕沙 30 g，当归 10 g，白鲜皮 15 g，连翘 12 g，大贝母 12 g，泽兰 10 g，桃仁 10 g，红花 10 g，赤芍 10 g，白芍 10 g，绿豆衣 12 g，生甘草 10 g，生黄芪 15 g，炙黄芪 15 g。7 剂，水煎服。

2012 年 6 月 13 日三诊：皮损略减，咳嗽，咽干，大便每日 2～3 次。针刺取穴基本不变。

方药：生地 12 g，熟地 12 g，黄连 10 g，赤芍 10 g，白芍 10 g，白鲜皮 20 g，丹皮 10 g，土茯苓 30 g，连翘 15 g，大贝

母 10g，蚕沙 30g，泽兰 10g，泽泻 10g，前胡 10g，白前 10g，玄参 12g，生甘草 10g，蝉蜕 15g，皂刺 10g。7 剂，水煎服。

2012 年 6 月 20 日四诊：皮损略减，脉滑。针刺取穴基本不变。

方药：玄参 12g，大贝母 12g，大生地 30g，赤芍 10g，白芍 10g，白鲜皮 30g，丹皮 10g，土茯苓 30g，连翘 15g，蚕沙 30g，泽兰 10g，泽泻 10g，桑枝 12g，皂刺 10g，黄连 10g，黄柏 6g，蝉蜕 15g，生甘草 10g。14 剂，水煎服。

2012 年 7 月 4 日五诊：皮损大减，二便可，脉缓，苔白。针刺取穴基本不变。

方药：大贝母 12g，桔梗 6g，黄菊花 12g，玄参 12g，大生地 30g，赤芍 10g，白芍 10g，白鲜皮 30g，土茯苓 30g，连翘 12g，丹皮 10g，地骨皮 10g，蚕沙 30g，泽泻 10g，泽兰 10g，皂刺 12g，黄连 10g，黄柏 6g，蝉蜕 15g，桑白皮 10g，生甘草 10g。14 剂，水煎服。

2012 年 8 月 6 日六诊：皮损大减，但脱皮较多，二便可，寐可，脉滑数，少苔，脉缓。针刺取穴基本不变。

方药：大贝母 12g，黄菊花 12g，生甘草 12g，玄参 15g，大生地 30g，浮萍 20g，白鲜皮 30g，土茯苓 30g，连翘 20g，泽兰 10g，丹皮 12g，蚕沙 30g，泽泻 10g，杏仁 10g，蝉蜕 15g，麻黄 6g，皂刺 10g，知母 10g，黄柏 10g，生石膏 30g，蜂房 12g。14 剂，水煎服。

2012 年 8 月 27 日七诊：患处皮肤颜色变淡，无瘙痒感，基本恢复正常。

【按】本例患者神经性皮炎 10 年，上下肢对称发，皮损广泛，脉尺弱，苔薄白，舌尖红，辨为血虚风燥型。因病程长，日久耗血伤阴，血虚化燥生风，肌肤失去濡养而致，治疗上以养血祛风为主，方用当归饮子加减。当归饮子出自《重订严氏济生方》，方由四物汤合荆芥、防风、黄芪、白蒺藜、何首乌组成。适合于心血凝滞，内蕴风热，皮肤疮疥，或肿或痒，或脓水浸淫，或发赤疹瘩瘤。查其组成，四物、首乌滋阴养血，宜于血虚风燥者，故凡各类皮肤疾患日久，伤及阴血，或肿或痒，均可考虑本方。因方中亦有生黄芪，具益气托毒之功，若脓疮日久，正虚邪恋，本方可有助正托邪之效。

（五）天疱疮

天疱疮是一种慢性、复发性、严重性表皮内疱性皮肤病，西医认为这可能是一种自身免疫性疾病，临床上可分4型：寻常型天疱疮、增殖型天疱疮、落叶型天疱疮、红斑型天疱疮。祖国医学认为，天疱疮多因心火妄动，脾虚失运，湿浊内停，心火脾湿交蒸，兼以风热、暑湿之邪外袭，侵入肺经，不得疏泄，熏蒸不解，外越肌肤而发。湿热邪毒蕴久也可伤阴，而致血燥津耗。辨证施治为：

1. 心脾湿热型：皮疹以大疱为主，糜烂面大，渗液较多，常并有黏膜损害（多见于寻常型和增殖型天疱疮，尤其是急性发作期）。常伴有心烦，口渴，纳呆，疲倦乏力，口舌糜烂，小便短赤，大便干结。舌质红，苔黄腻或白腻，脉濡数或滑数。主方清脾除湿饮加减。

2. 脾虚湿盛型：水疱、大疱较稀疏，间有新水疱出现，糜烂面淡红不鲜，渗液较多，并见黄褐色较厚痂皮或乳头状增殖（多见于寻常型和增殖型天疱疮之慢性期）。常伴有面色发白或萎黄，胃纳不佳，体倦乏力，大便溏软。舌质淡红，苔白腻，脉濡缓。主方参苓白术散加减。

3. 阴伤津耗型：皮疹以红斑、鳞屑、结痂为主，渗液不多（多见于落叶型和红斑型天疱疮）。伴有口干咽燥，烦躁不安，夜睡难寐，大便干结。舌质红，无苔或少苔，脉细数或细涩。主方滋燥养营汤合增液汤加减。

医案

杨某，女，30岁，2011年8月29日初诊。

主诉：皮肤起疱8月余。

现病史：以躯干部、面部皮肤起疱为重，先红、后水疱，后结痂，口腔内反复溃疡。脉沉，舌多齿痕。

诊断：寻常型天疱疮。

辨证：脾虚湿蕴。

治法：健脾除湿，佐以清热。

方药：土茯苓30g，黄芩10g，白鲜皮15g，桑白皮15g，生黄芪40g，苍术12g，白术12g，牡丹皮10g，山药15g，薏苡仁30g、皂刺10g，双花30g，黄柏10g，麻黄3g，生军3g，泽泻10g。

服药月余，未复发。

【按】基本上所有寻常型天疱疮患者都出现口腔黏膜的疼痛性糜烂，大于半数的患者还出现松弛性水疱和广泛的皮肤糜烂。《外科大成》记载："天疱疮者初来白色燎浆水疱，小如芡实，大如棋子，延及遍身，疼痛难忍。"本例患者由脾虚湿盛、热毒内蕴所致，治宜选用健脾除湿、清热解毒之药。方中山药、白术、扁豆、茯苓、薏苡仁健脾利湿，金银花、黄芩清热解毒，牡丹皮清热凉血，黄芪配伍皂角刺透毒排脓；泽泻、桑白皮清利湿热。全方共奏健脾除湿、清热解毒之效，药后脾健湿除热清而病愈。

（六）乳癖

指妇女乳房部常见的慢性良性肿块，以乳房肿块和胀痛为主症。乳癖可见于西医学的乳腺小叶增生、乳房囊性增生、乳房纤维瘤等疾病。西医学认为乳腺增生症与卵巢功能失调有关，如黄体素分泌减少，雌激素的分泌相对增高。《疡科心得集·辨乳癖乳痰乳岩论》云："有乳中结核，形如丸卵，不疼痛，不发寒热，皮色不变，其核随喜怒消长，此名乳癖。"本病好发于20～40岁妇女，约占全部乳腺疾病的75%，是临床上最常见的乳房疾病。此病多与月经周期及情志内伤、忧思恼怒有关。基本病机为气滞痰凝，冲任失调，病在胃、肝、脾三经。足阳明胃经过乳房，足厥阴肝经至乳下，足太阴脾经行乳外，若情志内伤、忧思恼怒，则肝脾郁结，气血逆乱，气不行津，津液凝聚成痰；复因肝木克土，致脾不能运湿，胃不能降浊，则痰浊内生；气滞痰浊阻于乳络则为肿块疼痛。任脉隶于肝肾，冲脉隶于阳明，若肝郁化火，耗损肝肾之阴，则冲任失调。《圣济总录》云："冲任二经，上为乳汁，下为月水。"针刺对本病有很好的疗效，能使乳房的肿块缩小或消失。

医案

丁某，女，35岁，2011年4月20日初诊。

主诉：右乳房肿块1年。

现病史：右乳房肿块1年余，现逐渐增大如胡桃大，按之较硬，边缘清楚。经常作痛。舌苔薄白，脉略弦。

诊断：乳癖。

辨证：肝郁痰阻。

治法：疏肝解郁，消瘀散结。

方药：醋柴胡10g，当归10g，香附10g，橘核10g，陈皮10g，羌活10g，独活10g，蒲公英10g，清半夏10g，紫菀10g。7剂，水煎服。

针灸：合谷、肩井、膻中、屋翳、关元、足三里、三阴交、丰隆、太冲。留针30分钟，隔日1次，共10次。

经治10次，右乳疼痛、肿块消失。

【按】合谷配太冲理气化痰；肩井疏肝胆解郁；膻中为气会可宽胸理气；屋翳宣畅乳部经气散结；丰隆为胃经之络穴，除湿化痰；关元配三阴交调理冲任，补益脾肝肾；足三里化痰通络。方中柴胡、陈皮、香附、橘核疏肝理气；当归补血活血；羌活、独活祛风除湿之痛；蒲公英消痈散结；清半夏消痞散结；紫菀开肺郁。本病应排除乳腺癌。

（七）乳痈

系指乳房红肿疼痛，乳汁排出不畅，以致结脓成痈的急性化脓性病证。本病多发于产后哺乳的产妇，尤其是初产妇更为多见，发病多在产后 2 到 4 周，未分娩时、非哺乳期或妊娠后期也可偶见本病。本病相当于西医的"急性乳腺炎"。对于本病的病因，《诸病源候论·乳候》云："此由新产后，儿未能饮之，及饮不泄，或断儿乳，捻其乳汁不尽，皆令乳汁蓄积，与气血相搏，即壮热大渴引饮，牢强掣痛，手不得近也……"本病多由产妇忿怒郁闷、情志不畅、肝气不舒，加之饮食厚味、胃中积热、肝胃失和、肝气不得疏泄，与阳明之热蕴结，以致经络阻塞、乳络失宣、气血瘀滞而成痈肿；或因乳头破碎、乳头畸形和内陷、哺乳时疼痛影响充分哺乳，或乳汁多而少饮，或断乳不当、乳汁壅滞结块不散，或因风热毒邪外袭，均可使乳汁瘀滞、乳络不畅、乳管阻塞、败乳蓄积化热而成痈肿。

针灸治疗本病初发病的效果非常好，若配合按摩、热敷则疗效更佳。

医案

刘某，女，37 岁，2009 年 4 月 11 日初诊。

主诉：乳房胀痛 3 天，伴发热 1 天。

现病史：患者诉哺乳 3 月，3 天前乳汁不畅，乳房肿胀疼痛，伴发热 1 天，体温 38℃，二便可。舌苔薄黄，脉数。

诊断：乳痈。

辨证：肝郁发热。

治法：清热散结，通乳消肿。

针灸：膻中、期门、肩井、合谷、曲池、外关、太冲、少泽点刺。留针 30 分钟，隔日 1 次。

针刺 3 次而愈。

【按】因肝郁而化热，热邪毒内侵，导致乳络闭阻，腐肉成痈。膻中位于乳房，为气之会穴，宽胸理气，消除患部气血之阻遏；期门临近乳房，又为肝之募穴，善疏肝理气，化滞消肿；肩井清泻肝胆之火，为治疗乳房肿痛的经验效穴；合谷、太冲、曲池以疏肝解郁，宽胸理气，清泻阳明之热毒；外关疏风清热。亦可用芒硝局部外敷。

（八）瘿病

瘿病以颈前喉结两旁结块肿大为临床特征，可随吞咽动作而上下移动。在中医著作里，又有称为"瘿""瘿气""瘿瘤""瘿囊"。本病的基本病机是情志内伤、饮食及水土失宜等因素导致气滞、痰凝、血瘀壅结颈前，以颈前喉结两旁结块肿大为主要临床特征的一类疾病。初作可如樱桃或指头大小，一般生长缓慢。

病早期出现眼突者，证属肝火痰气凝结，应治以化痰散结、清肝明目。后期出现眼突者，为脉络涩滞、瘀血内阻所致，应治以活血散瘀、益气养阴。许多消瘿散结的药物，如四海舒郁丸中的海带、海藻、海螵蛸、海蛤壳等药物的含碘量都较高，临证时须注意！若患者确系碘缺乏引起的单纯性甲状腺肿大，此类药物可以大量使用；若属甲状腺功能亢进之症，则使用时需慎重。

医案1

谭某，女，40岁，2011年9月4日初诊。
主诉：颈部轻度肿大，伴心烦少寐、倦怠乏力半年。

现病史：患者诉半年来颈部轻度肿大，伴心烦少寐、倦怠乏力，纳可。实验室检查：T3、T4 偏低。舌红、苔白，脉细数。

诊断：瘿病。

辨证：心肝阴虚。

治法：养阴益气，理气化痰。

针灸：人迎、扶突、膻中、合谷、足三里、三阴交、丰隆、太冲。留针 30 分钟，隔日 1 次，共 10 次。

针刺治疗 15 次，颈部肿块消失，西医检查 T3、T4 恢复正常。随访半年，未见复发。

【按】针灸对单纯性甲状腺肿疗效较好。瘿肿结于喉部，故取人迎、扶突穴位，以疏通局部经气，降气化痰消瘿；膻中、合谷、太冲行气活血，化痰散结消肿；足三里、丰隆运脾化痰消瘿；三阴交为足三阴经交会穴，可滋养阴血。

医案 2

杜某，女，49 岁，2011 年 3 月 28 日初诊。

主诉：甲状腺肿大 3 年。

现病史：甲状腺肿大 3 年，甲减，胸闷，纳差。舌质暗、苔白，脉缓。颈前脉涩。

既往史：面神经炎 1 年。

诊断：瘿病，面神经炎。

治法：化痰消瘿，理气活血。

方药：海藻 6 g，昆布 6 g，蚕沙 20 g，全虫 10 g，地龙 10 g，瓦楞子 30 g，桃红各 10 g，当归 10 g，醋柴胡 12 g，炮

山甲 3g，阿胶珠 10g，葛根 20g，双花 30g，连翘 10g，赤芍 10g，白芍 10g，羌活 6g。14 剂，水煎服。

针灸：地仓、颊车、牵正、瘿肿（围刺）、天突、膻中、合谷、足三里、三阴交、丰隆、太冲。留针 30 分钟，隔日 1次，共 10 次。

中药结合治疗 3 月，颈部肿块基本消失。

【按】瘿病与现代医学的甲状腺疾病有关，临证时甲状腺疾病无论有无甲状腺肿大，皆可参照本节辨证论治。本例患者属痰凝血瘀，方用海藻玉壶汤合血府逐瘀汤加减。海藻、昆布、瓦楞子、穿山甲化痰软坚，消瘿散结；当归、白芍、桃仁、红花、阿胶珠养血活血；柴胡、赤芍疏肝解郁；双花、连翘清热解毒；羌活、蚕沙、葛根以祛风湿；全虫、地龙搜风通络。针刺：地仓、颊车疏通局部经筋气血，活血通络；牵正为奇穴，是治口眼歪斜的要穴；天突、瘿肿围刺疏通局部经气，降气化痰消瘿；膻中、合谷行气活血，化痰散结消肿；足三里、三阴交、丰隆运脾化痰消瘿；太冲理气化痰。

四、五官科病例

（一）耳鸣

耳鸣通常是指在无任何外界相应的声源或电刺激时耳内或头部产生的声音的主观感觉，即主观性耳鸣，简称耳鸣。从广义角度讲，耳鸣也还包括客观性耳鸣，后者有相应的声源，如血管源性或肌源性的杂音等。耳鸣不同于幻听，在无外界声源情况下患者所听到的有具体内容的声音如音乐或话语均为幻听。

中医认为，造成耳鸣的原因无非虚实二端，因此，首先可以将耳鸣分为虚证和实证两类。一般来说，急性起病多属实证，缓慢起病多属虚证；耳鸣声高亢多属实证，耳鸣声细小多属虚证；耳鸣音调低沉多属实证，耳鸣音调偏高多属虚证。根据造成虚证和实证耳鸣的具体原因不同，又可以将耳鸣分为五个类型，即风热侵袭、肝火上扰、痰火郁结、脾胃虚弱、肾精亏损。治疗时按证型之异而分别处以疏风泻火、化痰开窍、健脾益气、补肾填精之法。手足少阳经均在耳周有分布，因此，局部和远端穴位相配调理经气是针灸治耳鸣大法。

医案1

乔某，女，45岁，2009年9月14日初诊。

主诉：耳鸣1月，加重3天。

现病史：1个月来耳后肿痛，耳鸣，听力下降，加重3天。饮食可，寐差，二便可。苔薄白，脉沉。

诊断：耳鸣。

辨证：风热上扰。

治法：疏风清热。

针灸：听宫、翳风、风池、外关、中渚、合谷、侠溪。留针30分钟，隔日1次。

针刺6次，耳鸣消失，听力基本恢复正常。随访半年，未复发。

【按】耳为手足少阳经所辖，听宫为手太阳经与足少阳经之交会穴，气通耳内，具疏散风热、聪耳启闭之功，为治耳疾要穴；配手少阳经局部的翳风穴，与循经远取的中渚、侠溪相配，通上达下，疏导少阳经气，宣通耳窍；风池、外关、合谷以疏风清热。

医案 2

彭某，男，36 岁，2011 年 6 月 15 日初诊。

主诉：右耳鸣 1 年。

现病史：患者诉右耳鸣 1 年、夜重，烦躁，纳可，二便可。舌下静脉曲张，唇暗，脉略弦，尺脉弱。

诊断：耳鸣。

辨证：肝火上扰。

治法：平肝潜阳。

方药：川芎 10 g，菖蒲 12 g，磁石 50 g（先煎），茯苓 10 g，炒白术 10 g，赤芍 10 g，白芍 10 g，山萸肉 12 g，首乌藤 15 g，鸡血藤 30 g，生石决明 50 g（先煎），全虫 10 g，川楝子 12 g，内金 30 g。14 剂，水煎服，日 1 剂，分 2 次服。

针灸：耳门、听会、翳风、中渚、太冲、行间、足临泣。

针药配合治疗两月余，右耳鸣基本消失。

【按】患者右耳鸣 1 年、夜重，烦躁，纳可，二便可，舌下静脉曲张，唇暗，脉略弦，尺脉弱，均为肝火上扰之象。药用川芎、白芍活血化瘀；菖蒲开窍宁神，聪耳益智；首乌藤、磁石安神平肝潜阳，聪耳明目；茯苓、白术健脾益气；山萸肉补益肝肾；鸡血藤入肝经血分，行血补血；生石决明平肝阳，清肝火；全虫息肝风；川楝子疏肝行气清火；内金消食健脾。

（二）耳聋

中医认为，双耳为胆经所循行之所，且肾开窍于耳，耳聋的发生，可由外感风寒、内生胆火、气滞血瘀、痰浊凝滞、闭阻耳窍，或因劳累过度，耗伤脾肾，清阳不升，浊阴不降，致耳窍失于濡养所致；亦有因肾精亏虚，导致耳窍失养，最终形成耳聋。

虚证，用补益脾肾、升清降浊、化痰开窍的方法；实证，用清泻肝胆、涤痰开窍、散结通络的方法；辨证分型，分别论治。同时，以针灸、中药并用，加强疗效。

医案

金某，女，77岁，2011年5月13日初诊。

主诉：右耳术后听力缺失6个月。

现病史：诉6个月前曾做右耳听神经瘤手术，术后遗留右耳后及面部紧绷感，右耳听力无，牙痛10余日，口苦，大便干。舌尖红，脉弦。

诊断：耳聋。

辨证：肝胆火盛，瘀血阻窍。

治法：清泻肝胆实火，活血祛瘀通窍。

方药：醋柴胡10 g，法半夏10 g，赤芍10 g，白芍10 g，龙胆草6 g，黄芩12 g，瓦楞子15 g，牛膝20 g，生军6 g，炒山栀10 g，地龙10 g。

针灸：听宫、中渚、合谷、足三里、三阴交、行间、内庭、侠溪、太溪。

针药结合治疗2月，听力稍有恢复，但无法恢复至术前水平。

【按】患者因手术可能损伤耳膜及耳部相应神经，加之肝胆火盛，而致耳聋。治宜清泻肝胆，活血通窍，方用龙胆泻肝汤加减。醋柴胡疏肝理气；法半夏燥湿化痰；白芍平肝阳，缓肝急；龙胆草泻肝胆实火；黄芩、栀子泻火燥湿清热；瓦楞子消痰软坚，化瘀散结；牛膝引血火下行，治肝阳上亢；生军泻火热毒；地龙熄风止痉，清泻火热。

针刺：听宫为手太阳经与手足少阳经之交会穴，气通耳内，具疏散风热、聪耳启闭之功，为治耳疾要穴；中渚配侠溪通上达下，疏导少阳经气，宣通耳窍；合谷以疏风清热；行间泻肝胆之火；内庭泻胃热；足三里、三阴交补益脾胃，濡养耳窍；太溪补肾填精，上荣耳窍。针灸对突发神经性耳鸣、耳聋效果较好，但对鼓膜损伤致听力完全丧失者疗效不显对老年久病者疗效亦差。

（三）过敏性鼻炎

过敏性鼻炎，亦称变态反应性鼻炎，是由多种特异性致敏原引起的鼻黏膜变态反应性疾病。

中医认为本病的发生主要与肺脾肾阳气亏虚，卫外不固关系密切，故不任风寒异气或花粉等不洁之气侵袭，或因某些饮食物触发，致阵发性鼻痒、喷嚏、清涕长流，且反复发作；亦或因郁热内蕴、阴阳失调、寒热错杂所致。

医案

侯某，男，16岁，2012年9月12日初诊。

主诉：鼻塞、流涕反复发作2年余。

现病史：患过敏性鼻炎2年余，多在春秋发作，遇风寒鼻炎加重。曾多方调治，皆无法控制，且逐年加重。刻下恶寒，流清涕，鼻塞，每日喷嚏频作，易上火，脸上多痤疮，急躁易怒，晚上常流鼻血，平素易受风感冒，每月感冒1～2次。大便干，舌质略红，舌前布满红丝，脉弦。

诊断：过敏性鼻炎。

辨证：肺气闭郁，脉络瘀滞。

治法：清宣郁热，祛风通窍。

方药：蝉衣4g，僵蚕6g，姜黄6g，大黄3g，柴胡15g，白芍12g，黄芩10g，清半夏10g，炙甘草6g，白芷10g，辛夷10g，苍耳子10g，荆芥穗10g，防风6g。7剂，水煎服。

2012年9月22日二诊：鼻塞、打喷嚏明显减轻，但仍流鼻涕。原方加芦根30g，白茅根30g。14剂，水煎服。

2012年10月9日三诊：共服药3周，诸症基本消失。半年后治疗胃病，诉鼻炎未复发。

【按】肺主通调营卫，若肺失宣发，营卫失调，可引起恶寒、肢冷等症；鼻为肺窍，肺气郁闭，则鼻塞、流涕。此外，患者常流鼻血，易上火，舌红有刺，乃肺气郁久，营血分有热，热在上焦。方用升降散合小柴胡汤加减。升降散"寒温并调，升降相因，畅达气血"。小柴胡汤出自《伤寒论》，主治少阳病枢机不利。虽然本方属于少阳和解剂，但其寒热并用，攻补兼施，升降协调，运行气血的作用符合上述病机，故用之。外加防风、荆芥穗祛风解表，辛夷、苍耳子、白芷通利鼻窍，芦根、白茅根清降肺胃，消荡郁烦。

（四）眼睑瞤动

眼睑瞤动，又名"目瞤"，是因气血不和，致眼睑不自主牵拽跳动的疾病，相当于现代医学的眼轮匝肌痉挛。本病多为一侧罹病，较少两侧同病。偶然发生者无需治疗，可自行停止；少数病例日久不愈，在病程晚期可有㖞偏之变。

中医认为，本病的病机主要为气血虚衰、筋脉失养、血虚生风。因情志不遂、久病、过劳等损伤心脾，气血两虚，筋肉失养，以致筋惕肉瞤；或因肝脾血虚，日久生风，虚风内动，牵拽眼睑而振动。

治疗上，对于心脾两虚所致者，方以参苓白术散为主方加减；若因血虚生风所致者，方以归脾汤合当归饮子加减。针灸对于本病有一定疗效。取穴主要以眼区局部和手足阳明经腧穴为主。

医案1

姜某，男，48岁，2009年3月15日初诊。

主诉：左眼睑不自主频繁振跳1年余，加重1个月。

现病史：患者诉1年前左眼睑不自主频繁振跳，伴面颊麻木感，头痛，寐可，二便可。舌苔薄，脉缓。

诊断：眼睑瞤动。

辨证：血虚生风。

治法：养血熄风。

针灸：四白、攒竹、丝竹空、合谷、太冲、三阴交、足三里、头维。留针 30 分钟，隔日 1 次，10 次 1 疗程。

1 疗程后，眼睑跳动频率大减，间隔时间延长；续治 2 月而愈。

【按】四白、攒竹、丝竹空均为眼周穴，可疏调眼周部气血以熄风止痉；合谷属手阳明多气多血之经，"面口合谷收"，可通行面部气血；合谷配足厥阴肝经原穴太冲谓之"开四关"，可养肝平肝，熄风止痉；三阴交、足三里分别为脾经和胃经的腧穴，可补脾胃，生气血，旺盛后天之本；太阳疏调头部气机。

医案 2

王某，女，60 岁，2011 年 5 月 27 日初诊。

主诉：双眼睑瞤动伴下垂 3 个月。

现病史：患者自诉双眼睑瞤动，上睑下垂 3 个月，目常干涩痒。舌胖，脉沉弱。

诊断：眼睑瞤动。

辨证：脾虚气弱，经筋失养。

治法：健脾益气，熄风止痉。

方药：炙黄芪 30 g，升麻 6 g，天麻 10 g，钩藤 15 g，葛根 12 g，夜交藤 30 g，密蒙花 12 g，谷精草 12 g，茯苓 10 g，炒白术 10 g，蜈蚣 1 条，炙甘草 10 g，山药 10 g。7 剂，水煎服。

针灸：百会、阳白、攒竹透鱼腰、合谷、气海、关元、足三里、三阴交、太冲。留针 30 分钟，隔日 1 次，共 10 次。

针药配合治疗 3 周，除上睑下垂未见痊愈，其他眼部症状未见异常。

【按】患者因脾虚气弱，经筋失养，而致上睑下垂，眼睑瞤动。方用补中益气汤合天麻钩藤饮加减。黄芪补气升阳；升麻、葛根升阳举陷；天麻、钩藤、蜈蚣平肝潜阳，熄风止痉；夜交藤安神祛风止痒；密蒙花养血清肝；谷精草疏散风热；茯苓、炒白术、炙甘草、山药益气健脾。针刺：百会升提阳气；阳白、攒竹透鱼腰疏调局部气血以熄风止痉，升提眼睑；合谷配太冲养肝平肝，熄风止痉；气海、关元、三阴交、足三里补益中气。

（五）中心性视网膜炎

中心性视网膜炎或称中心性浆液性视网膜脉络膜病变。本病为发生在黄斑部的孤立的渗出性脉络膜视网膜病变，伴有视网膜下新生血管及出血。本病多见于 20～40 岁青壮年，无性别差异，多单眼发病。由于新生血管的渗漏、出血、机化，最后形成瘢痕，使中心视力永久性损害。眼底检查可看到黄斑区发暗，视网膜水肿，在水肿边缘可见圆形、椭圆形或不规则的反射光晕，约 1～3 个视乳头直径大小。病变区可出现黄白色或灰白色渗出小点，原来的中心凹反光消失或弥散。水肿消退后，中心凹反光恢复，轻者可不留任何痕迹，视力也不受影响。属于中医学"青盲""视瞻昏渺"的范畴。

中医认为，本病的发生与肝、脾、肾密切相关。肝郁气滞，血瘀，精气不能升养于目；或因禀赋不足，纵情嗜欲，

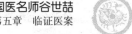

肝肾不足，精血耗损，目失涵养，而致神光泯灭。常以疏肝解郁、活血祛瘀、益气养血、补肝益肾为治则。针灸配合中药治疗眼底类疾病，往往颇有疗效。

医案

白某，女，31岁，2011年8月29日初诊。

主诉：右眼视力下降，视野小，模糊4个月。

现病史：患者诉右眼视力下降，视野小，模糊。视力：左眼0.7，右眼0.1。诊断为"中心性视网膜炎"。大便不成形，纳可，睡眠可。舌质暗，脉略滑。曾服中西药物月余，未见明显效果。

既往史：无。

诊断：中心性视网膜炎。

辨证：肝血亏虚。

治法：补益肝肾，养血明目。

方药：潼蒺藜12g，白蒺藜12g，赤芍10g，白芍10g，青葙子10g，薏苡仁15g，牛膝20g，晚蚕沙30g，黄菊花15g，川芎10g，枸杞子10g，熟地12g，水蛭6g，苍术10g，白术10g，枳壳10g，黄连10g，炙甘草10g。14剂，水煎服。

针灸：承泣、四白、球后、睛明、风池、足三里、三阴交、太溪。留针30分钟，隔日1次，10次1疗程。

针药配合，共治疗3个疗程，患者视物清晰。眼科复查黄斑区水肿消失，视网膜血管恢复正常。复查视力：左眼0.9，右眼0.8。

【按】患者右眼视力下降，视野小、模糊，舌质暗，均为肝血亏虚之象。治宜补益肝肾，养血明目。药物：白蒺藜平肝疏肝，祛风明目；潼蒺藜补肾固精，养肝明目；赤芍清热凉血；白芍、熟地养血和血；青葙子清肝热明目；薏苡仁、晚蚕沙、苍术、白术健脾益气燥湿；牛膝补益肝肾；黄菊花疏散风热；川芎活血行气；枸杞子补肝肾明目；水蛭破瘀血；枳壳疏肝理气；黄连清热燥湿。

针灸取穴以眼区局部和足少阳经腧穴为主，眼内针每次取一穴留针不提插不捻转，出针按压针孔。

（六）白内障

白内障是发生在眼球里面晶状体上的一种疾病，任何晶状体的混浊都可称为白内障，但是当晶状体混浊较轻时，没有明显地影响视力而不被人发现或被忽略而没有列入白内障行列。

眼部疾病的发生，多与肝、脾、肾密切相关。对于肝郁脾为主者，当疏理肝脾；肝肾亏损者，当平补肝肾，益精明目。临床上，对于此类疾病，谷世喆常针药配合。

医案

赵某，女，21岁，2011年9月19日初诊。

主诉：患虹膜炎葡萄膜炎白内障，刻下左眼0.01、右眼0.2，不能正常学习。

病史：从2001年左右眼部眼白发红、视物如雾气笼罩，但未见有其他症状。使用普通消炎药后症状消失，后发觉视力下降，直至2002年9月确诊葡萄膜炎，并立即住院治疗。

治疗期间静脉注射激素来控制炎症，并球后注射散瞳剂。住院期间全面检查后未查出引发眼病的原因，后认为是免疫系统紊乱所致。2003 年～2005 年期间发病频繁，多次使用激素类消炎眼药水。至 2008 年确诊为并发白内障。2011 年 7 月开始视力再次下降，直至 9 月一直未见好转，眼前有点状物，看书需借助放大镜，但仍费力且不清楚。月经基本正常有血块，睡眠约 7 小时，饮食二便正常。脉细、舌尖微红。

诊断：葡萄膜炎白内障，左眼半失明。

辨证：肝肾阴虚。

治法：补益肝肾，清热明目。

方药：玳瑁 1 支（冲），白菊花 30g，潼蒺藜 10g，白蒺藜 10g，谷精草 12g，石决明 30g，茯苓 10g，菟丝子 10g，生地 15g，全虫 6g，生地 10g，赤芍 10g，山萸肉 10g，川芎 6g，桃仁 6g，红花 6g，枸杞子 10g，地龙 6g，僵蚕 6g，炙草 10g。14 剂，水煎服。

针灸：四神聪、球后、睛明、承泣、风池、光明、侠溪、行间、三阴交。0.25 mm 毫针刺，留针 25 分。眼内针每次取 1 穴，留针，不提插不捻转，出针按压针孔。

针药配合治疗 7 个月后，总体有明显进步，眼睛不疲劳，右眼视力 0.5，左眼视力 0.1。可以自己读书，心情愉悦。

【按】本例患者视物不清，脉细、舌尖微红，乃肝肾阴虚，虚火上炎所致。治宜滋肝肾阴，清虚热。肾藏精，为先天之本，肝为藏血之脏，精血互可转化。"肝开窍于目，肝受血而能视"，《灵枢·经脉》："肝足厥阴之脉……连目系，上出额，与督脉会于巅。"针灸每次均刺眼内针配眼周穴位，以及手足远端肝经、肾经穴位。球后、精明、承泣均为眼部腧穴，可疏通局部气血；风池穴属足少阳经，功善清利头目，配同一经穴的光明穴可加强活血明目之效；侠溪、行间可滋阴泻火；三阴交可调补肝肾。配合中药杞菊地黄丸加减，以补益肝肾。

五、骨伤科病例

（一）落枕

落枕或称"失枕"，是一种常见病，好发于青壮年，以冬春季多见。落枕的常见发病经过是入睡前并无任何症状，晨起后却感到项背部明显酸痛，颈部活动受限。其病因主要有两方面：一是肌肉扭伤。如夜间睡眠姿势不良，头颈长时间处于过度偏转的位置，或因睡眠时枕头不合适，过高、过低或过硬，使头颈处于过伸或过屈状态，均可引起颈部一侧肌肉紧张，使颈椎小关节扭错，时间较长即可发生静力性损伤，使伤处肌筋强硬不和，气血运行不畅，局部疼痛不适，动作明显受限等。二是感受风寒。如睡眠时受寒，盛夏贪凉，使颈背部气血凝滞，筋络痹阻，以致僵硬疼痛，动作不利。

治疗落枕的方法很多，手法理筋、针灸、药物、热敷等均有良好的效果，尤以针灸治疗为佳。

【医案】

巴某，男，47岁，2010年8月19日初诊。

主诉：颈项强痛2天。

现病史：患者诉2天前晨起后突感颈项强痛，不能俯仰转侧，压痛明显，无肿胀，以往X线查有骨质增生，寐可，二便调。苔薄白，脉沉。

诊断：落枕。

治法：舒筋活络，行气止痛。

针灸：后溪、天柱、肩中俞、颈百劳、风池、肩井、天窗、阿是穴。留针30分钟。

针1次而愈。

【按】针灸治疗落枕疗效快而显著。治疗的关键在于局部取穴，强调"以痛为腧"，肢体远端穴位要强刺激，并令患者配合颈项部运动。天柱、肩中俞、风池、颈百劳、肩井、天窗、阿是穴为局部取穴，疏通经络、行气止痛。后溪属手太阳经，又为八脉交会穴，通于督脉，可疏通项背部经气；单穴如养老、后溪针刺配合运动，常收显效。

（二）颈椎病

颈椎病又称"颈椎综合症"，是增生性颈椎炎、颈椎间盘脱出以及颈椎间关节、韧带等组织的退行性改变刺激和压迫颈神经根、脊髓、椎动脉和颈交感神经而出现的一系列综合征候群。其部分症状可见于中医学的"项强""颈肩痛""头痛""眩晕"等病症中。起病时轻且不被人们所重视，多数能自行恢复；只有当症状继续加重而不能缓解，影响工作和生活时才引起重视。

中医认为，颈椎病多由外感风寒湿邪伤及经络，或长期劳损，肝肾亏虚，或痰瘀交阻、气滞血瘀等原因引起。《杂病源流犀烛》中："凡颈项强痛，肝肾膀胱病也，三经受风寒湿邪。"治疗以疏散风寒、舒筋活络为主，常针药配合。

医案

郑某，男，49 岁，2011 年 7 月 27 日初诊。

现病史：患者诉右肩颈痛，肩关节活动受限 1 个月。X 线示：颈椎生理曲度消失。舌胖，苔白，脉沉。

诊断：颈肩痛（颈椎病）。

辨证：气血阻滞。

治法：舒筋通络，行气活血。

针灸：大柱、颈白劳、大椎、肩中俞、肩井、肩髃、秉风、肩贞、委中、阳陵泉、条口透承山（左侧）、昆仑。留针 30 分钟，隔日 1 次。

针刺 8 次，肩部活动基本恢复正常，局部亦无压痛。

【按】大椎是督脉穴，为诸阳之会，针灸能激发诸阳经经气，通经活络；颈项部天柱、颈百劳、肩中俞疏经通络；肩周围肩井、秉风、肩贞舒筋活络；委中、昆仑、阳陵泉循经远取舒筋活络，通经止痛；条口透承山强刺激，同时嘱患者活动右肩关节运动，范围要大，并询问是否疼痛。

（三）手抖

手抖，它仅是一个症状，是指双手不随意的有节律性的颤动。手抖从症状上分为生理性手抖和病理性手抖。生理性手抖常在精神紧张、恐惧、情绪激动、剧痛及极度疲劳的情况下出现，一旦引起手抖的原因消除，手抖也随之消失。病理性手抖主要分为静止性手抖和运动性手抖两种类型。

手抖的中医辨证主要有：①肝风手颤：因肝阳亢盛，阳动生风，手随风动，故表现为手震颤。治以平肝熄风为主，用天麻钩藤饮加减。谷世喆认为肢体颤抖等症状往往多与肝风有关，"诸风掉眩，皆属于肝"。②脾虚手颤：脾虚运化无力，食欲不振，饮食不香，使脾气虚弱而致肝木生风内动，治以健脾定风为主，用六君子汤加减。③血虚手颤：因血虚生风，血不荣筋所致。治以养血熄风，用四物汤加减。④阴虚手颤：因肝肾阴虚不足，阴不潜阳，阳动生风所致。治以滋阴熄风，用二甲复脉汤加减。⑤风痰手颤：经络内有深伏之痰饮，阴滞经络所致。治以祛风化痰为主，药用导痰汤加减。

医案

杨某，男，38岁，2011年12月12日。

主诉：手抖3年。

现病史：嗜酒，酒后手抖，心悸，寐差，脉弦，情绪低。舌质暗、苔白。

诊断：手抖。

辨证：风痰阻滞。

治法：化痰熄风。

方药：郁金10g，菖蒲10g，茯苓10g，炒白术10g，半夏10g，远志10g，葛根12g，葛花10g，川芎10g，川楝子12g，玄参10g，炒枣仁30g，夜交藤30g，潼蒺藜10g，白蒺藜10g，炙草10g。7剂，水煎服。

2011年12月19日二诊：自觉手抖、心悸、情绪诸方面均有进步，大便每日2次，舌质暗、苔白腻，脉缓，后背痒。

方药：郁金10g，菖蒲15g，茯苓10g，炒苍术10g，炒白术10g，水牛角丝30g（先煎）、远志10g，葛根10g，葛花10g，川芎10g，川楝子10g，苦参20g，白鲜皮15g，潼蒺藜10g，白蒺藜10g，防己12g，浮萍12g，龟板10g（先煎）。7剂，水煎服。

2011年12月28日三诊：手抖减，情绪进步，大便每日1次，舌下静脉曲张，背痒。

方药：川芎10g，炒枣仁30g，知母10g，天冬10g，水牛角丝30g（先煎），葛根10g，葛花10g，川楝子10g，潼蒺藜10g，白蒺藜10g，龟板10g（先煎），防己10g，防风10g，牛膝20g，天麻10g。

2012年1月4日四诊：药后症状平稳。续服7剂以巩固。

方药：川芎10g，炒枣仁30g，知母10g，天冬10g，水牛角丝30g（先煎），川楝子10g，潼蒺藜10g，白蒺藜10g，龟板10g（先煎），防己10g，防风10g，牛膝20g，天麻10g，生牡蛎50g（先煎）。

【按】中医认为，无论是何种手抖，都与肝风有所联系。实证属于风火上扰，肝风内动；虚证属于肝肾不足，虚风内动。何实何虚，主要从病史的长短、年龄的大小、症状的表现、手抖的程度等进行鉴别或辨证。病史短，年龄轻，手抖重，幅度大，频率快，舌红苔黄者，多为实证；反之，病史长，年龄大，手抖轻，幅度小，频率慢，舌红少苔者，多为虚证。本例患者因长期嗜酒，经络内有深伏之痰饮，阴滞经络所致。治以祛风化痰为主，方用天麻钩藤饮合导痰汤加减，药用天麻、牛膝、半夏、茯苓等。

（四）肩周炎

中医认为，肩周炎多因营卫虚弱，肝肾亏虚，筋骨虚弱，复因局部感受风寒或劳累闪挫，气血阻滞，痰凝闭阻致病，以局部畏寒疼痛、功能障碍为主，属十二经筋的病候。

临床中除按照经脉循行辨证取穴外应重视经筋理论的应用，治疗上必须结合经筋病变部位，辨明与该病变经筋相连属的相应经脉，这是治疗取穴的关键。手阳明、手太阴、手足太阳经分别循引于肩臂的前、中、后缘，根据患者压痛点或活动时疼痛最敏感处，确定病灶属何经，然后在远端诊断确定治疗敏感点后进行相应治疗，同时在肩痛的局部加艾灸效果更好。

医案

胡某某，女，52岁。

患者自述有肩周炎史，未能接受规范治疗，经他医手法治疗曾有局部撕伤。今年始前胸痛，右侧乳上第2肋骨处压痛明显，晚上不敢右侧卧睡，否则不能喘息；后背右上部痛，右肩胛骨内上缘压痛明显。受凉、活动劳累则前后痛甚，晨起痛，局部有结节样条索状物，服西药治疗无效。

西医诊断：肩周炎。

中医诊断：痹证（肩痹）。

辨证：寒湿痹阻。

诊察：除患部疼痛明显外，于患者右手鱼际穴下找到一明显压痛点，为手太阴、手太阳经筋损伤。

针灸：肩髃、肩前陵、鱼际穴下、右侧前胸及肩胛骨内上缘阿是穴。

针后症状明显减轻，经7次治疗后基本症状消失。

【按】该病从经筋理论来治疗，手太阴经筋"……寻指上行，结于鱼后……上结缺盆，下结胸里……"手太阳经筋"……其支者，后走腋后廉，上绕肩胛……"局部温针治疗以疏通气血，改善症状。因经筋损伤而导致的疼痛是临床上常见的病症，经络触诊中除发现局部有阳性异常反应外，寻经在身体其他部位还能找到压痛点，可"依脉引经气"对其进行针刺治疗常能收到很好的效果。从本案中可深刻体会到《灵枢》中经筋循行病候的重要性。

（五）急性腰扭伤

急性腰扭伤为一种常见病，多由姿势不正，用力过猛，超限活动及外力碰撞等，引起软组织受损所致。以腰部不适或腰部持续性剧痛，不能行走和翻身，咳嗽、呼吸等腹部用力活动疼痛加重等为主要表现的腰部肌肉、韧带、筋膜、小关节突等组织急性扭伤。

本病的中医辨证常见证候主要有：①气滞血瘀证：腰部有外伤史，腰痛剧烈，痛有定处，刺痛，痛处拒按，腰部板硬，活动困难舌质紫暗，或有瘀斑，舌苔白薄或薄黄，脉沉涩。②湿热内蕴证：伤后腰痛，痛处伴有热感，或见肢体红肿，口渴不欲饮，小便短赤，或大便里急后重，舌质红，苔黄腻，脉濡数或滑数。谷世喆治疗急性腰扭伤，以活血通络为主，常针药配合。

医案

林某，男，64岁，2012年1月11日初诊。

主诉：急性腰痛2天。

现病史：腰扭伤后腰痛，不能迈步，双骻至腘以上窜痛，颈部强至骶骨均痛，有骨质增生，大便4次/日，脉沉。

诊断：急性腰扭伤。

辨证：气滞血瘀。

治法：活血化瘀，补益肝肾。

方药：杜仲20g，牛膝15g，桑寄生15g，川断15g，葛根12g，独活10g，川芎15g，当归10g，防风10g，细辛3g，干姜6g，全虫10g，地龙10g，天麻10g。7剂，水煎服。

2012年1月18日二诊：腰痛轻，脉缓，苔薄白，大便3～4次/日。

方药：杜仲20g，赤芍10g，白芍10g，牛膝15g，川断15g，桑寄生15g，桑枝10g，葛根15g，天麻10g，细辛3g，干姜 6g，黄连 10g，桑螵蛸 12g，芡实 10g，金樱子 10g，地龙 10g，全虫 10g，独活 10g。7 剂，水煎服。

2012 年 1 月 25 日三诊：共服中药 14 剂，腰痛已痊愈。大便 2 次/日。

【按】中药治疗急性腰扭伤，以活血化瘀为主，兼顾其他。本例患者年老体衰，宜活血化瘀之时兼补益肝肾。此外，休息是最基本且有效地治疗，在木板床上加 1 个 10 cm 厚的棉垫，保持自由体位，以不痛或疼痛减轻为宜，卧床一般应坚持 3 日左右，保证损伤组织充分修复，以免遗留慢性腰痛。腰扭伤 24 小时后可行患部热敷。

（六）腰痛

腰痛又称"腰脊痛"，疼痛的部位或在脊中，或在一侧，或两侧俱痛，为临床常见病证。谷世喆将本病分为寒湿腰痛、劳损腰痛、肾虚腰痛三种类型，他认为，腰为肾之府，督脉并于脊里，肾附其两旁，膀胱经挟脊络肾，故腰痛和肾与膀胱经的关系最为密切。

谷世喆对于此病往往运用脏腑辨证与经络辨证相结合的方法进行诊治。在治疗中，他将针灸与中药相结合，灵活运用，随症加减，积累了宝贵的临床经验。针灸治疗取足太阳、少阳、少阴、督脉经穴为主，常用腧穴肾俞、大肠俞、委中、阿是穴、腰阳关、阳陵泉、三阴交、太溪、命门，委中疏通足太阳经气，"腰背委中求"，委中是治疗腰背疼痛的要穴，大肠俞、腰阳关助阳散寒化湿，阳陵泉舒筋，三阴交活血，志室太溪补肾，命门肾俞治腰脊强直。若为急性腰

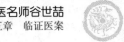

扭伤疼痛剧烈，谷世喆予针人中，用泻法，若腘窝络脉瘀胀者，可用三棱针点刺放血。

医案1

刘某某，男，38岁，2008年10月27日初诊。

主诉：腰痛6年，加重2月。

现病史：6年前劳累后始觉腰痛，向左下肢放射，卧和坐起时疼痛，行走尚可，怕冷，近2月来劳累后加重明显，行走疼痛加重，纳可，眠差，二便调。舌红苔白滑，脉弦滑。

既往史：否认高血压病史，糖尿病病史，冠心病病史。

辅助检查：腰椎MRI示：L4/5椎间盘膨出，椎管狭窄。

西医诊断：腰椎间盘膨出。

中医诊断：腰痛。

辨证：寒湿阻络，经脉闭阻。

治法：祛寒湿，通经脉，强壮督脉。

方药：苡仁20g，羌活10g，独活10g，当归12g，川芎12g，威灵仙30g，赤芍10g，白芍10g，熟地15g，鹿角霜10g，苍术10g，白术10g，全虫6g，地龙10g，血竭3g，丹参20g，玄胡12g。

针灸：大肠俞、肾俞、命门、腰阳关、秩边、居髎、环跳、委中、昆仑、大椎。

2008年11月3日二诊：症状明显好转，腰痛减轻，怕冷缓解，行走时亦无明显疼痛。考虑患者症状好转，中药守方，去全虫、地龙、熟地。

方药：苡仁20g，羌活10g，独活10g，当归12g，威灵仙30g，赤芍10g，白芍10g，鹿角霜10g，苍术10g，白术10g，血竭3g，丹参20g，生龙骨50g，生牡蛎50g。

针灸：大肠俞、肾俞、腰阳关、秩边、会阳、环跳、居髎、委中、昆仑。

2008年11月10日三诊：腰痛已不明显，行走时亦无腰痛，考虑诸症好转，嘱继服原方治疗，针刺取穴同前，加百会。随访1年未发作。

【按】患者腰痛，根据症状辨为寒湿阻络、经脉闭阻，治以祛寒湿、通经络。肾俞、大肠俞为谷世喆治疗腰痛之要穴，秩边、环跳、居髎为"臀三针"，乃其治疗腰椎间盘膨出、坐骨神经痛之"精方"，多有取效。中药与针刺结合，辨证准，取穴精，故能治愈多年腰痛之顽疾。独活寄生汤对此类病患很有效，谷世喆常加用虫类药物如乌蛇、地龙、全虫、水蛭、蜈蚣等，作用明显增加。对颈腰椎病谷老强调卧硬床、保温、不能久坐久立久行，不宜强力登山，要坚持八段锦或太极拳，坚持燕飞动作，促使背肌强健为要。

医案2

李某，男，50岁，2011年4月22日初诊。

主诉：腰痛腰酸1年。

现病史：1年来反复腰痛腰酸，喜揉喜按，伴腿膝无力，手足不温。腰部CT（-）。舌苔薄白，脉沉细无力。

诊断：腰痛。

辨证：肾阳亏虚。

治法：温补肾阳。

方药：附子10g，肉桂10g，熟地10g，山药10g，山萸

肉 10 g，枸杞 10 g，杜仲 10 g，菟丝子 10 g，当归 10 g，茯苓
10 g，牛膝 10 g，炙甘草 10 g。7 剂，水煎服。

针灸：肾俞、大肠俞、命门、委中、腰阳关、百会。留
针 30 分钟，隔日 1 次，共 10 次。

针药结合治疗 1 周后腰痛减，腿膝较前有力。嘱续服八
味地黄丸以巩固疗效。

【按】《景岳全书·腰痛》："腰痛证凡悠悠戚戚，屡发
不已者，肾之虚也；遇阴雨或久坐痛而重者，湿也；遇诸寒
而痛，或喜暖而恶寒者，寒也；遇诸热而痛及喜寒而恶热
者，热也；郁怒而痛者，气之滞也；忧愁思虑而痛者，气之
虚也；劳动即痛者，肝肾之衰也。当辨其所因而治之。"本
例患者腰痛隐隐，腿膝酸软无力，伴手足不温，脉沉细无
力，均乃因肾阳不足，不能温煦筋脉所致。治宜补肾壮阳，
温煦经脉，方用右归丸加减。熟地、山药、山萸肉、枸杞培
补肾精；杜仲、牛膝温肾壮腰；菟丝子补益肝肾；当归补血
行血；茯苓健脾胃；附子、肉桂补火助阳，散寒止痛，温经
通脉。"腰背委中求"，委中疏调腰背部经脉之气血；腰为肾
之府，肾俞壮腰益肾；大肠俞、腰阳关疏通局部经络；百会
为"诸阳之会"。

（七）退行性膝关节炎

退行性膝关节炎是一种慢性退行性骨关节病，临床表现
为膝关节疼痛，运动后加重，休息后减轻，行走不方便，伸
屈膝关节受限，下蹲困难，上下楼梯疼痛明显，或突然活动
发生刺痛，并常伴有软腿欲跌现象。膝关节伸直到一定程度

引起疼痛，在膝关节的伸屈过程中往往发出捻发响声。严重的会出现下肢肌肉萎缩，还可出现关节积液，并发滑膜炎。本病有原发性和继发性两种，原发性与患者的年龄有密切关系，多见于 50 岁以上的中老年人群。继发性多由于创伤（膝、髌骨、半月板、膝关节脱位等）、关节畸形（膝内翻、外翻）、关节疾病（炎性关节病变、内分泌紊乱、缺血性坏死），造成膝关节过早发生严重的退行性改变。

中医将退行性膝关节炎列入"骨痹"范畴。认为人到中年，肝肾不足，气血失调，筋骨失其濡养，加之外伤、劳损及感受风寒湿邪，使痰瘀内停，脉络不通，筋骨失养而发病。退行性膝关节炎多发于 60 岁左右肥胖妇女，针灸治疗本病，采用膝关节透刺法兼益肾填精效果较佳，多数病例皆有典型的 X 线或 CT 报告。

医案

李某，女，68 岁，2011 年 8 月 10 日初诊。

主诉：右侧膝关节疼痛 1 个月。

现病史：患退行性膝关节炎数年，关节肿胀变形，刻下右侧膝关节及肘关节疼痛，纳可，寐可，二便正常。舌苔白，脉缓。

诊断：退行性膝关节炎。

治法：疏经通络。

针灸：曲池、血海、鹤顶、内膝眼、外膝眼、阳陵泉透阴陵泉、解溪、丘墟、血海下。留针 30 分钟，隔日 1 次，10 次 1 疗程。

针刺 1 疗程后疼痛明显缓解；共针刺 4 疗程，肘、膝疼痛消失，但关节变形仍如前。

【按】病痛局部取穴及循经选穴可疏通经络气血。谷世喆常用膝三针鹤顶、内膝眼、外膝眼；膝眼穴 45°角刺入关节腔内，阳陵泉透阴陵泉，膝阳关透曲泉在治疗临床膝关节退行性病变，有明显的疗效。

大医精诚万世师表

第六章　疑难病诊治

　　谷世喆从医四十余年，诊治了大量的常见病及疑难杂症，积累了丰富的临床经验，本章节试图总结其诊治精神神志病证的临床经验，探索谷老师的诊断思路、治疗规律、针刺用穴特点。

一、精神神志病

（一）五脏的虚实是精神神志病的基础

　　人是一个有机的整体，在体内以五脏（心、肝、脾、肺、肾）和六腑（大肠、小肠、胃、胆、膀胱、三焦）为核心，分别联系着五官（耳、眼、口、鼻、舌）和五体（筋、骨、脉、肌、皮），而且脏与脏、脏与腑之间又联系密切，形成阴阳相配、表里相合的关系。脏腑还与五行五神相配，如心与小肠相表里属火，脾与胃相表里属土，肾与膀胱相表里属水，肝与胆相表里属木，心包与三焦相表里属火。

　　中医藏象学说，将脑的生理和病理统归于心而又分属于五脏，认为心是"君主之官，神明出焉"，为"五脏六腑之大主，精神之所舍也"。人的精神意识和思维活动统归于心，故曰"心藏神"。同时又把神分为五种不同表现，即魂、神、意、魄、志，这五种神分别归属于五脏，但都是在心的统领下而发挥作用的。精神神志的异常可影响五脏的功能状态；反过来，五脏的虚实变化可造成精神神志的异常，正如《灵枢·本神》云："……肝气虚则恐，实则怒……心气虚则悲，实则笑不休……肺喜乐无极则伤魄，魄伤则狂……肾盛怒而不止则伤志，志伤则喜忘其前言。"因此对于精神意识思维活动异常的精神神志病的认识应定位在脑，病机调理以心为主，并与其他四脏相结合。

肝胆关系密切，这两个脏腑从解剖部位看是相依关系；从生理功能看相互联系，共同完成帮助消化和主疏泄的功能，病理上看互相影响，如肝开窍于目，所以肝胆病可以导致视物不清，或是目赤红肿。肝胆，与魂魄相关，与神志病关系很大，还可伴有爪甲枯萎的变化，常常还会胁下疼痛。

心与小肠关系密切。心有热邪则会影响到小肠功能，小便会黄赤，舌尖会红赤，甚至舌尖溃疡。心藏神，心神不安则烦躁、失眠。

脾与胃关系密切，中医认为脾胃相互配合，是人后天之本。人出生后，生存发育的关键是脾胃。脾胃主受纳消化饮食，供给全身营养。凡饮食减少，或偏食，必致身体衰弱，但过分的强食暴饮也会伤及脾胃，使身体不能吸收，造成肌肉萎软，口唇不荣，易忧思悲伤或失眠。

肺与大肠关系密切，有肺病的人常大便干。而大便秘结日久不下，就会加重喘咳，造成皮肤毫毛枯燥、不润泽，且易悲戚思虑。

肾与膀胱关系密切，肾主藏精气，又控制二便的生成和排泄。贮存在膀胱的尿液要在肾气的作用下才能排出体外，所以说肾气虚就会遗尿或老年人尿后余沥不尽。肾主生殖，包括性功能，是人体先天之本。肾主骨生髓，脑为髓海，与心水火相济，否则易失眠、健忘等。

五脏中，"心"就如同宫廷中的君主，最为重要。肺如宰相，调节辅佐君主，在五行属金。肝如将军，五行属木。脾如后勤部长，五行属土，是后天之本。肾主藏精气，是先天之本，在五行属水。五脏可谓缺一不可，互相制约又互相支撑，称为相生和相克。只有相生，无相克，则会使一脏亢奋，影响到正常生理。只是相克，相生不足，则会发生一脏衰弱，也会影响到正常生理。这种情况就如同生态平衡一样，必须有一常量，才能使人保持健康。这就是亢则害，承乃制。

五脏六腑的功能活动正常是精神神志活动正常的内在基础，因此，五脏的功能是否正常、脏腑间气机升降是否协调，是维持正常精神神志活动的重要因素。根据临床观察，精神神志疾病的常见的病机有：心火炽盛，心肾不交；肝郁气滞，中焦失和；肝肾阴虚，亢阳扰神及痰火蒙蔽清窍等。

心火炽盛，心肾不交：对于心肾不交的患者，调治固当滋水清火，是以常取神门、内关清心安神，以太溪补肾，泻行间以引火下行，从而达到水火既济的目的，谷世喆常交替使用少府和劳宫穴。

肝郁气滞，中焦失和：中焦乃一身气机之枢纽。若因饮食不节，损伤脾胃而致虚气留滞；或因情志失调，肝气不舒，木不疏土，亦可导致中焦失和。所以治疗此证，当以调和脾胃，兼疏肝理气为法，旨在恢复中焦气机之顺畅。取穴以肝脾经穴和募穴为主：运脾胃常用公孙、内关、中脘、丰隆、天枢；疏肝气则常用膻中、期门、太冲、足临泣、阳陵泉、丘墟。

肝肾阴虚，亢阳扰神：肝肾虚损的患者，最常见于老年人和有压力的知识阶层，其主要原因为肝肾精亏，气血虚弱，阴不制阳而导致心悸、失眠、健忘等症。其本为虚，其标为实。根据"急则治其标，缓则治其本"的原则，当先潜镇其亢阳，后缓益其虚阴，从而达到标本兼治的目的。故以取肝肾经穴与俞募穴为主，如太冲、行间、照海、肝俞、肾俞，亦常点刺涌泉等。

以上三种病机，临床兼见者亦不在少数，故在运用上应辨证施治，方可得心应手。

总之，通过辨证取穴，施以适当的手法，从而达到针其穴、调其经、和其脏、畅其志的目的。常用的腧穴有：七神针（四神聪、本神、神庭，左右共七穴）、大椎、百会、哑门、风府、率谷、天冲。另外四肢末端的井穴易于激发调节经气，荥穴清热，常常选用。而且，在临床治疗的过程中，选取头部腧穴是治疗精神神志疾病的重要方法，手法可用头针强手法。

在精神神志疾病的发病率明显上升的今天，积极寻找治疗精神神志疾病的方法刻不容缓。统而言之，五脏是人体整个生命的中心。精神意识活动定位在脑，功能却统归于心，又分属于五脏。这种"五神藏"的理论，对于帮助我们认识五脏的生理、病理与精神神志的关系、指导我们的临床治疗具有重要的意义。情志太过可以伤及五脏，产生各种病变；五脏发生疾病，又可以出现各种情志的活动异常。而且，二者互为因果，对于临床辨证论治有指导意义。

内伤七情是精神神志病的重要原因之一。七情、脏腑、精神神志病互为影响，密切相关，这是与西医的不同。

（二）经络与精神神志病

传统的经络理论以《灵枢》中记述的最为详细。经络在身体内部直接联系着脏和腑，联系着耳、目、口、鼻、舌和前后二阴，在外联系着肌肉和皮肤。每一条经脉都是运行气血的较粗大的管道，犹如城市的粗大上下水道，位于体内深处，一般在外表看不见。这种运行气血的主干即是二十四条正经（十二经脉）和奇经八脉；属于第二级的主要分支是十五大络（称十五络脉），犹如二级较粗的管道；属于第三级的分支是从大络分出的无数的细小分支，它们分布在每一个脏腑、器官和组织的内外，还分布在肌肉皮肤之中，称为孙络。古籍中称三百六十五络，实际上是数也数不清的遍布全身内外的网络系统，经脉、络脉把全身各部分联络成一个整体。

"头为诸阳之会"，手足三阳经皆上达于头面，手足三阴经通过相表里的阳经经别也与头发生联系。而奇经八脉中，除带脉外，其余七脉均上达头面。正如《灵枢·邪气藏府病形》所云："十二经脉，三百六十五络其血气皆上于面而走空窍。"头为"脑之所寄"，所以人体的经络系统与脑有着密切的联系。而经络又有"内联脏腑"的功能，所以我们可以认为"五脏-经络-脑-精神神志"彼此形成了一个紧密联系的系统。

经脉在体表有许多反应点，这些点称为腧穴或穴位。穴位联系经脉，经脉又联系着五脏六腑、五官、五体……因此刺激穴位就能治疗体内各部分的疾病，调节各脏腑的虚实。所以学习针灸首先就应学习经络和腧穴，这是基础。掌握了针刺和灸疗的方法，犹如投枪，腧穴就是靶子。

中医对人体经络的认识在全世界是独一无二的，这与中华民族悠久的历史文化及东方哲学的博大精深是密不可分的。

（三）奇经八脉和精神神志病

奇经八脉是督脉、任脉、冲脉、带脉和阴阳跷脉、阴阳维脉的总称。它与十二正经不同，不与脏腑相络属，彼此也无相表里关系。但是奇经八脉与奇恒之腑的脑、髓、骨、脉、胆、女子胞的关系十分密切，对于人的生长发育和生殖至为重要。《素问·上古天真论》就说："女子二七而天癸至，任脉通、太冲脉盛，月事以时下，故有子。……七七任脉虚、太冲脉衰少。天癸竭，地道不通，故形坏而无子。"

奇经八脉的主要作用：一是沟通部位相近、功能相似的经脉，达到统摄经脉气血、协调阴阳的作用。如督脉为"阳脉之海"，任脉为"阴脉之海"，冲脉为"十二经之海"和"血海"……皆具统率的作用。督脉、任脉、冲脉又互相交通，均下起肾下胞中，上极于头脑，前贯心、后通肾，影响重大，称一源三歧；二是对十二经气血有蓄积和渗灌的作用，犹如湖泊和水库，气血充盛时可以蓄积，气血衰少时可以释放。

1. 督脉循行：起于小腹内（肾下胞中），下出于会阴部，向后行于脊柱的内部，直上至项后枕骨大孔处（风府），进入脑内，然后回出来，向上行于巅顶，在百会与肝经、膀胱经、胆经等相交会，沿前额正中下行鼻柱经人中止于唇系带。

督脉病候：脊柱强痛，角弓反张，头疼，癫狂，痫等证。

督脉经穴主治概要：本经经穴主治神志病、热病、头项、额、背、腰局部病症及相应的内脏疾病。

凡是以上病证应该考虑从督脉辨证，本经穴位共有29个（加印堂）。

2. 任脉循行：起于小腹内（肾下胞中），下出于会阴部会阴穴，向上行于阴毛部，沿着腹内，向上经过关元与阴经相交会，又经神阙（脐）等穴，到咽喉部，再上行环绕口唇，经过面部，进入目眶下（承泣）。

任脉病候：疝气，带下，胃痛，腹中结块，癃闭，不孕等。

任脉主治概要：本经经穴主治腹、胸、颈、头面的局部病证及相应的内脏器官疾病如泌尿、生殖方面的病症。少数经穴有强壮作用，还可以治疗神志病。

凡是以上病证应该考虑从任脉辨证，本经穴位共有24个。

3. 冲脉循行：起于小腹内（肾下胞中），下出于会阴部，向上行于脊柱之内，其外行者经气冲与足少阴经交会，沿着腹部两侧肾经上达咽喉，环绕口唇，抵目下承泣。冲脉循行记载很复杂，故有冲为血海、十二经脉之海、五脏六腑之海等说法，可参考。

冲脉病候：腹部气逆而拘急，临床常用来治疗妇科疾病。

（四）痰浊、瘀血与精神神志病

1. 痰浊

痰浊的形成，可因六淫化热，煎熬津液而成痰；或因六淫化寒，津液凝滞；有因情志所伤，气机郁滞，津液不行，凝而为痰；有因饮食过伤，嗜欲无度，劳倦至极，少于运动，均可使津液运行异常而生痰。

致病特点：

（1）阻碍气血的运行：痰饮水湿为有形之病理产物，易停留于脏腑经络与组织器官中，阻滞气机，阻碍气血的运行。具体表现在：

① 流注经络，易使经络阻滞，气血运行受阻，而见四肢麻木，屈伸不利，甚至半身不遂等症。

② 留于脏腑，致脏腑气机的升降出入失常。如痰在肺，肺失宣降，见胸闷、咳嗽、喘促等症。痰在脾胃，脾不升清，胃不降浊，见脘腹胀满、恶心呕吐、大便溏泄等症。痰阻于心，心血不畅，常见胸闷、心悸；痰迷心窍，则神昏、痴呆；痰火扰心，则发癫狂。

③ 结聚于局部，则形成痰核瘰疬、阴疽流注或梅核气等。

（2）致病广泛，变化多端：痰饮为病，发病病位不一。

痰饮可随气而升降，内而脏腑，外至筋骨皮肉，全身任何部位无处不到，影响多个脏腑组织，症状表现各异。如饮逆于上，可见眩晕；水注于下，则见足肿；湿在肌表，可见身重；湿停中焦，影响脾胃的运化。尤其是痰造成的病证更为广泛。如痰结咽喉，可见咽喉中如有物梗阻的"梅核气"。痰在于胃，则恶心呕吐等等。

痰饮为病，不仅致病广泛，而且变化多端。如痫证，因痰而发，平时如常人，发时突然昏仆，四肢抽搐，牙关紧闭，口吐涎沫，发后诸症顿失。痰饮停留于体内，病变发展可以伤阳化寒，郁而化火，化燥伤阴，挟风挟热。故古人有"百病皆由痰作祟""怪病多痰"之说。

（3）易扰神明：是指痰浊之邪易上扰神明，影响到心，出现一系列神志失常的病证。临床上痰浊上蒙清窍的眩晕证，痰迷心窍的痴呆、癫痫证，痰火扰心的狂证，都易见到许多精神失调的表现。

（4）多见舌苔滑腻：痰饮为病，虽病证繁多，错综复杂，但共同的特点均为腻苔或滑苔。这是痰饮水湿致病的显著特点之一。

2. 瘀血

瘀血的形成主要有两个方面的原因：一是气虚、气滞、血寒、血热等原因，使血行不畅而凝滞；二是由于外伤，或其他原因造成血离经脉，积存体内，而形成瘀血。

（1）气虚血瘀（虚气流滞）：气为血之帅，血为气之母，血液的正常循行依靠气的推动和固摄。气虚，一方面因无力推动血液运行而导致血行迟滞形成瘀血。另一方面，气虚无力统摄血液可导致血溢脉外为瘀。

（2）气滞血瘀：气行则血行，气滞血亦滞，因此，气滞常可导致血瘀。《沈氏尊生书》亦说："气运于血，血随气以周流，气凝血亦凝矣，气凝在何处，血亦凝在何处。"

（3）血寒致瘀：血得温则行，得寒则凝，感受外寒，或阳虚内寒，均可使血液运行不利而凝聚成瘀。

（4）血热成瘀：热入营血，或血与热邪互结，或血液受热煎熬而黏滞，运行不畅，或热邪灼伤脉络，血溢脉外，留于体内，均可形成瘀血。

（5）出血致瘀：各种外伤，如跌打损伤，或过度负重努力，外伤皮肤，或内伤脏腑，血离经隧，不能及时消散或排出，或使血脉运行郁滞不畅，形成瘀血。

此外，中医学中尚有"久病入络""久病从瘀"的说法，其实，这主要是说明各种病证久治不愈，必定会由浅入深发展，影响血液循行，导致瘀血的发生。叶天士的"初病在气，久病在血"是对"久病从瘀"的最好阐释。

瘀血致病的症状繁多，临床表现的共同特点有：

（1）疼痛：一般多表现为刺痛，痛处固定不移，拒按，多夜间益甚。在临床中根据瘀血的部位不同而症状各异：如瘀阻在心则心前区刺痛，瘀在肺则胸痛，瘀在胃肠则脘腹疼痛，瘀在肝则胁下疼痛，瘀在胞宫则少腹疼痛。

（2）肿块：瘀停体内，久聚不散可结成肿块，肿块位置固定不移。临床根据瘀阻的部位不同而表现不同。如瘀在体表，皮表局部青紫肿胀；瘀在体内可呈癥积，质硬，有压痛。《医林改错》说："气无形不能结块，结块者，必有形之血也。"《血证论·瘀血》说："瘀血在经络脏腑之间，结为癥瘕。"

（3）善忘，癫痫，狂、渴不欲饮，但欲漱水不欲咽，肌肤甲错等症状。

临床上判断是否有瘀血存在，除掌握上述临床表现特点外，凡发病前有外伤、出血、中风、大手术、分娩史者和病程已久、屡治无效者，均可考虑瘀血的存在。

（五）治神四法

随着社会的发展，人们生活和工作压力的增加，以及人口老龄化的日益加剧，诸如失眠，抑郁，健忘、老年性痴呆等精神神志疾病的发病率有明显上升的趋势。因此，精神神志疾病的治疗已经逐渐成为临床医师的重要课题。中医对于精神神志疾病从《内经》时代即有系统的认识。它把人精神神志活动归属于五脏系统，因此，五脏的虚实变化可造成精神神志的异常，而精神神志的异常反过来亦可影响五脏的功能状态，正如《灵枢·本神》云："肝气虚则恐，实则怒""心气虚则悲，实则笑不休""肺喜乐无极则伤魄，魄伤则狂""肾盛怒而不止则伤志，志伤则喜忘其前言"。这些记载都详细描述了精神神志与人体病理变化的关系，对我们的临床治疗具有重要的指导意义。而针刺治疗精神神志疾病自古即有效显法捷的特色，如众所周知的"孙真人十三鬼穴"即是一例。另外，《千金翼方》云："凡诸孔穴名不徒设，皆有深意。"十二经穴与经外奇穴中有许多便是以"神"字命名的，如神门、神庭、神堂、神道、本神、四神聪等。这些腧穴的名称即说明了它们对于治疗精神神志疾病的特殊疗效。基于以上认识，初步总结治疗精神神志疾病四法。

1. 神机上朝——重点取头穴

脑是人体生命活动的指挥中枢，也是人精神意识思维之所出。而头作为脑之所寄，通过经络与五脏发生联系，组成了一个相对独立的系统。比如手足三阳经皆上达于头面，手足三阴经通过相表里的阳经经别与头发生联系。而奇经八脉中，除带脉外，其余七脉均上达头面。正如《灵枢·邪气藏府病形》所云："十二经脉，三百六十五络其血气皆上于面而走空窍。"所以，选取头部腧穴是治疗精神神志疾病的重要方法。通过辨证取穴，施以适当的手法，从而达到针其穴、调其经、和其脏、畅其志的目的。笔者常用的腧穴有：七神针（即四神聪、本神、神庭，左右共七穴）、大椎、百会、哑门、风府、率谷、天冲、印堂、人中、安眠等。

医案

刘某，女，28岁，福建人。

患者因脑血管畸形而多次昏厥。平素性格内向，易抑郁，稍有劳累或激动则癫痫样发作。诊前20天做伽玛刀手术。术后情绪仍不佳，头昏寐差，面白，舌淡，脉细。诊为气虚血瘀，神失所养。采用祛瘀通脑络、益气安心神之法。

取穴：大椎（速刺不留针），七神针，足三里，三阴交，太冲，隔日1次。针两次即觉神清气爽，面转红润。共针10次，返闽。

【按】本例取头项部的大椎、七神针为主穴，以祛瘀通脑络。大椎具有疏通督脉、调和髓海、平衡阴阳的功能，对治疗癫痫有特殊疗效；速刺不留针是为了加强通督醒脑的作用。而七神针乃是笔者治疗精神神志疾病的验穴。再以足三里，三阴交补益气血，太冲通督理气，标本兼顾，是以取效。

2. 三焦升降——重调脏腑

五脏六腑的功能活动正常是精神神志活动正常的内在基础，因此，三焦脏腑间气机升降协调是维持正常精神神志活动的重要因素。根据临床观察，精神神志疾病的常见的病机有：心火炽盛，心肾不交；肝郁气滞，中焦失和；肝肾阴虚，亢阳扰神。

以上三种病机，临床兼见并见者亦不在少数，故在运用上应辨证施治，三焦升降，重调脏腑，方可得心应手。

医案

李某，男，40岁，外企白领。

患者性格内向，多年生活国外，归国半年以来，不能习惯人际关系，自觉压力大，精神不集中，心烦，多梦，纳差。舌淡脉弦。诊为中焦失和，肝肾亏损。

取穴：①膻中，中脘，内关，神门，三阴交；②心俞，脾俞，肝俞，肾俞，太溪，百会，四神聪。每周针两次，用补法，多留针，手法轻，共针12次基本治愈。

【按】本例第1组穴中，膻中为气会，中脘为腑会，内关为络穴，通三焦经，三穴并用，以调和中焦气机；再配合神门、三阴交，以疏肝气，安心神。第2组穴中，取心、肝、脾、肾俞四脏募穴，以固其本，补其虚；百会、四神聪以清其亢阳，正所谓"其高者，因而越之"。

3. 从根引末——依标本而刺

针灸学中有一套重要理论即是"标本根结"，它形象地把人的躯干比作树木，而把四肢末端比作树根，从而强调了四末与躯干头面的密切联系。点数临床最常用的五输穴、原穴、络穴、八脉交会穴、下合穴、郄穴均位于四肢末端、肘膝关节附近或以下的位置。正如《标幽赋》所云："更穷四根三结，依标本而刺无不痊。"所以在治疗精神神志疾病时，采用标本相应、根结相引的方法，取得了较好的疗效。

医案

王某，男，45岁。

下岗后心情抑郁，素日夫妇关系紧张，嗜酒。现失眠，舌红脉弦。诊为肝郁化火，脾胃失和。

针风池，安眠，头临泣，侠溪，内庭，神门，三阴交，针用泻法，6次基本痊愈。

【按】本例中以风池、安眠、头临泣与侠溪，上下相应，标本相依，主清其肝火，配合内庭、三阴交，以调理脾胃，顺畅气机。

4. 以神治神——重在疏导

临床上所见的精神神志疾病有许多是由于愁、思、郁、怒过度所致。此类病人的临床症状为"标"，情志不畅为"本"。中医治病讲究"治病必求于本"，所以在对此类病人进行针刺治疗的同时，还应当配合情志疏导，这同样是针灸治神的重要组成部分。《灵枢·师传》曰："人之情，莫不恶死而乐生，告之以其败，语之以其善，导之以其所便，开之以其所苦，虽有无道之人，恶有不听者乎？"因此，这要求医生应当掌握基本的心理学知识和谈话技巧，通过与病人的谈话，解除其心理上的压力或障碍，然后再施以针刺，必能取得事半功倍的效果。

医案

史某，女，40岁，北京人，公安干部。

全身心投入工作但久未提升，转而月经量少，心烦，善太息，少寐多梦，纳呆，胁胀。舌尖红，脉沉。诊为肝郁气滞，中焦失和。

首先给予心理疏导，劝其不要过分在意名利之得失，应当开阔心胸。试问健康不在，名利何用？病者颇以为然。然后针刺：①膻中，章门，天枢，太冲，足临泣，百会；②内关，神门，中脘，丰隆，阳陵泉。间日一次，10次为一疗程，治疗两疗程痊愈。

【按】精神神志疾病应当引起临床医师的足够重视，进而开展专项的中医研究，而针刺对治疗此类疾病有良效。以上四法着眼于针灸治疗与整体治疗的结合，以脏腑经络对精神神志活动的基础作用为出发点，调经络、和脏腑，而后畅情志。

二、头痛

中医认为头为诸阳之会，五脏六腑之清气皆上注于头。偏头痛病因复杂，除外感六淫之邪外，更与禀赋、摄生、情志、劳倦、饮食等多种因素有关。在多种致病因素的作用下，或肝阳上亢，或痰浊上蒙，或瘀血阻滞，或气血不能上荣，从而发为头痛。针灸治疗头痛有明显的疗效，在辨证论治、辨经取穴的原则上，根据头痛的轻重缓急，或针、或灸、或点刺放血，或局部取穴、或远道取穴。

头疼病因病机极为复杂，分为以下几类。

1. 风寒头痛：此种头痛最常见。系由感受风寒之邪所致，起病较急，头痛为重，以前额及太阳区为主，常牵连颈项部拘紧感，遇风寒时头痛即刻加重。由于风寒束表，毛窍闭塞而头痛无汗，影响肺气宣降可伴有咳嗽、喷嚏、鼻塞或流清涕等，重者伴有发烧、全身酸痛。舌苔薄白，脉象浮紧。

2. 风湿头痛：感受风寒湿邪，留滞于头部经络，气血痹阻，遂致头痛。若风寒得解，则其痛停止，但因湿邪内伏，每遇阴雨风寒天气则复发，故俗称头风。症见头痛多偏于一侧，或左右交替发作，或全头痛、头重如裹、头胀痛、刺痛或搏动性疼痛，伴四肢沉重、胸胁满闷、全身困倦酸痛或有恶心呕吐。舌苔白腻，脉滑。

3. 风热头痛：起病急、头痛重，伴有头沉和灼热感，常有发烧、头中觉热、喜凉风，热重时口渴咽干痛、小便赤黄、大便秘、鼻流浊涕或有牙痛等。舌苔黄，脉浮数。

4. 肝阳头痛：情志郁怒，气郁化火，肝阳偏亢；或肾阴素亏，水不涵木，肝阳上僭，风阳旋扰而头痛。本型头痛多有高血压病史。头角抽痛，多偏于一侧搏动样跳痛，伴有头晕耳鸣、目眩而涩、颈项拘紧感、性急易怒、面红口苦咽干等。舌质红，脉弦。

5. 痰浊头痛：素来体质肥胖，偏嗜甘肥，湿盛生痰，痰浊阻遏经隧，清阳不展而致头痛。特点为头痛较重，头额昏痛如裹，伴有目眩、胸闷、恶心呕吐、咳嗽多痰，便溏。舌苔白腻，脉濡滑。

6. 血虚头痛：久病体虚或失血之后，血虚不能上荣脑髓，络脉空虚而为头痛。特点为头昏，头部隐隐作痛，痛势绵绵，休息痛减。记忆减退，伴有头晕心悸、气短、四肢无力、劳动时加重、食欲不振、面色苍白或萎黄、口唇无华。舌质淡白，苔薄白，脉沉细无力。有久病及失血病史。

7. 瘀血头痛：头痛日久，久痛入络，络脉瘀滞，或因跌仆损伤，脑髓受损，气血运行不畅，均可形成瘀血头痛。此种头痛多有外伤史。其特点是头痛较剧烈、如刺，经常发作、痛处固定不移，治疗比较困难。重者伴有视物花黑，恶心呕吐、心悸气短、失眠、记忆减退等。舌质紫暗或有斑点，脉沉细或涩。

8. 肾阳虚头痛：主要症见头痛头晕、健忘、腰腿酸痛、四肢发冷、小便频数，重者伴有阳痿等。舌质淡白，脉沉迟无力，尤以尺脉为甚。

9. 肾阴虚头痛：头痛较轻，伴有头晕耳鸣、目眩、记忆减退，以及腰酸遗精、多梦失眠、心悸气短等，重者有盗汗、低烧。舌质红，脉细数。

按头痛的部位分类有正头痛、偏头痛、头顶痛、头项痛等区别，对取穴有指导意义。

1. 正头痛（阳明头疼）：取上星、合谷、列缺、头维，攒竹加阿是。针刺，用泻法，留针 20 分钟。

2. 偏头痛（少阳头疼）：取太阳、头维、外关、率谷加阿是。针刺，用泻法，留针 20 分钟。

3. 头顶痛（厥阴头疼）：取百会、太冲、后溪，加阿是。多用泻法，留针 20 分钟。

4. 头项痛（太阳头疼）：取风池、列缺后溪加阿是，针刺，用泻法，留针 20 分钟。

当疲劳、更年期、月经期前后、情绪激动、气候变化、睡眠差等时候，头痛多发。取每日或隔日针一次。可以根据病程、病因、体质调整增加穴位和灸法放血法，用针粗细大小也应该有所讲究。

对谷世喆治疗头痛的取穴频次进行分析，归纳出：

1. 风湿头痛方：风池、头维、通天、合谷、三阳络。

方义：本方以近部取穴为主，远部取穴为辅。通天疏散太阳，风池和解少阳，头维、合谷清泄阳明，共收疏风散寒化湿之效。本方通调三阳经气，使络脉通畅，血气调和，则头痛可止，随证选穴：前头痛加上星、阳白；头顶痛加百会、前顶；后头痛加天柱、后顶；侧头痛加率谷、太阳。

2. 肝阳头痛方：悬颅、颔厌、太冲、太溪。

方义：肝阳上亢，多夹少阳风热循经上犯，故头痛偏于额角。本方近部取悬颅、颔厌，使针感直达病所，有清热、熄风、镇痛作用，远部取太冲平肝，太溪补肾，是育阴潜阳的治法。

3. 痰浊头痛方：中脘、丰隆、百会、印堂。

方义：中脘配丰隆，功能健运脾胃、降浊化痰以治其本，百会配印堂，善于宣发清阳、通络止痛而治其标。

4. 血虚头痛方：上星、血海、足三里、三阴交。

方义：督脉并于脊里，入脑，本方取上星疏导督脉、和络止痛，足三里、血海补脾健胃、益气养血，使气血充沛，则髓海得以濡养而头痛可镯。

5. 瘀血头痛方：阿是穴、合谷、三阴交。

方义：瘀血头痛多由于外伤或久痛络脉蓄血所致，故随痛处进针，出针后不按孔穴，任其流出恶血，即"以痛为腧""血实者决之"的意思，同时补合谷以行气，泻三阴交以活血，以期化瘀止痛。

医案

尹某某，女，37 岁，2009 年 3 月 20 日初诊。

主诉：头痛 20 年。

现病史：患者 20 年前始发作头痛，伴恶心、呕吐，每于紧张劳累后发生，睡眠差，几乎每月发作 5～6 次，伴头晕，无心悸、气短。西医诊查头 CT、脑超、心电图，未见异常，未明确诊断。曾服汤药及针刺治疗，未取效。纳可，眠差，多梦，头以巅顶痛为主。舌红苔薄黄，脉沉弱。就诊日适逢月经第 2 天，口苦，轻度腹胀痛，经量经色正常，周期正常。

辅助检查：无特殊。

西医诊断：头痛待查。

中医诊断：头痛。

辨证：肝经不畅，经络不通。

治法：调理肝经气机，通经络。

方药：醋柴胡12g，黄芩10g，法半夏10g，赤芍10g，白芍10g，升麻3g，当归10g，玄胡10g，泽兰10g，丹参30g，生龙骨50g，生牡蛎50g，藁本10g，地龙10g，茯苓10g，葛根12g，炙甘草10g。

患者拒绝且无暇针刺，只予汤药治疗。

2009年3月27日二诊：患者头痛减轻，稍恶心，未呕吐，无头晕，纳可，眠好转，无梦多。舌红苔薄黄，脉弦。汤药调整如下。

方药：醋柴胡12g，黄芩12g，法半夏10g，赤芍10g，白芍10g，当归10g，玄胡10g，泽兰10g，丹参30g，生龙骨50g，生牡蛎50g，藁本10g，地龙10g，茯苓10g，葛根12g，炙草10g。

2009年4月10日三诊：患者头痛未发作，纳可，眠安，便调，舌红苔白，脉弦。继服上方10剂。随访3个月，头痛未发作。

【按】患者头痛病程长，巅顶痛，伴恶心呕吐，眠差，结合舌脉，辨为肝经厥阴头痛，予汤药调理气机。方中以降为主，以通为主，但用升麻3g乃引经之药，使药达病所，随即取效。由是观之，用药要至病所，正如针刺要使"气至病所"，才能获得满意疗效。巅顶痛伴呕恶，从头痛分经辨证出发，定为"肝经不畅，经络不通"很正确。

三、癫痫

癫痫是由遗传和脑损伤等引起的,是以脑神经元异常放电为病理特征、以短暂反复发作的脑功能障碍为临床特征的较常见的难治愈疾病。

(一)诊断依据

癫痫现代分为大发作、小发作、混合发作、局限发作、精神运动性发作等。诊断依据主要为:

1. 有典型的癫痫发病史,发作 2 次以上。

2. 临床症状:发作性的意识丧失和全身抽搐,或短暂频发的失神、肌痉挛、失语、喊叫、肌强直、吐涎沫,发作后如常人。

3. 有家族史、外伤史、中风史等。

4. 脑电图(EEG)可表现为棘波、棘—慢波等痫波。

因不发作时 EEG 可正常,所以有相当一部分患者有典型的症状和病史而未测到异常脑电图,但仍可诊为癫痫。

(二)中医治疗

中医主要从痰、热、瘀的角度针对症状和病因进行治疗。

岐黄之术自有传承

1．方药（熄风定痫）

钩藤 15 g，天麻 10 g，白术 10 g，刺蒺藜 10 g，法半夏 10 g，橘皮 10 g，赤芍 12 g，白芍 12 g，川芎 10 g，延胡索 10 g，郁金 10 g，丹参 30 g，鸡血藤 30 g，桃仁 10 g，红花 10 g，牛膝 20 g，牡蛎 45 g，珍珠母 45 g。

痰热盛腑实加大黄 10～20 g；久病气血虚加黄芪 30～50 g、当归 15 g、熟地 10～20 g 等；可酌用牛黄清心丸。

2．针灸疗法

以督脉经穴为主，辅以任脉、厥阴经、足太阳经穴，以泻法为主。

操作方法：首先坐位取大椎穴。常规消毒，成人用 26 号 2 寸针，儿童用 28 号 2 寸针，以夹持法在大椎穴向上 30°角快速刺入皮下后缓慢进针 1.2～1.5 寸，体胖者进 1.8 寸左右，以有触电感向下或左右窜为度。儿童不留针，轻刮针柄 3～5 次即出针，当精神专注，切不可再深刺。隔日针大椎穴 1 次。10 次 1 疗程。一般 3～5 个疗程显效。

辅穴：取卧位，辨证配穴。头晕神疲及脑外伤者，配刺百会、神庭、本神、三阴交、太冲。纳差痰盛、胸脘痞闷，配刺丰隆、中脘、内关、膻中。儿童及久病体弱，配脾俞、肝俞、丰隆、足三里诸穴。一般留针 20～30 分钟。

正值大发作，即时强刺激人中、涌泉、内关、百会，缓解后起针。

鸠尾、腰奇可提高疗效，在缓解期可用。背俞与原络配穴调整五脏虚实，可交替使用。

（三）典型病例

医案1

邢某，女，5岁，1995年12月12日初诊。

4月前因高烧40℃突发抽搐，目上视，叫不应。经降温处理后缓解。此后连续因外感或洗头发引发全身痉挛，手足搐搦，失神，流涎，憋气，约1分钟缓解。儿研所查脑电图中度异常，诊断"癫痫"。前日发作，要求针灸治疗。

查体：发育正常，双目活动欠灵活，舌尖红苔薄，脉滑数，皮肤热。

中医诊断：癫痫。

辨证：外感风热，痰热阻络。

治疗：针刺大椎，疾刺不留针，配神庭、曲池、丰隆、外关，毫针泻法留针20分钟。隔日治疗1次。

经10次治疗后，眼神灵活、寐纳俱佳。其间轻发作1次，约30秒即缓解。再针10次后一直未再发病。追踪随访半年，患儿未发病。

医案2

康某，男，14岁，1998年10月初诊。因癫痫就诊。CT显示：右脑发育不完全。经使用添精益肾中药和针灸治疗1年余，病情明显好转，因故停止治疗。

岐黄之术自有传承

（四）讨论

癫痫病多与遗传和外伤等因素有关，病机属风邪与痰瘀为患。正如朱丹溪所说："（痫）无非痰涎迷闷孔窍。"孔窍即"脑"。《难经·二十八难》载："督脉皆起于下极之俞，并于脊里，上至风府，入属脑。"现代针灸治疗癫痫均十分重视使用督脉穴位即因于此。谷世喆认为大椎穴除通阳散热外，还具有很强的疏通督脉脑络、调和髓海、平衡阴阳的重要作用。虽然大椎醒脑开窍不如风府、哑门，苏厥不如人中，但其调和疏通平衡的综合作用却较突出，且危险性小、操作方便，易于长期作用。足阳明经络脉丰隆上络头项，又兼有豁痰健胃的作用，与大椎配伍相得益彰，是本组治疗的重要穴位，值得提倡。

四、更年期综合征

更年期综合征是一系列以功能失调为主的症候群，常见的主要有心血管症状、精神神经症状及新陈代谢症状三类。如潮热、失眠、血压波动、健忘、痴呆、烦躁、抑郁、心悸怔忡，以及因骨质疏松而引起的关节疼痛等。据调查，大约有1/3的更年期妇女都有这类症状，高于男子5倍。有的人还表现为食欲不佳、恶心、便秘、腹泻等。用现代医学观点看，这些症状中有相当一部分属于更年期综合征。虽然到医院看病的多是妇女，但男子同样具有更年期和更年期症状。

近来有人呼吁要重视男子的更年期综合征是很有道理的。

（一）病因病机

中医认为，人体最重要的是气和血。人少年时正处在生长发育的阶段，所以称为"血气未定"；青壮年时期发育完全，身强体壮，办事效率高，敢作敢为，是人生的辉煌时期，称为"血气方刚"。一到中年以后，常觉力不从心，一不小心就生病，时常要休息一下才能恢复精神和体力，这就是"血气即衰"。

血气衰，实质是全身脏腑器官功能的衰退。从 30 岁开始，人体即开始了衰退的过程。比较关键的转折点在 50 岁上下，发病的人数较多。男性一般多发生在 50～60 岁之间，也需要调治和关护。

中医认为，更年期综合征患者五脏六腑的功能都失调，但以肾虚为根本。这一点与西医认为主要是由内分泌、性腺的变化引起有相似之处。

《素问·上古天真论》说："女子……七七任脉虚，太冲脉衰少，天癸竭，地道不通，故形坏而无子也""丈夫……七八，肝气衰，筋不能动，天癸竭，精少。"这里的天癸即现代医学的促性腺激素。中医认为，肾主藏精，与生长发育、生殖衰老关系最密切。所以说更年期综合征是由于五脏之气衰弱，尤其是肾气衰少而造成的。

人过中年，肾气渐衰，冲任亏虚，天癸将竭，精血不足，气血阴阳失衡，即出现肾阴不足，阳失潜降，或肾阳虚衰，经脉失于温养等肾阴肾阳的偏盛偏衰，从而导致脏腑功能失常。表现为或肝阳上亢，或心血亏损，或脾胃虚弱，或痰气郁结，出现头晕、烘热、心悸、易怒、抑郁、气闷等症状。到西医院去做检查，结果常常是阴性。当然如果查内分泌激素水平，则很可能偏低或偏高。

（二）辨证论治

1. 肾阴亏虚型

症见头晕耳鸣，腰膝酸软，阵阵潮热出汗，手足心发热，想握冷物。有时颜面潮红，两颧发赤，口干，月经期不准，或提前，或不定期，经色鲜红，量或多或少，小便短赤，便秘，舌红少苔，脉细，有时还快，每分钟 80～90 次。

有人（女士为多）兼见烦躁易怒，胁肋部胀痛，口苦，失眠，多梦，或心悸，或喜笑无常。这是由于肾阴亏，影响及肝，导致肝阳上亢所造成的。这类病人多见于体质较瘦者。

治法应当从养肾阴为主，兼清虚热。常用知柏地黄丸、杞菊地黄丸。杞菊地黄丸用于偏头痛者，知柏地黄丸则可用于小便赤，大便秘者。对于兼有烦躁、口苦、胁痛乳胀者，可配合加味逍遥丸，都是早晚各 1 丸，用淡盐水送服。失眠多梦易惊者，还可以晚上睡前服 1 丸牛黄清心丸，效果很好。相火旺盛则常用自拟的菖郁汤加一些清肝火、安心神的药物，如牛黄清心丸等，疗效亦佳。

针灸我选用太溪、太冲、三阴交、足三里、百会、内关等穴，平补平泻，坚持治疗 1～2 个月，即有满意的效果。

2. 肾阳虚损

症见精神萎靡，形寒肢冷，腰膝酸冷，食欲差，腹胀，大便常稀软不成形。女性经行量多色淡，少腹冷，面部浮肿，下肢呈可凹陷性浮肿。夜尿频或尿失禁，有人表现全身肌肉骨骼疼痛。舌淡或胖嫩，舌边多齿痕，舌苔薄白，脉沉细无力。

治疗当温补肾阳，常用的成方是金匮肾气丸。它比六味地黄丸多了肉桂、附子两味中药，可温肾助阳。每日早晚各服1丸，用淡盐水送下。如果无口苦烦躁的不适症状，可以长期服用一段时间，待症状消失后，再减量或停服。

还可用枸杞子20 g，放入母鸡（最好是散养鸡，或打鸣的童子鸡）腹中，加入适量生姜、花椒、盐、葱等调料，以及适量黄酒，清蒸或清炖，吃鸡喝汤。这是补肾阳的食疗法。再可以用枸杞子30 g，当归30 g，川附片10 g，用38°的白酒2斤，泡1周后，每天喝1盅。

另外，还可以采用艾灸脐下3寸的关元穴，膝关节外侧的足三里穴，腰背部的脾俞、肾俞、命门等穴。持之以恒，必能达到益肾温阳的作用。

3. 肾阴阳两虚

此类病症在临床比较多见，主要表现为：腰膝酸软，头晕心烦，时有心悸，乏力易怒，多疑，焦虑不安，情绪不稳，多呈抑郁，偶有亢奋者。发病一般都有诱因：或因职称升迁，或担忧下岗，或担心配偶有外遇等等，日积月累而发病。这类病人多为妇女，内分泌检查多显示雌激素减少，卵泡激素明显增高。

中医治疗以滋肾扶阳为主，另外再配合清肝、疏肝、安神之法。市场上的更年安、更年康之类的药物都可以用。常用的中药一般是在六味地黄丸的基础上加仙茅、淫羊藿、巴戟天、肉苁蓉、山栀、郁金、菖蒲等。

谷世喆临床常配合针灸，用百会、七神针、头临泣、内关、神门、膻中、太溪、太冲、足临泣、脾俞、肾俞等灵活配穴，每次用4～6穴即可。只要坚持治疗1个月左右，即可有较好而持久的效果。

一女士，49岁，月经已减少，虽然身体不算强壮，但一直能坚持工作和做家务劳动。近两个月来，时常心慌，自觉发热，甚至不能工作，好发脾气，胁肋不舒。在中日友好医院等大医院检查，理化各项均正常。最后诊为更年期综合征，用中药调理而愈。

五、癔病

癔病，又称歇斯底里，是西医神经官能症之一，相当于中医之"脏躁""郁证""百合病""梅核气""奔豚气"等范畴。《金匮要略》中记载："妇人脏躁，喜悲伤，欲哭，像如神灵所作，数欠伸。"可见"脏躁"是一种精神障碍疾病。"郁证"，主要表现为心情抑郁、情绪不宁、胸部满闷、胁肋胀满，或易怒易哭等。"百合病"主要表现为精神恍惚不定，口苦，饮食、行为、语言异常，"如有神灵""如寒无寒""如热不热"等精神情志症状。"梅核气"主要表现为因情志因素致咽中如有物梗死，吐之不出，咽之不下，并随情绪剧烈波动而加重。"奔豚气"是病人自觉有气从少腹上冲心胸，甚至上冲咽喉，"发作欲死，复还止"，多因惊恐或恼怒而得。以上疾病均与情志因素密切相关，常发生于青年人，16～30岁较多，女性发病率高于男性，发作呈现阵发性，病程短。

（一）病因

1. 内因

患病者本身性格多内向，感性多于理性，往往立场不坚定，易受他人影响，心理易受暗示，比如具有特殊意义的谈话、表情，以及看见其他患者发病均可成为病因。且病人多思善虑，爱作不切实际的幻想。

2. 外因

家庭环境、工作环境、社会环境等所有能激起其情绪波动的因素。

（二）表现

1. 精神神经性表现

患者发作前一般有受惊、受委屈、生活不遂意或者亲友远离或死亡、过分顾虑身体疾病等经历。发作时病人大哭大笑，又吵又闹，以极其夸张的姿态向人诉说所受的委屈和不快，蹬足捶胸，以头撞墙，或在地上打滚，但意识障碍不明显。发作持续时间的长短与周围环境有关，发作后渐渐平静。《灵枢·经脉》中提到："胃足阳明之脉……病至则恶人与火，闻木声则惕然而惊，心欲动，独闭户塞牖而处，甚则欲上高而歌，弃衣而走，贲响腹胀……狂疟。"其中谈及"癫""狂"之证与此类似。

2. 躯体性表现

突然发生截瘫、失音、失明、耳聋、喉部梗死，以及癔病性呃逆、食管狭窄、腹痛、腹胀、尿频、气喘、神经性厌食等等，但躯体检查不能发现相应的器质性病变，即"如寒无寒""如热无热""身形如和"。

总之，癔病与情志因素关系甚密，而且发作时病人表现复杂多变，几乎可以涵盖临床各科疾病的临床表现，但客观检查并无所获。法国夏克称本病患者为"伟大的模仿者"，说明癔病的表现千奇百怪，无奇不有，任何一位医生也无法完全地描述癔病的全部症状。西医多采用暗示治疗，无其他特殊有效手段，重在调畅患者气机、调理脏腑阴阳气血平衡。谷世喆历经几十年临床探索，首创"七神针配膻中"，以针灸结合中药治疗癔病，效如桴鼓。

（三）典型病例

刘某某，女，19岁，唐山人。1977年8月初诊。

患者聪明伶俐很能干，善于表达。大地震中3位家人亡故，母又受重伤，且有糖尿病，已形成褥疮。谷世喆经常出诊去治疗，一日与其父谈及其母预后不良，要有思想准备。

恰彼女听到，大哭一场，气不接续，遂发不出音来。谷老检查刘女脉弦，并无其他险症。诊断为癔病失语，嘱家人勿慌乱。遂针四神针、印堂、内关、强刺激人中、廉泉。病女摇头，喊："啊——"谷老引喊："妈——"患者须臾大哭出声："妈呀！"发出语音基本如常。隔日再针则恢复正常。

六、抑郁症

抑郁症是躁狂抑郁性精神病的发作形式之一，系情感性精神障碍，近年来其发病率有明显上升趋势。女性多见，青壮年起病。中医学无抑郁症的病名，与其相类似的描述，大多散见于"郁证""脏躁""百合病""癫证"等疾病中。现在根据其临床表现，一般都将之归于中医"郁证"范畴，属神窍疾病，发病诱因多与精神情志刺激有一定关系。谷世喆在诊治抑郁症过程中，以脏腑辨证与经络辨证为主，运用以"七神针"，即神庭、本神、四神聪（包括上神聪、下神聪、左神聪、右神聪）为最核心穴位的 16 个基本穴位组成的基础方，随症加减，充分运用特定穴与经外奇穴相结合，补泻兼施的针刺手法，局部取穴与远端取穴相结合的配伍方法，强调"针灸治神"的学术思想，对抑郁症进行辨证治疗，取得了较好的疗效，现将诊治经验进行总结如下。

1. 抑郁症辨证分型特点：谷世喆将抑郁症辨证为 8 种证候分型，分别是肝气郁结型、气郁化火型、血行郁滞型、痰气郁结型、心阴亏虚型、心脾两虚型、肝阴亏虚型及心神惑乱型。其中，肝气郁结型、心脾两虚型、痰气郁结型三种病例共 62 例，占总数 98 例研究对象的 63.3%，为最常见的辨证分型。

2. 治疗抑郁症核心 16 穴：神庭、本神、四神聪、印堂、内关、神门、太冲、膻中、安眠、三阴交、百会、太溪、蠡沟、中脘、足三里、少府。其中，神庭、本神、四神聪（包括上神聪、下神聪、左神聪、右神聪）、膻中，使用频率均为 100%。由此可见，谷世喆治疗抑郁症最核心、最关键就是"七神针"。此七个穴位都在头上，这与"头为诸阳之会""脑为元神之府"的中医理论非常符合。可见，谷老治疗抑郁症，非常注重"针灸治神"的重要性。

3. 治疗抑郁症 16 个核心穴位中，神庭为督脉穴，督脉、足太阳、阳明之会；本神为足少阳胆经穴，足少阳、阳维之会；四神聪为经外奇穴；印堂为经外奇穴；内关为手厥阴心包经穴，心包经络穴，八脉交会穴——通阴维脉；神门为手少阴心经穴，心经原穴、输穴；太冲为足厥阴肝经穴，肝经输穴、原穴；膻中为任脉穴，心包经募穴，八会之一——气会且为肝经的结，针之疏肝理气，宽胸；安眠为经外奇穴；三阴交为足太阴脾经穴，足太阴、厥阴、少阴之会；百会为督脉穴，督脉、足太阳之会；太溪为足少阴肾经穴，肾经输穴、原穴；蠡沟为足厥阴肝经穴，肝经络穴；中脘为任脉穴，胃经募穴，八会穴之一——腑会；足三里为足阳明胃经穴，胃经合穴，胃经下合穴；少府为手少阴心经穴，心经荥穴。谷世喆治疗抑郁症核心穴位 16 穴中，肝经 2 穴，心经 2 穴，脾经 1 穴，肾经 1 穴，胆经 1 穴，心包经 1 穴，胃经 1 穴，任脉 2 穴，督脉 2 穴，经外奇穴 3 穴。可见，谷老师以经络理论为指导，善于运用特定穴与经外奇穴，局部取穴与远端取穴相配伍，针刺补法与泻法灵活掌握，在辨证诊治抑郁症的过程中，取得了较好疗效，积累了丰富的学术思想与临床经验。

4. 治疗抑郁症 16 个核心穴位的针刺手法时，运用补法 6 穴，运用泻法 5 穴，运用平补平泻法 5 穴，呈均匀分布状态，体现了有补有泻、补中有泻、泻中有补、调和气血、平衡阴阳的学术思想及经验。

5. 治疗抑郁症核心 16 穴中，有 13 个穴位是特定穴，3 个穴位是经外奇穴。也就是说，谷世喆在治疗抑郁症的取穴时，非常善于运用特定穴和经外奇穴。

6. 治疗抑郁症 16 个核心穴位中，头部 6 穴，上肢 3 穴，下肢 5 穴，胸部 1 穴，腹部 1 穴。这说明，谷世喆治疗抑郁症时充分运用局部取穴加远端取穴的学术思想及经验。

7. "心主神明""脑为元神之府"。谷世喆在诊治抑郁症过程中，非常强调"针灸治神"的理论思想，运用辨证论治的中医思想，以脏腑辨证与经络辨证为主，运用以"七神针"，即神庭、本神、四神聪（包括上神聪、下神聪、左神聪、右神聪）为最核心穴位的 16 个基本穴位组成的基础方，随症加减，充分运用特定穴与经外奇穴相结合，补泻兼施的针刺手法，局部取穴与远端取穴相结合的配伍方法，取得了较好的疗效。

医案1

王某，女，27 岁，白领会计师。

25 天前顺产一健康男婴，初奶水不足，夜间多次哺乳，渐生郁闷，整天高兴不起来，后竟然有不想活的念头而急来就诊。脉细弦，舌尖红。

方药：郁金 10g，菖蒲 10g，当归 10g，熟地 12g，炙黄芪 30g，茯苓 10g，赤芍 10g，白芍 10g，生姜 6g，薄荷 6g，牛黄清心丸。

针灸：七神针加印堂、内关、膻中。

两周痊愈。

医案 2

李先生，40 岁，香港人。

其人体胖，颈部肿，夫妇在新界开一店，长期劳动而产生抑郁心境。患者对社会生活工作等丧失兴趣，精力不足，感到疲劳，睡眠障碍，心情负面，话少，表情淡漠。脉沉缓、舌胖苔白腻。诊为痰湿阻络型抑郁症，用温胆汤化裁，针灸七神针加内关、中脘、天枢、膻中、丰隆。5 周痊愈。

医案 3

邹先生，42 岁，银行高级职员。

患者对社会、生活、工作等丧失兴趣，精力不足，感到疲劳，睡眠障碍，阳痿。针灸七神针加内关、中脘、天枢、关元、太冲、太溪、膻中、丰隆。6 周痊愈。

七、失眠

中医认为，失眠即"不寐"，亦称"不得眠""不得卧""目不瞑"等，是因为外感或内伤等病因，致使心、肝、胆、脾、胃、肾等脏腑功能失调，心神不安，以致经常不得入寐的一种病证。正如《伤寒六书》中说："阳盛阴虚，则昼夜不得眠，盖夜以阴为主，阴气盛则目闭而卧安；若阴为阳所胜，故终夜烦扰而不得眠也。"

失眠在《内经》中称"目不瞑""不得眠""不得卧"；《难经》始称"不寐"；《中藏经》称"无眠"；《外台秘要》称"失眠"；《圣济总录》称"少睡"；《太平惠民和剂局方》则称"少寐"；《杂病广要》称之谓"不睡"。

引起失眠的原因较多，中医认为主要是内在因素所致，如体弱、忧虑、抑郁等等，也有的与饮食有关。失眠涉及多个脏腑，如心、肝、脾、肾等，主要病变在心，与心神的安定与否有直接的关系。因为心藏神，心神安定，则能正常睡眠，如心神不安，则不能入睡。不论是心经自病，或者脾病、肾病、肝病及胃病影响于心，均可导致失眠。其中由于思虑不解、劳倦过度、损伤心脾而发病者较多。心脏受损，则心血不足，心神失养，不得安宁，因而不能成寐；而心血不足，与脾气受伤密不可分，脾伤则气血生化不足，不能上奉于心，心失所养，因而心神不安。这种心血虚而引起的失眠，还可见于虚弱之人，或者产后失血、生育过多的产妇，以及老年人形体日衰等，其关键在于心血不足，病变涉及心脾两脏。

运用中药结合针灸的方法治疗不寐，收效较好。对于心脾两虚证，予补气养血，取手太阴、足太阴经穴和背俞穴，针宜补法，处方：脾俞、心俞、神门、三阴交、印堂，多梦加神门、魄户，健忘加志室、百会。阴虚火旺证，滋阴降火，取手足少阴、厥阴经穴，针宜补泻兼施，处方：大陵、神门、太溪、太冲，眩晕加风池，耳鸣加听宫，遗精加志室。胃腑不和证，化痰和胃，取任脉、足阳明、太阴经穴，针宜泻法，处方：中脘、丰隆、厉兑、隐白，懊恼、呕恶加内关，头晕加印堂、合谷。肝火上扰证，平肝降火，取足少阳、足厥阴、手少阴经穴，针宜泻法，处方：行间、足窍阴、风池、神门，耳鸣加翳风、中渚，目赤加太阳、阳溪，烦躁加少府、劳宫。

医案 1

汪某，女，1972 年 3 月出生。2008 年 11 月 20 日初诊。

主诉：睡眠差 1 年。

现病史：近 1 年来患者睡眠不好，入睡困难，易醒，梦多，多恶性梦境，心情烦躁，易急，易怒，纳可，小便可，大便 1 日 1 行，口干，口渴，手足心汗出，时感恶心。舌红少苔，脉细数。

既往史：否认高血压病史、糖尿病病史、冠心病病史。

西医诊断：神经症。

中医诊断：不寐。

辨证：心肾不交。

治法：交通心肾。

方药：黄芩 10 g，炒白术 10 g，生姜 3 片，清半夏 6 g，赭石（先）15 g，珍珠粉（分冲）0.3 g，夜交藤 30 g，菖蒲 10 g，茯苓 10 g，地骨皮 15 g，知母 10 g，五味子 12 g，丹参 12 g，陈皮 10 g，炒枣仁 30 g。

针灸：内关、神门、印堂、安眠、神庭、太溪、中脘。

2008 年 11 月 27 日二诊：患者经针刺及汤药后症状改

善，入睡好转，夜间梦少，心烦有明显好转。考虑患者明显好转，继予前方治疗。患者诉白带较多、色黄，纳少，厌油腻，舌红苔薄白，脉弦。

方药：清半夏 6 g，陈皮 10 g，珍珠粉（冲）0.3 g，菖蒲 10 g，生地 12 g，熟地 12 g，黄芩 10 g，炒白术 10 g，地骨皮 12 g，炒枣仁 30 g，阿胶珠 10 g，盐知母 10 g，盐黄柏 10 g，茯苓 10 g，丹参 12 g，玄胡 6 g，生龙牡（各）30 g，炒山栀 10 g。

针灸：内关、神门、印堂、安眠、神庭、太溪、太冲。

2008 年 12 月 11 日三诊：患者诸症明显好转，无恶梦出现，入睡尚可，心情无明显烦躁，口干口渴缓解，无明显恶心，舌红苔薄白，脉弦滑。继予原方治疗，巩固疗效。

【按】患者失眠，心烦，梦多，口渴，舌红少苔，脉细数，为心肾不交。内关、神门养心安神；印堂、中脘清心除烦；安眠、神庭镇静安神；太溪补养肾阴以利肾水，上济心火，故而患者症状明显好转。本例失眠虽属心肾不交，但心火、胆火（相火）偏旺，故论治中清少阴之火达到阴平阳秘，得以入寐。谷世喆有一例失眠达 30 年之久的病例也获良效，即以此为法。

医案 2

符某某，女，1960 年 9 月出生。2008 年 10 月 10 日初诊。

主诉：失眠 3 年。

现病史：患者 3 年前无明显诱因入睡困难，睡眠质量差，后逐渐加重，情绪烦躁，时有头胀，纳少，时有呃逆口苦，小便黄，大便干，2日1行。舌红苔白腻，脉弦滑。

西医诊断：神经症。

中医诊断：不寐。

辨证：心胆火旺，热扰心神。

治法：清热利胆，养心安神。

针灸：印堂、阳陵泉、丰隆、侠溪、行间、水道、天枢、少府、水分、阴交、通天、太阳。

【按】印堂为镇静安神之要穴，阳陵泉为胆经下合穴，配丰隆、侠溪清利胆热，行间为肝经荥穴，水道、水分通利水液以促火下行，通天、太阳缓解头胀，天枢调一身之枢机，少府养心安神。此患者口苦、烦躁为胆热扰心之症，故予清热利胆治疗。辨证明晰，选穴精当，理法方穴术一气呵成，故效果较好。

八、焦虑症

焦虑症，又称焦虑性神经症，是一种以没有明确客观对象和具体观念内容的提心吊胆和恐惧不安的心情，常伴有显著的自主神经症状（如心悸、胸闷、胸痛、咽部阻塞感和窒息感、全身发麻、呼吸浅快，多汗、头昏、震颤等），肌肉紧张，以及运动不安等症状，以广泛和持续性焦虑或反复发作的惊恐不安为主要特征。

焦虑症的形成原因大概可分为以下几类：

生理因素——患者生理反应比一般人强：当有事情发生时，身体处于过分活跃状态，如心跳加速、血压升高等。

心理因素——患者容易焦虑，专注于将来可能发生的问题。

环境压力——负面的生活事件如挫折、失败或身体有病。

身体健康问题——如心脏病、甲状腺过度活跃、低血糖，或某些药物的副作用引起，如尼古丁、酒精及药物等。

中医并无"焦虑症"一词，但其在症状表现上相当于中医之"惊悸""怔忡""不寐""卑慄""灯笼病"等。

"惊悸"一词首见于《金匮要略·惊悸吐衄下血胸满瘀血病脉证治第十六》第1条："寸口脉动而弱，动即为惊，弱即为悸。"宋代严用和《济生方·惊悸怔忡健忘门》认为："惊悸者，心虚胆怯之所致也"，治宜"宁其心以壮其胆气"，选用温胆汤、远志丸作为治疗方剂。元代朱丹溪在《丹溪心法·惊悸怔忡》进一步提出"责之虚与痰"的理论。龚廷贤认为"惊悸"即"动悸"，"动之为病，惕然而惊；悸之为病，心下怯，怯如人所捕，皆心虚胆怯之所致也"。总结古代医家对于惊悸病论述，认为惊悸多因情志因素诱发，因惊致悸，渐至稍惊即悸，甚则外无所惊亦悸，其证时作时止，善恐易惊，多为阵发性，可自行缓解，不发时如常人。由此可以看出，惊悸与今之所谓惊恐障碍颇有相似之处。

"怔忡"，宋代严用和率先提出怔忡病名，认为"怔忡者，此心血不足也"。金代刘完素在《素问玄机原病式》记载："故心胸躁动，谓之怔忡。"虞抟在《医学正传·惊悸怔忡健忘证》中记载有："夫所谓怔忡者，心中惕惕然动摇而不得安静，无时而作者是也"，并进一步认为若惊悸日久，病情渐进，可发展为怔忡。

"卑惵"，卑惵较早见于《伤寒论·平脉法》："卫气弱，名曰惵；荣气弱，名曰卑；惵卑相搏，名曰损。"卑惵之病名，还见于明代戴原礼所著之《证治要诀·怔忡》，书中描述卑惵症状为"痞塞不饮食，心中常有所怯，爱处黯，或倚门后，见人则惊避，似失志状"，表明卑惵的主要症状是神志异常，心有所怯。其"爱居黯室""见人则惊避"等表现，与现代的焦虑症很相似。

以上说明焦虑症与情绪关系非常大，古代医家多以理气化痰、活血祛瘀、安神定志为治疗大法。

谷世喆善治焦虑症，针药结合，取效甚速。

医案

张某，女，23 岁。

患者总是忧心忡忡，时有心悸，不能集中精神 3 年。觉得别人总在监视或管自己，最近一句话反复说，还让别人重复。睡觉不好，爱着急、胡思乱想。先睡眠差，进而不合群，有恐惧感，不能坚持工作。在精神病医院诊为焦虑症。服用西药。

刻下失眠、心悸、神不守舍，说话神情紧张。月经过期 5 天，大便干，脉滑，苔白。证属心阴不足，夹有郁热。取自拟畅郁汤温胆汤化裁。

方药：陈皮 10 g，清夏 10 g，竹茹 6 g，莲子心 3 g，郁金 10 g，菖蒲 12 g，茯神 10 g，夜交藤 30 g，生龙牡各 30 g（先），当归 10 g，生地 10 g，熟地 10 g。14 剂水煎，早晚饭后 30 分，温服。

针灸：四神聪、神庭、本神、安眠、膻中、内关、少府、丰隆、三阴交、太冲、风池。点刺人中，隔日1次。

复诊，诸症减轻，月经正常。

九、精神分裂症

精神分裂症是以患者基本个性改变，思维、情感与行为的分裂，精神活动与外界环境的不协调为主要特征的一种高发性精神疾病。它属于中医"癫狂"范畴，癫证以精神抑郁，表情淡漠，沉默痴呆，语无伦次，静而少动为特征，病症属虚。狂证以精神亢奋，狂躁刚暴，喧扰不宁，毁物打骂，动而多怒为特征，病症属实。

（一）病因病机

1. 遗传因素

中医认为，癫狂病的发生与先天禀赋关系密切。《素问·奇病论》云："帝曰：人生而有病巅疾者，病名曰何？安所得之？岐伯曰：病名为胎病，此得之在母腹中时，其母有所大惊，气上而不下，精气并居，故令子发为巅疾也。气并居，故令子发为巅疾也。"张介宾注曰："巅疾者，即癫痫也。……盖儿之初生，即有病癫痫者，今人呼为胎里疾者即此。"实指新生儿癫痫为先天或遗传因素所致。西医认为此病与遗传因素密切相关，精神分裂症患者的亲属患精神分裂症的危险度要比一般人高得多，血缘关系越近，危险度越高。

2. 情志刺激

《灵枢·癫狂》篇有"得之忧饥""得之大恐""得之有所大喜""癫者，始生不乐……狂者，始发自悲……"等记载，明确指出情志因素可导致癫狂病的发生。《金匮钩玄》云："七情伤气，郁结不舒，痞闷壅塞，发为诸病。"《证治汇补·癫狂》中云："二症之因，或大怒而动肝火，或大惊而动心火，或痰为火升，升而不降，壅塞心窍，神明不得出入，主宰失其号令，心反为痰火所役。"有研究表明，精神分裂症与心理因素密切相关，初期的精神分裂症患者往往出现睡眠不好，焦虑、情绪不稳定、原始本能冲动增强等。

（二）诊断标准

至少有下列 2 项，且并非继发于意识障碍、智能障碍、情感高涨或低落。①反复出现的言语性幻听；②明显地思维松弛、思维破裂、言语不连贯或思维贫乏或思维内容贫乏；③思想被插入、被撤走、被播散、思维中断或强制性思维；④被动、被控制或被洞悉体验；⑤原发性妄想或其他荒谬的妄想；⑥思维逻辑倒错、病理象征性思维或语词新作；⑦情感倒错或明显的情感淡漠；⑧紧张综合征、怪异行为或愚蠢行为；⑨明显的意志减退或缺乏。

（三）中医治疗

谷世喆诊治此病，常从风、气、火、痰、瘀、虚着手，根据证候的变化而随证配伍相应的祛风、理气、泻火、涤痰、化瘀、补虚等药物。因痰凝气滞所致者，治宜理气化痰安神，方用温胆汤加减：半夏、郁金、陈皮、胆南星、远志、茯苓、枳实、竹茹、天竺黄、珍珠粉；因肝气郁结所致者，治宜疏肝理气，方用柴胡疏肝散加减：甘草、丹参、牡蛎、龙骨、白芍、大枣、柴胡；阴虚火旺所致者，治宜滋阴降火，方用当归六黄汤加减：川军、黄连、黄芩、当归、黄柏；肝风上扰所致者，治宜清热平肝安神，方用龙胆泻肝汤加减：栀子、龙胆草、丹皮、芒硝、麦冬、厚朴、生铁落；瘀血阻滞者，治宜活血化瘀安神，方用桃核承气汤加减：桃仁、大黄、桂枝、甘草、芒硝；若虚实夹杂者，在补虚的基础上，辨证治疗。

（四）典型病例

张某，女，30岁，2011年4月1日初诊。

主诉：失眠伴精力不集中1个月。

现病史：患者诉一年前因感情问题致精神失常，被诊断为轻度精神分裂症。最近1个月因为和家人发生矛盾，烦躁不安，失眠伴精力不集中、幻听、自笑。舌质暗红，苔燥黄，脉弦。

既往史：无。

诊断：精神分裂症。

辨证：肝郁化火，痰热内扰。

治法：行气解郁，清热化痰。

方药：郁金 10g，菖蒲 10g，茯苓 15g，白术 12g，当归 10g，赤芍 10g，白芍 10g，川芎 10g，炒枣仁 30g，黄连 6g，五味子 10g，薄荷 5g，生龙牡各 50g，柴胡 15g，夜交藤 30g，生军 10g。7 剂，水煎服。

针灸：四神聪、神庭、本神、安眠、膻中、内关、少府、丰隆、太冲、侠溪。隔日 1 次。

【按】①方药：养心汤合血府逐瘀汤加减。茯苓、酸枣仁、五味子、夜交藤宁心神；龙骨、牡蛎镇静安神；川芎、当归、白芍养心血；黄连、郁金清心安神；赤芍、薄荷、柴胡疏肝解郁；菖蒲祛痰开窍。②针灸分析：四神聪、神庭、本神宁神开窍，疏郁镇静；安眠、内关、少府清心安神；丰隆祛痰醒神；太冲疏肝解郁。

十、嗜睡

嗜睡指不论昼夜时时欲睡，呼之可醒，醒后复睡为临床特征的一种睡眠异常，现代医学多认为是由脑动脉硬化及颅内高压造成病理性倦睡。嗜睡很难彻底根除，男人和女人受影响的程度一样，一旦出现可能会伴随终身。此病亦很难确诊，它的最初症状通常是白天感到很严重的睡意，有很多原因都能引起白天睡意过多这种症状，所以通常需要好几年才能确诊病人的确患有这种疾病。目前现代医学对本病没有很好的办法，多采用心理治疗加小剂量的精神兴奋药物。中医对于嗜睡，早在《内经》时代就有正确认识，《灵枢·口问》曰："阳气尽，阴气盛，则目瞑。"《灵枢·大惑论》曰："人之多卧者，何气使然？岐伯曰：此人肠胃大而皮肤湿，而分肉不解焉。肠胃大，则卫气行久：皮肤湿，则分肉不解，其行迟。……留于阴也久，其气不清，则欲瞑，故多卧矣。"对于嗜睡的治疗，中药配合针灸，往往疗效显著。

（一）病因病机

中医也称本病"多寐""多眠""欲寐""多卧"等。其轻者神识清楚呼之可应，《伤寒论》称之为"但欲寐"；重则日夜沉睡，呼之可醒，神志朦胧，偶可对答，称为昏睡。引起嗜睡的病因，古人多从阳虚而论，如《医述·不寐》曰："卫气行阳则寐，故寐属阴而寤属阳也；不寐由阴气之虚，不寤由阳气之困，故不寐当养阴，而不寤当养阳也。"谷世喆认为，本病病机关键在于脾虚湿盛，痰蒙心窍。《脾胃论·肺之脾胃虚论》："脾胃之虚怠惰嗜卧。"《丹溪心法·中湿》："脾胃受湿，沉困无力，怠惰嗜卧。"

（二）中医治疗

谷世喆治疗嗜睡，多从痰、脾论治。偏于痰湿困脾者，多见于形体肥胖之人，常伴胸闷纳呆、大便不爽，痰多，身重嗜睡，舌苔白腻，齿痕舌，脉沉等症。治宜燥湿健脾、豁痰开窍，方用二陈汤合三仁汤加减。针灸取穴：神庭、本神、四神聪、脾俞、气海、阴陵泉、丰隆、三阴交、风池。偏于脾气不足者，多见于病后或高龄者，常伴神疲食少，食后困倦嗜睡，懒言，易汗，舌淡苔薄白，脉虚弱等症。治宜益气健脾，方用香砂六君子汤或补中益气汤加减。针灸取穴：神庭、本神、四神聪、中脘、天枢、关元、气海、足三里。

（三）典型病例

医案1

王某，男，21 岁，2010 年 5 月 12 日初诊。

主诉：嗜睡半年，加重 1 月。

现病史：患者诉半年来终日昏昏欲睡，近 1 月走路时即可睡着，伴有记忆力减退，体重增加 20 斤，大便稀，2～3 次/天。舌尖红，苔黄，脉沉。

既往史：无。

诊断：嗜睡。

辨证：湿浊困脾，络阻清窍。

针灸：百会、四神聪、本神、印堂、人中、中脘、天枢、气海、阴陵泉、足三里、丰隆、三阴交。

【按】百会、四神聪位于头颅之巅，为醒脑通窍之要穴；印堂位于两目之间，重在调神；中脘、丰隆、足三里意在调理中焦，和胃安神；人中为督脉穴，醒脑开窍；天枢、气海健脾益气；阴陵泉、三阴交健脾利湿。

大医精诚万世师表

医案2

金某，男，48岁，2011年6月22日初诊。

主诉：嗜睡数月。

现病史：患者诉连续数月困，嗜睡，痰多，大便3次/日。舌苔淡白，脉沉。

既往史：无。

诊断：嗜睡。

辨证：脾虚湿困。

治法：益气，燥湿，健脾。

方药：陈皮12g，法半夏10g，薏苡仁20g，藿佩各10g，炒白术10g，炙黄芪30g，升麻6g，葛根12g，醋柴胡10g，内金20g，炙甘草10g，生姜10g，白豆蔻3g。7剂，水煎服。

针灸：百会、印堂、神庭、中脘、足三里、三阴交、丰隆。

【按】六君子汤加减。陈皮、法半夏理气化痰祛湿；薏苡仁、藿香、佩兰、白豆蔻化湿行气健脾；白术、黄芪益气健脾；升麻、葛根、醋柴胡升举脾胃清阳之气；内金消食健胃；炙甘草、生姜和中。针刺：百会、神庭、印堂醒脑调神；中脘、丰隆祛痰健脾；足三里、三阴交健脾利湿。芳香化湿醒脾配合针刺七神针有效。

第七章　薪火传承

　　谷世喆教授的弟子及再传弟子继承和发扬了他的学术思想及针灸技法，在临床上均有所建树，本章收集了他们的临床经验总结共 25 篇。

一、谷世喆教授膻中穴的应用经验

　　谷世喆教授为全国第四批名老中医，博士生导师。在其行医 50 余载的生涯中，对根结标本、气街四海理论进行了深入研究和阐发。谷老擅长针灸中药并举治疗各科疑难杂症，作者侍诊过程中发现谷老在治疗精神情志病时，常选用膻中穴。现将谷老的经验整理如下，以飨读者。

（一）膻中穴

　　膻中，为有名无形的气化结构，十二官中的臣使之官，传导心之喜志，故喜乐出焉，护卫心脏为心主之宫城。膻中穴，别称"胸堂""元儿"，位于任脉，在第四肋间隙，胸骨柄上。膻中穴为足厥阴肝经的结部，心包之募穴，八会穴之气会。

1. 膻中是有名无形的气化结构

膻，即今甑膻，古时用以盛饭，使水火之气上蒸，而后饭可熟，谓之膻。可见膻是空腔体的器具，构成空腔器具的外壳为膻，膻之内的空腔为膻中。人身之膻由横膜及壁层胸膜等连接所构成，具体范围是缺盆内下，上极胸侧：结喉两旁人迎穴；背侧：项后哑门、大椎；下极：横膈膜。膻内脏器由心、心包络和肺组成。

膻中是有名无形的气化结构，人生而有之，死则无。《灵枢·海伦》曰："膻中者，为气之海……气海有余者，气满胸中，悗息、面赤；气海不足，则气少不足以言。"《灵枢·五味》："谷始入于胃，其精微者，先出于胃之两焦，以溉五脏，别出两行，营卫之道。其大气之抟而不行者，积于胸中，命曰气海。"大气即宗气，出于喉咙以贯心脉而行呼吸，膻中为宗气所居，故称气海。

膻中是胸气街的组成部分。气街是人体气机横向联系的通道，补充了经络纵向联系的不足。《灵枢·动输》中黄帝问："上下相贯，如环无端，今有其卒然遇邪气及逢大寒，手足懈惰，其脉阴阳之道，相输之会，行相失也，气何由还？岐伯曰：夫四末阴阳之会者，此气之大络也。四街者，气之径路也。故络绝则径通，谓之四街。"气街是营卫气行的旁路，当某一经脉因寒邪或其他原因而阻塞不通，则营卫之气可通过气街而横向沟通。《灵枢·卫气》指出："胸气有街，腹气有街，头气有街，胫气有街……气在胸者，止之膺与背俞。"《说文解字》：膺，胸也。前胸的膻中穴与相应的背俞穴为胸气街所止之处，故胸气街的范围与膻中有所重合，膻中是胸气街的组成部分。

2. 膻中是情志转导的重要部分

膻中是人气之脏，为人所独有。"所以任物者谓之心"，心任物始生意、志、思、虑、智，为心识所化，体在五脏阴精。人神之用为谋虑、决断、取舍，寓于肝胆。人神过用，不得清净、中正而产生情志病。

在生理上，膻中、心包、肺共同保护心脏，护卫君主，共同完成气血的循环敷布。心为五脏六腑之大主，其在志为喜。膻中者，臣使之官，喜乐出焉。"膻中主气，以气布阴阳，气和志通，则喜乐由生"。心所产生的喜志经由膻中转导表达，心包能够代心受邪，共同护卫心主。《灵枢·经脉》手厥阴心包经起于胸中，其病候：心中憺憺大动、喜笑不休、烦心心痛，皆与情志相关。"是动则病手心热……甚则胸胁支满，心中憺憺大动，面赤目黄，喜笑不休。是主所生病者，烦心心痛，掌中热"。心气可以发生喜志，但心要把喜志表达出来，必须要通过"臣使之官"膻中进行表达。《灵枢·本神》："喜乐者，神惮散而不藏。"喜笑不休则使宗气难以聚拢而致缓散不收，损伤阳气心肺。

（二）谷教授临床运用膻中穴的经验

谷世喆教授常用膻中穴治疗与"气"有关的疾病，如肝郁气滞所导致的胁痛、胃痛等。谷教授所编的《四气街歌》中有"胸气有街膺背俞，肺俞心俞膻中彰"。指出肺俞、心俞、膻中穴可以横向地诊断治疗脏腑疾病，调理内部脏腑的气血。谷教授所编写的《四海歌》中"膻中气海能宽胸",指出膻中穴能够调畅胸街的气机。而对于肝气郁结所致的胁痛、胃痛、乳癖、心悸、胸痹的实证多运用太冲穴与膻中穴配伍,根本、标结部穴位相配合以纵向调理经脉气机;虚证多运用膻中配伍背俞穴。此外,调整患者整体气机时,谷老常选用膻中、天枢和气海配伍,调畅上、中、下三焦。

谷世喆教授善于治疗精神情志病,如抑郁、失眠、癫痫等,首创"七神针加膻中"治疗精神情志病,重视"以神治神"、调理气机。七神针组方为督脉之神庭、百会、手太阴心经之神门、足少阳胆经本神及经外奇穴四神聪;膻中穴是肝经之结部,胸气街所止。本方具有凝神开窍、疏郁镇静、定惊安魂之功效,具有广泛治疗价值。此外,谷老常用根本、标结部穴位配伍,选用手厥阴心包经膻中与内关合用,治疗情志病效佳。根结理论体现经脉循行两极相连的关系,刺激根本部穴能够调整标结部的状态。

(三) 临床验案

赵某,男,65岁。

主诉:情绪急躁伴左膝关节扭伤后疼痛3天。

现病史:患者患有双相情感障碍症,家人表述该患者情绪急躁易怒,爱大声吼叫,平素躁动不安。喜外出,外出爱管闲事,言语较多。膝关节疼痛3天,活动后加重。睡眠差,多梦易醒,醒后常常烦躁不能入睡。

中医诊断:双向情感障碍(狂躁抑郁症)。

大医精诚万世师表

辨证：肝气郁结型。

治法：疏肝解郁，安神定志。

方药：小柴胡汤加减。醋柴胡 12 g，半夏 10 g，黄芩 10 g，赤芍 12 g，党参 10 g，生姜 10 g，炙甘草 6 g，鸡内金 30 g，海金沙 30 g，金钱草 30 g，盐杜仲 15 g，醋五灵脂 10 g，川牛膝 20 g，透骨草 30 g，秦艽 20 g，煅龙骨 50 g。

针灸：四神聪、神庭、本神、内关、印堂、神门、三阴交、丰隆、太冲、膻中、鹤顶、犊鼻、百会。留针 30 分钟，隔日一次。

二诊：情绪较前好转，睡眠好转，膝关节疼痛减轻。效不更方。

（四）小结

谷世喆教授在多年的临床工作中，遵循古训，守正传承，汲取古典医籍精华，结合现代研究经验，妙用膻中穴，根结配合，同调气街，以神治神，临床上取得良好疗效。

（赵沛涵）

二、谷世喆教授临床经验用穴介绍

谷世喆教授在多年针灸临床的过程中，对穴位的认识、运用形成了独到的见解和经验，临床上强调整体论治，注重经络辨证，运用穴位灵活，对于现代疑难病，用针灸结合中药的方法取得了较为突出的疗效。本文主要总结谷教授临床常用效穴并通过简要病例体现穴位的具体运用。

（一）臀三针

臀三针是由膀胱经的秩边穴和胆经的居髎穴、环跳穴所组成的穴对，其形状类似于一个三角形，而环跳穴恰好位于倒置三角形的下顶点。秩边隶属太阳膀胱，膀胱之脉夹脊抵腰臀络肾，针刺秩边穴可以激发膀胱经经气，强腰脊，通络而止痛。居髎、环跳位居少阳胆经，环跳是足少阳、太阳经交会穴，晋代皇甫谧所著《针灸甲乙经》中记载，针刺环跳可以"利腰腿，通经络"，宋代马丹阳著《十二穴主治杂病歌》中载："环跳在髀枢，侧卧屈足取。折腰莫能顾，冷风并湿痹。腿胯连腨痛，转侧重欷歔。若人针灸后，顷刻病消除。"居髎穴亦可以通利少阳经经气，此三穴相配伍可以很好地缓解臀部的疼痛，对于俯仰不能、转侧不利以及痛连腰腿的患者，都可以明显改善症状。从解剖学上看，此组穴区有臀上、中、下皮神经，髂腹下神经，坐骨神经，臀上、下神经等，针刺可以消除局部炎症水肿，改善局部供血，调节神经功能，从而很好地缓解股外侧以及臀部周围和下肢的疼痛或不适。

谷世喆教授临床常三穴相伍，用于治疗股外侧皮神经炎、腰椎间盘突出引起的根性坐骨神经痛、梨状肌痉挛等引起的干性坐骨神经痛以及偏瘫后遗症的运动障碍等。针刺方法：患者取仰卧位，用3寸长针，局部常规消毒后垂直刺入，快速穿过皮层，达到肌肉深部，行手法使局部有强烈的酸胀感，以出现向下肢走窜的麻电感为佳。

医案

杜某某，女，54 岁，2009 年 10 月 23 日初诊。

腰腿疼痛。症见腰部空痛，向下连及臀部和双下肢，不耐久行久立，小腿酸胀疼痛右侧为甚，伴有足跟剧烈疼痛。306 医院 X 片示：腰部骨质增生，椎管狭窄。因在他处推拿治疗不当，近日加重，患者行走翻身困难，需由家人搀扶，饮食睡眠尚可，脉弱尺甚。

经辨证后，穴位选用肾俞、大肠俞、臀三针、承扶、风市、委中、阳陵泉、绝骨、昆仑、太溪，同时结合补益肝肾、通络止痛的中药。针灸治疗 6 次后（2 周），症状大为改善，翻身、短路程行走已基本无困难。

（二）七神针

七神针是头部的四神聪、神庭以及双侧本神所组成的穴组。

四神聪属经外奇穴，前后神聪位于督脉的循行线上，左右神聪紧邻膀胱经，神庭和本神分别隶属于督脉和足少阳胆经。督脉为阳脉之海，其循行上入络脑，而"脑为元神之府"，故刺激督脉的神庭以及前后神聪可以通督调神，醒脑开窍，平衡阴阳，使神有所主。胆乃"中正之官，决断出焉"，而肝胆相表里，同属厥阴风木，因而本神穴有熄风止痉，安神定志，疏肝利胆的作用。从穴位名称来看，均带有"神"字，顾名思义，该组穴位与人的精神情志以及脑部的功能活动具有密切的关系。

谷教授临床上常用七神针治疗原发性或继发性癫痫，取其安神定志，醒神开窍的作用。另外，同时针刺头部多个穴位，可以使气血、针感向头顶部汇聚，从而加强通畅督络、调节元神的作用。谷教授认为在适当的刺激量下，七神针能够很好地调节脑部的功能活动，可以抑制异常的脑电冲动的发放及扩散，减少癫痫发作的时间、频率，使癫痫维持在较稳定的状态。但谷教授也认为如果刺激量过大，有诱发异常脑电活动，引起癫痫发作的可能，故临床应密切观察，掌握好刺激量。

此外，谷教授也认为该组穴位对于长期紧张、压力、不良情绪等刺激造成的皮质下功能异常所引发的焦虑症、抑郁症等都有较好的调节精神情志和缓解压力的作用，同时配合心理疏导，可以明显改善患者的焦虑抑郁症状；本组穴与内关、神门、三阴交等穴位相配伍，也可用于治疗严重的失眠患者。针刺方法：患者仰卧或俯卧，四神聪针刺方向朝向百会、神庭及本神，向后平刺 2～3 分，针至帽状腱膜下，行手法使局部有针感。

医案

王某，男，35 岁，2008 年 7 月 25 日初诊。

反复癫痫小发作 1 年。1 年前因脑血管畸形行伽马刀手术，术后遗留有短暂性失神发作，每次持续 5～10 秒左右，发作前有恶心、头晕等先兆症状，近日发作频繁，来我处就诊。刻下见患者面色偏红，性情急躁，脉弦，舌质红，苔微腻。

经辨证，穴位选用七神针、印堂、风池、内关、膻中、天枢、阴陵泉、阳陵泉、丰隆、三阴交、太冲、膈俞、心俞、大椎（大椎穴用快针法，行刮针法使针感向上传导）。同时配合活血祛瘀化浊、通络醒神开窍中药。针刺治疗11次后（一周三次），症状较前缓解，发作频率减少、持续时间缩短。

（三）"三部"穴

所谓"三部"穴，乃上部之膻中、中部之天枢、下部之关元三穴的简称，是谷世喆教授针灸临床中对患者进行整体调整时常用的穴位配伍组合。

膻中乃气会，为心包络经气聚集之处，是任脉、足太阴、足少阴、手太阳、手少阳经的交会穴；《灵枢·海论》篇曰："膻中者，为气之海"，膻中是宗气汇聚之处，八会穴之一的气会穴，主一身之气，是人体经气之所汇聚的场所，《素问》所云"百病生于气"，"气"与多种疾病的发生发展都有密切的联系，因此膻中穴对运行贯通周身的无形之气有很好的调节作用，可以治疗多种疾病，不论气虚、气滞或气逆之证，均可辨证使用。天枢穴位于脐旁两寸，属于足阳明胃经，《针灸六集·卷之二·开蒙集》曰："天枢，足阳明脉气所发，阳明居中土也，万物之母，五脏百骸莫不受其气而母之，故虚损者宜取天枢，刺而灼之可也。"《标幽赋》亦载："虚损天枢而可取。"天枢乃足阳明脉气所发，与后天之本密切相关，善于治疗虚损性疾病。《素问·六微旨大论》云："天枢以上，天气主之，天枢以下，地气主之，气交之分，人气从之，万物由之。"天枢位于上下腹的分界处，此乃天地阴阳交互转枢之界，是气机斡旋升降的枢纽，因而天枢穴具有补益虚损、交通上下、通达内外、升清降浊、协调阴阳的作用，不论寒、热、虚、实，均可选用。关元穴是任脉与足三阴经的交会穴，位于脐下三寸丹田之地，乃人身之元阴元阳、肾气之根的所藏之处，经云："脐下肾间之气，乃人之生命，十二经之根本"，刺之灸之可以激发生命活动的原动力，提高人体的正气。谷世喆教授经常膻中、天枢、关元三穴并用，尤其用于病种较多，病情复杂，或者处于疾病的中后期邪气已不亢盛的患者，可以通达上下内外、疏通经络气血，协调阴阳平衡，具有良好的整体调节的作用。针刺方法：患者取仰卧位，常规消毒后，膻中穴可向上或向下平刺 0.6～0.8 寸，天枢和关元直刺 0.8～1 寸左右，行手法使局部有明显的针感。

医案

张某，女，54 岁，2009 年 10 月 7 日初诊。

主诉头晕、胸闷，2009 年 8 月份在安贞医院诊断为肥厚性梗阻型心肌病。症见头晕头胀、耳鸣，左侧为甚，胸闷气短、喘憋，活动后加重，全身乏力，西药服用倍他乐克，心率为 50～60 次/分，患者面色㿠白，纳可，二便可，睡眠较差。脉沉缓，舌淡红、苔薄白。

辨证后，穴位选用百会、印堂、听宫、风池、内关、神门、中府、膻中、天枢、关元、足三里、三阴交、太溪、太冲、心俞、膈俞、肾俞。同时配合益气养血、滋补心肾中药。针刺治疗 18 次后（1 周 3 次），头晕、耳鸣、乏力症状明显改善，胸闷症状亦有改善。

（四）天窗

天窗穴属于手太阳小肠经，位于胸锁乳突肌后缘，平结喉。

在《足臂十一脉灸经》上，手太阳小肠经被命名为"肩脉"，因小肠经"出肩解，绕肩胛，交肩上"，其循行主要绕行肩膀，"经脉所过，主治所及"，故而天窗穴可以调节颈、肩周围，以及上肢的疾病。另外，谷教授还认为对于颈椎病，尤其是神经根型颈椎病，有神经根刺激症状，引发上肢或手部麻木者，在常规取穴的同时，配伍天窗穴，对于麻木症状的改善具有明显的疗效。谷教授从解剖的角度分析，认为此处约相当于第4颈椎椎体的水平，是颈神经分布较为集中的部位，针刺此处，可以调节神经功能，改善肢体麻木的症状。针刺方法：患者俯卧，常规消毒，针尖可朝向前下或椎体横突的方向，针刺0.8寸左右。注意此处不可针刺过深。

医案

刘某，男，45岁，2007年9月19日初诊。

患者颈椎病数年，颈肩部沉重拘紧不适，右手尺侧三指麻木较甚，颈椎X线片显示生理曲度消失，骨质增生，$C_5 \sim C_6$ 椎间孔轻度狭窄，同时伴有左下肢小腿无力，活动困难，天坛医院怀疑椎管内胶质瘤。舌质红，脉弦滑。经辨证论治，穴位选用百会、风池、天柱、大椎、天窗、手三里、曲池、小海、外关、后溪、合谷、中渚、肩中俞、肩外俞、肩井、阳陵泉、绝骨、太溪、丘墟，同时配合祛风通络、凉血养血中药。针灸治疗10次后（1周3次），颈项不舒明显好转，右手指麻木亦有明显改善。

（五）大椎

大椎位于颈后高骨第7颈椎棘突下，隶属于督脉。督脉为"阳脉之海"，统领一身之阳气，大椎为手足三阳与督脉之交会穴，乃一身阳气汇聚之处，因此大椎可以补阳，亦可清热。

谷世喆教授还认为：大椎穴能够很好地调节脑部的功能活动以及精神神志，是治疗原发性和继发性癫痫的常用穴位之一。《难经·二十八难》载督脉之循行"起于下极之俞……上至风府，入属于脑"，而"脑为元神之府"，督脉之为病，"实则脊强，虚则头重"（《灵枢·经脉》）、"大人癫病，小儿风痫疾"（《脉经·平奇经八脉病》）。可见癫痫狂证的发生与督脉的异常密切相关，而大椎穴可以舒理督脉经气，具有祛瘀通络、安神定志的作用。另外，《素问》云："阳气者，精则养神，柔则养筋""阴平阳秘，精神乃治"。《难经·二十难》曰："重阴者癫，重阳者狂。"可见只有阳气充足，运行条达通畅，并且阴阳平衡，阴平阳秘，才能维持人体正常的精神情志活动，而大椎穴可以振奋、宣通人体阳气，调节阳气的运行，从而很好地调整脑部的功能活动。因此大椎穴治疗癫痫等精神情志疾病具有很好的临床疗效。另外，《针灸大成》载大椎亦名"百劳"，是治疗虚劳证的要穴。《素问·生气通天论》曰："阳气者，如天与日，失其所则折寿而不彰"，可见阳气对于维持人体正常生命活动的重要性，而大椎穴可以激发阳气，温煦脏腑，具有扶正祛邪的作用，可用于治疗虚损性疾病。从西医学的角度来说，谷世喆教授认为大椎穴可以很好地调节人体的免疫功能，临床上常用大椎穴治疗免疫力低下体弱多病之人，以及免疫功能失调所引发的多种免疫性疾病，如类风湿性关节炎、白塞氏综合征等。针刺方法：患者俯卧，常规消毒后，直刺1~1.2寸，针尖不超过硬脊膜，行针手法以患者局部有针感为度，并行刮针法使针感向上、下传导为佳。

医案

董某某，男，17岁，2009年10月5日初诊。

反复口腔溃疡伴左下肢红色结节4年余。2009年8月被协和医院确诊为"白塞氏综合征"，症见口腔黏膜两个溃疡，舌体溃疡1个，阴囊溃疡1个，左下肢散在暗红色结节红斑，质硬，压痛明显，皮肤温度较高，部分溃疡汇连成片，伴有肢体肿胀，活动不利，寐差，纳尚可，脉弦细。舌胖大有齿痕，质嫩少苔。

辨证后穴位选用百会、廉泉、风池、曲池、肩井、大椎、心俞、膈俞、肝俞、肾俞、大肠俞、阴陵泉、足三里、三阴交、太溪、丘墟、绝骨，同时在面积较大的结节处配合围刺，同时结合清利湿热、调补肝肾的中药。针灸治疗5次后（1周3次），口腔、阴囊溃疡已消，继续治疗16次后（1月余），未有新溃疡出现。同时，左下肢结节红斑明显消退，颜色转淡，已无压痛。

大医精诚万世师表

（六）肩井

肩井为手足少阳、阳明经、阳维脉的交会穴，位于大椎与肩峰之间。肩井隶属于胆经，"经脉所过，主治所及"，因此，肩井不仅可以缓解颈肩部的拘紧不适，还可以治疗偏头痛，躯干肢体转侧不利等少阳经病症。

谷世喆教授认为：肝胆互为表里，二者同属厥阴风木，性喜条达而恶抑郁，肩井穴可利少阳经经气，功善和解疏通，故针刺肩井可以疏散少阳风火之邪，具有行气解郁、疏肝利胆的作用，谷教授临床上常用来治疗郁闷不舒、情志不畅、急躁易怒等肝气郁结、少阳枢机不利的患者。另外，肩井位于人体躯干的高处，针刺肩井有"高屋建瓴"之势，可以通达少阳经气而行气活血，可调畅一身之气血，具有疏经活络、行滞散结的作用，对于女子月经不调的患者有较好的疗效。而肩井亦属阳明，阳明经循面过乳，肩井穴也可以清泻阳明火热，治疗阳明热结的痤疮以及各种乳房结块等。针刺方法：患者仰卧或俯卧位，常规消毒后，向颈部方向或外下方斜刺0.8～1寸，不可针刺过深或向前下方深刺，以免损伤肺尖，造成气胸。

医案

张某，女，29岁，2009年10月5日初诊。

面部反复发作过敏性痒疹3、4年。面部曾长期应用激素类药膏，患者自认工作压力较大、劳累或情绪激动着急时会明显诱发，此次发作于2周前。症见面部丘疹连成发片，基底部弥漫潮红，以眉间、眼睑、鼻部双颊较重，伴有轻度皮肤增厚角化，颜面部虚浮肿胀，瘙痒较甚，搔后滋水，患者自觉面部有干涩感，四肢亦有少量散在性红色丘疹，饮食尚可，寐差烦躁。舌胖大，质红苔中部暗黄微腻，脉细略数。经辨证论治，穴位选用百会、风池、肩井、印堂、四白、曲池、外关、合谷、血海、阴陵泉、足三里、丰隆、蠡沟、三阴交、太冲、丘墟。同时配合清热凉血、利湿止痒的中药。针灸治疗14次后（1周3次），症状明显改善，患者面部明显好转，其间虽仍有再发，但发作的程度，以及伴随症状均较治疗前减轻。

谷教授注重经络辨证，重视对病人的整体调整，临床上取穴精简，选穴灵活，疗效突出。

（薛　娜①）

三、谷世喆教授验案三则

谷世喆教授擅长针药结合治疗各种疑难杂病。临床上他十分重视顾护脾胃，斡旋中焦；从肝入手，调理五脏；运用标本根结、气街理论，针刺十分灵活。标本根结、气街理论强调了人体四肢与头身、脏腑与体表的特定联系，说明了四肢末端的特定穴与头、胸、腹、背腧穴的对应关系。掌握这些理论，可以加深对经络气血运行的特殊形式的认识，有效地指导临床。现选谷老师三例病案介绍如下：

---

① 薛娜，女，中国中医科学院广安门医院硕士，谷世喆教授侍诊学生。

（一）面部痤疮，调节胃肠，标本同治

1. 病案

林某，男，25 岁，2009 年 6 月 8 日初诊。

主诉：面部痤疮 10 年，加重 6 个月。患者自诉中学时代开始出现面部痤疮，经过药物治疗，症状时轻时重。半年前由于工作紧张，过食辛辣，导致痤疮加重。现症见：胸背部、额头、面颊遍布红疖，红疖顶头有白色分泌物，额部数个红疖呈脓疱样，疼痛明显。口臭，大便不畅，2、3 日一行，小便黄。舌质红，苔黄腻，脉滑数。

辨证：胃肠积热，痰湿内结。

治法：通腑泻热，化湿散结。

方药：茯苓 10 g，白术 10 g，生石膏 15 g，薏苡仁 15 g，金银花 15 g，菊花 10 g，蜂房 6 g，皂角刺 10 g，三七粉 3 g（冲服），每日 1 剂，内服。生大黄 15 g，黄连 15 g，黄芩 15 g，黄柏 15 g，栀子 15 g。煎汤外洗。

针灸：四白、合谷、曲池、足三里、阴陵泉、丰隆、厉兑，局部脓疱围刺，每日 1 次。嘱其清淡饮食，注意休息。

治疗 3 次后，红疖减少，额头脓疱明显减小。治疗 10 次后，脓疱变平，红疖未见增加，面部皮肤光滑。

2. 分析

痤疮又称为粉刺，多发于面部，以丘疹、脓疱、结节并可挤出白色碎米样粉汁为特征的一种皮肤病。初起在毛囊

口。呈现小粒红色丘疹，可演变为脓疱。此后可形成硬结样白头粉刺或黑头粉刺，严重病例可形成硬结性囊肿。多发于青春期之面部及胸背部，青春期过后可缓解或自愈。成年多由于饮食不节、过食辛辣等导致胃肠积热而发病。本方中茯苓、白术、薏苡仁顾护脾胃而利湿，石膏清胃热，金银花、菊花清热而透邪达表，蜂房、皂角刺解毒排脓，三七化瘀通络；配合黄连解毒汤外洗，可以起到内外同调之功。在针刺方面则是根据根结标本理论，谷教授认为根结标本理论从纵向上下说明人体末端与头身的关系。面部属阳明，足阳明根于厉兑，结于颊大，手阳明以曲池为本，颜下为标。诸穴合用，既有位于肢体末端的经气之"根""本"，又有病变局部的"结""标"，局部取穴与远端取穴相结合，标本同治。

（二）顽固失眠，疏肝理气，注重根结

1. 病案

刘某，女，51 岁，2009 年 10 月 7 日初诊。

主诉：失眠 5 年加重 3 个月。患者 5 年前不明原因失眠，间断服用安定等安眠药，可维持睡眠每日约 5 小时。3 个月前，因与人发生矛盾导致失眠症状加重，持续服用舒乐安定，每日 2～3 片，仅能睡 3 个小时，且多梦易醒，醒后难以入睡，白天疲乏无力，影响正常工作。现症见：形体偏瘦，停经半年，情绪急躁，胸胁胀闷，脘腹胀满，大便不成形。舌红，苔白稍腻，脉弦细。

辨证：肝郁侮脾。

治法：疏肝健脾安神。

方药：逍遥散加减。柴胡 15g、当归 10g、白芍 10g、熟地黄 15g、白术 15g、茯苓 15g、酸枣仁 15g、柏子仁 10g、夜交藤 10g、百合 15g、炙甘草 6g、琥珀粉 3g。每日 1 剂。

针灸：安眠、膻中、神门、足三里、三阴交、太冲，每日 1 次。梅花针五脏俞加拔罐，3 日 1 次。

治疗 5 次后，患者诉心中烦乱减轻，安定减至 1 片，能较快入睡。治疗 15 次后，患者停服安眠药，睡眠仍能维持 6 小时左右。

2. 分析

失眠的中医病名为"不寐"，《内经》提出"阳不入阴"的基本病机，后世历代医家各有发挥。谷教授认为虽然失眠可以细分为多种证型，但临床治疗中应将其简化。他在临床中多从"治肝"入手，有如下原因：首先，大多数失眠患者勉强能入睡，但多梦易醒，睡眠质量差。肝藏血，血舍魂，肝血虚则魂梦颠倒，肝血充足则魂安而不惊。其次，本病大多病程较长，最后则为虚实夹杂，多有肝气郁结不舒。肝气郁滞、疏泄失职，可导致郁而化火、耗伤肝血，进而上灼心阴，下伤肾水，而成心肾不交；木横侮土，脾胃受损，化源不足，而成心脾两虚；水湿不化，聚而成痰。故治肝可调五脏。再者，失眠患者中以妇女为多，古有"女子以肝为先天"之说，从肝论治是一"捷径"。谷教授以逍遥散加酸枣仁、夜交藤为主方，随症加减。本方中柴胡疏肝解郁，当归、白芍、熟地黄养血，白术、茯苓健脾运化则气血有源，既补肝体又助肝用，气血并治。再合用酸枣仁、柏子仁养肝血，夜交藤、百合、琥珀粉安心神，甘草调和诸药。针刺方面，安眠为治疗失眠的经外奇穴，神门安神定志，足三里、三阴交斡旋中焦，契合《内经》"胃不合则卧不安"之说。膻中、太冲疏肝解郁。其中膻中穴的选用依据就是《灵枢·根结》："厥阴根于大敦，结于玉英，络于膻中。"针刺膻中穴，既能条达肝经，舒畅气机，同时能宽胸散结，安摄心神。因此膻中穴是谷教授针灸临床中的常用穴位。久病必有瘀，梅花针背部五脏俞加拔罐，可有少量出血，既能调神，又能起到"宛陈则除之"的作用。

（三）中风抑郁，醒神开窍，头气有街

1. 病案

贾某，男，56岁，2010年4月12日初诊。

主诉：情绪低落3个月。患者1年前曾患"脑血管意外"入院治疗1个月，病情平稳后出院。因有肢体活动障碍、言语不利等后遗症提前退休。出院后曾积极进行功能康复，但因效果不明显而急躁焦虑，3个月前逐渐出现情绪低落，不主动康复锻炼。症见：患者形体稍胖，精神不振，性情急躁，焦虑，言语少而欠流利，右上肢沉重，右手拘挛，不能抓握。大便不调。舌暗，苔白，脉弦滑。

辨证：痰阻血瘀，清窍闭塞。治当涤痰化瘀，通络开窍。

方药：黄芪20g、当归10g、赤芍10g、川芎6g、柴胡10g、枳壳6g、菖蒲15g、远志15g、桑枝10g、地龙6g、穿山甲6g。每日1剂。

针灸：风池、百会、四神聪、本神、神庭、廉泉、通

里、足三里、患侧曲池、合谷、腕骨，每日 1 次。推拿按摩患侧肢体，每日 1 次。并配合语言方面的劝导，鼓励其进行自我康复锻炼，增强其恢复健康的信心。

治疗 1 次后，患者即自觉右上肢活动有力，言语增多，情绪平稳。治疗 5 次后，患者右手拘挛减轻，能勉强稍作屈伸动作，信心大增，精神状态明显好转。共治疗 20 次，患者右手指能自主屈伸，尚不能抓握物体，语速较慢但能准确对话交流。情绪恢复正常，能正确看待自己的病情，并有信心坚持锻炼恢复。

2. 分析

中风后抑郁是脑卒中恢复期常见的精神障碍疾病，若合并半身不遂、言语不利等中风后遗症则症状更为严重。谷教授认为其病机为风痰流窜经络，血脉闭阻，气不能行，血不能濡，肢体筋脉失却柔养则半身不遂；舌本脉络受阻则言语不利；心神失养、清窍闭阻则情绪低落、精神异常。谷教授处方以补阳还五汤合四逆散加减，益气活血、化瘀通络、疏肝解郁、醒神开窍。同时选择头部的穴位治疗精神疾患，并且将神庭、本神、四神聪共七个穴位组合成"七神针"，疗效明显。本例患者治疗时，先快速针刺风池穴，得气后不留针，然后仰卧位针刺其余穴位，久留针。配合推拿按摩促进气血运行，有利于功能康复，并促进与患者的交流，增加其恢复健康的信心。

（胡　波[①]）

---

① 胡波，男，博士，副主任医师，师从谷世喆教授。北京水利医院医务处主任，针灸科主任。

岐黄之术自有传承

四、谷世喆教授针药并用治疗抑郁症的经验

谷世喆教授系全国第 4 批国家级名老中医，原北京中医药大学针灸推拿系主任，中国针灸学会砭石与刮痧专业委员会副主任委员，新加坡中华医学会学术顾问，英国伦敦中医学院名誉教授。谷世喆教授从事针灸教学、科研、临床数十年，具有丰富的临床经验，尤擅长针药结合治疗精神情志类疾病。笔者有幸师从谷世喆教授，受益匪浅。现将谷世喆教授针药结合治疗抑郁症的临床经验初步整理如下。

（一）病因病机的认识及治则

抑郁症是临床常见的精神疾病，治疗效果不佳，且易反复。随着生活节奏加快，抑郁症患者患病率呈现上升趋势。中医认为抑郁症属于郁病，《金匮要略·妇人杂病脉证并治》记载了属于郁病的脏躁及梅核气两种病证，并观察到这两种病证多发于女性，提出的甘麦大枣汤、半夏厚朴汤沿用至今。元代《丹溪心法·六郁》提出了气、血、火、食、湿、痰六郁之说，创立了越鞠丸等相应的治疗方剂。明代《医学正传》首先采用抑郁症这一病证名称。自明代之后，已逐渐把情志之郁作为郁病的主要内容。如《古今医统大全·抑郁症门》说："郁为七情不舒，遂成郁结，既郁之久，变病多端。"《景岳全书·抑郁症》将情志之郁称为因郁而病，着重论述了怒郁、思郁、忧郁三种抑郁症的证治。谷教

授通过对中医古典文献的解读、现代研究进展，以及自身临床实践的再认识，认为抑郁症治疗当以疏肝解郁、理气安神为主线贯穿始终，同时配合心理疏导，始能取得良好的临床疗效。

（二）临床治疗

1. 中药以疏肝理气、安神化痰为原则

谷教授根据长期临床经验总结出治疗抑郁症的经验方，基本组成为：柴胡、法半夏、川楝子、香附、菖蒲、郁金、赤芍、白芍。柴胡、赤芍、白芍，以疏肝柔肝；法半夏化痰散结；川楝子、香附疏肝理气，菖蒲、郁金，宁心安神化痰。诸药共奏疏肝理气、安神化痰之功。

临床上还要随症灵活加减。胁肋胀满疼痛较甚者，可加青皮、佛手疏肝理气。肝气犯胃，胃失和降，而见嗳气频作，脘闷不舒者，可加旋覆花、代赭石、苏梗和胃降逆。兼有食滞腹胀者，可加神曲、麦芽、山楂、鸡内金消食化滞。肝郁乘脾而见腹胀、腹痛、腹泻者，可加苍术、茯苓、乌药、白豆蔻健脾除湿。兼有血瘀而见胸胁刺痛，舌质有瘀点、瘀斑，可加丹参、红花活血化瘀。另外，老年人抑郁症可加六味地黄丸，更年期抑郁可加逍遥散，产后抑郁可加逍遥散或人参归脾丸。

2. 针灸以疏肝理气、疏通经络、安神化痰为原则

谷教授治疗抑郁症以膻中、四神聪、本神、神庭为主

穴。膻中穴是心包募穴（心包经经气聚集之处），是气会穴（宗气聚会之处），又是任脉、足太阴、足少阴、手太阳、手少阳经的交会穴，有理气活血，宽胸化痰通络的作用。此外，足厥阴肝经络于膻中，《灵枢·根结》："厥阴根于大敦，结于玉英，络于膻中。"针刺膻中穴，可调达肝经气机。谷世喆教授通过临床实践证明，针刺膻中穴对改善抑郁症状疗效显著。

谷教授将四神聪、两个本神、一个神庭称之为"七神针"，这7个穴有镇静安神的作用。四神聪原名神聪，在百会前、后、左、右各开1寸处，因共有四穴，故又名四神聪。《太平圣惠方》载"神聪四穴，理头风目眩，狂乱疯痫，针入三分"。本神穴是足少阳、阳维之交会穴，有祛风定惊、安神止痛的作用。神庭，经穴名，出《针灸甲乙经》。别名发际，属督脉，为督脉、足太阳、阳明之会。神，天部之气也。庭，庭院也，聚散之所也。该穴名意指督脉的上行之气在此聚集。本穴有宁神醒脑的作用。因此谷教授在治疗抑郁症及其他精神情志疾病时经常运用这"七神针"。

随症加减：肝区疼痛者加肝俞、期门、阳陵泉，肝经布胁肋，肝俞、期门为俞募配穴，可疏肝解郁、宽胸理气，配胆经合穴阳陵泉舒理肝胆，调理气血，共奏理气解郁、活血止痛之功。肝肾不足者加肝俞、肾俞、期门、三阴交，肝藏血，肾藏精，取肝肾之背俞穴充益精血以柔肝，取肝之募穴期门和络止痛，三阴交扶助脾胃，以资气血化生之源，充益精血，濡养肝络，伴有失眠，可配合神门、三阴交，不寐病位在心，取心经原穴神门宁心安神，三阴交健脾益气，可使

大
医
精
诚
万
世
师
表

脾气和，肝气疏泄，心肾交通，以达心气安而不寐愈。疏肝解郁，养心安神。如遇更年期抑郁症可加水沟、内关、太冲、神门，更年期以心神躁动为患，水沟苏厥醒神；心藏神，内关、神门清泄心火以安神；太冲为肝之原穴，清泻肝火以除虚热。痰盛配丰隆，咽部如有梗物配天突。

（三）病案举例

齐某，女，50 岁，2009 年 5 月 8 日初诊。

主诉：情绪低落 2 年余。

既往史：2 年前诊断为抑郁症。刻下症：情绪低落，月经不畅，腰痛，寐差，口苦，唇紫。舌有瘀点，苔白厚，脉涩。

西医诊断：抑郁症。

中医诊断：郁证，肝气郁结兼血瘀。

治则：疏肝理气，活血化瘀。

方药：醋柴胡 12 g，法半夏 10 g，茯苓 10 g，炒白术 10 g，赤芍 10 g，白芍 10 g，川楝子 10 g，香附 10 g，川芎 12 g，当归 10 g，生大黄 6 g，瓜络 6 g，菖蒲 10 g，生龙齿 50 g，血竭 3 g（分冲）。中药水煎服，一日 1 剂，分两次服。

针灸：膻中、四神聪、本神、神庭、神门、三阴交、血海、内关、太冲。平补平泻，每次留针 30 分钟，隔日一次。针药并用一个月后，患者情绪低落及失眠明显好转，自觉咽中堵。前方去川芎、生大黄、生龙齿，加厚朴 6 g，苏子梗各 10 g，桔梗 10 g。针刺加气海，天突，丰隆。针药并用 10 天后，自觉咽中堵症状消失，身体无明显不适，恢复正常工作和生活。

【按】郁病由精神因素所引起，以气机郁滞为基本病变，是内科病证中最为常见的一种。根据郁病的临床表现及其以情志内伤为致病原因的特点，主要见于西医学的抑郁症、神经衰弱、癔病及焦虑症等。另外，也见于更年期综合征及反应性精神病。《丹溪心法·六郁》："气血冲和，万病不生，一有怫郁，诸病生焉。故人身诸病，多生于郁。"《景岳全书·抑郁症》："凡五气之郁，则诸病皆有，此因病而郁也。至若情志之郁，则总由乎心，此因郁而病也""初病而气结为气滞者，宜顺宜开。久病而损及中气者，宜修宜补。然以情病者非情不解"。理气开郁、调畅气机、怡情易性是治疗郁病的基本原则。正如《医方论·越鞠丸》方解中说："凡郁病必先气病，气得疏通，郁之何有？"本病例辨证为血行郁滞型，治疗除了疏肝理气、安神化痰，还要活血化瘀。中药在经验方的基础上加了川芎、当归、生大黄、血竭，因患者失眠较重加了生龙齿 50 g，重镇安神。针灸除了基础穴以外还加了三阴交、血海，活血化瘀。

因此，谷教授在治疗抑郁症时除药物治疗外，还运用针灸和精神治疗。解除致病原因，使病人正确认识和对待自己的疾病，增强治愈疾病的信心，可以促进郁病好转、痊愈。

（徐秋玲[1]）

---

[1] 徐秋玲，女，博士，海南医学院教授，师从谷世喆教授。

五、谷世喆针药结合治疗面瘫经验撷菁

谷教授治学严谨，医术精湛，学验俱丰。笔者有幸侍诊左右，现将谷教授治疗面瘫经验简介如下：

（一）病因病机

面瘫，属于中医"口眼歪斜""吊线风""口僻"范畴，散发于四季，以冬春之交为多见。若施治不当，迁延日久，易造成面肌抽搐痉挛，进而影响健康及面容。面瘫在古籍中早有记载，《内经》云："足之阳明，手之太阳，筋急则口目为僻……急者，目不合，热则筋纵，目不开。"结合古代文献及长期的临床观察，谷教授认为，面瘫多为阳明、少阳经脉络空虚，卫气不能固护肌表，风邪乘虚入中经络，以至于面部筋脉失于濡润滋养，肌肉纵缓不收而发病。

（二）辨治经验

1. 针药结合，汤药攻其内，针灸攻其外

谷教授在临床治疗面瘫中，推崇孙思邈《千金翼方》所说："若针而不灸，非良医也，针灸而不药，药而不灸，亦非良医也。知针知药，固是良医。"谷教授指出：针灸一般长于疏通经脉气血，取效较快；中药一般长于调和气血阴

岐黄之术自有传承

阳，取效和缓而持久。以药辅针则十二经气血通畅后而持久，以针辅药则治疗直接而迅速。谷师在治疗面瘫时常用中药调理脏腑功能，以治疾病之本；针灸循经取穴，以治疾病之标。在治疗面瘫的临床实践中，他以众多病例对针药结合观点进行了很好诠释。

谷教授凡是遇到初次发病、面瘫急性期发作者，首先针刺，以针刺取效立竿见影，顿挫病势之猛烈。在病邪亢盛而正气不足之时，如老年患者或素体虚弱的病人，先针面部穴位，以求得病势缓解，再予以牵正散、补中益气汤、附子理中汤等汤药，进行脏腑功能的调节，针药结合，使病势得以控制。

2. 重视经筋理论在面瘫治疗中的应用

谷教授认为十二经筋是经络系统的重要组成部分，是中医基础理论的核心基础之一，尤其是在面瘫的诊断和治疗中具有重要意义。正如《素问·痿论》所说："宗筋主束骨而利机关也。"经筋是在经脉以外，但与十二经脉有密切联系的筋肉组织，在某些方面则起到了补充经脉不足的作用，扩大了经络的主治范围。

十二经筋就是十二条力线系统，谷教授认为面瘫就属于经筋疾患的一种，治疗面瘫主张根据经筋理论进行治疗，除面部常用穴位外还根据："手阳明之筋……其支者，上颊，结于顺……上左角，络头""足阳明之筋……上颈，上挟口，结于顺……其支者，从颊结于耳前"，手太阳经筋"上颌，结于角"的经筋理论，针刺手三里、合谷或三间、足三里、颧髎，以及颞部的头维、悬颅、悬厘、颔厌等穴。

3. 选穴精当，善用透刺

谷教授临床治疗面瘫擅用透刺。透刺法能够增强刺激量，针感容易扩散、传导，能起到分刺两穴所不能起的作用。对于沟通表里经络、临近经络等有较好的临床效果。

谷教授在治疗上针刺以患侧为主，健侧为辅。患侧通常选取阳白、印堂、太阳、头维透颔厌、四白、牵正、地仓透颊车、人中等穴位；健侧选取四白、牵正、合谷、太冲等穴。根据辨证随证配穴：额纹消失者加丝竹空透阳白；人中沟斜向健侧者，由人中向听会方向刺等等。临床常用透刺有：地仓透颊车、攒竹透鱼腰、头维透颔厌、迎香透上迎香等，使气至病所，更好地激发经脉之气，从而达到疏调三阳经脉、恢复经脉功能的作用。

4. 注重特点，分期施治

谷教授以祛风通络为大法，结合现代医学周围性面瘫的分期将面瘫分为急性期、稳定期、后遗症期三期，且在不同时期选取不同穴位，采取不同刺法，配合不同的药物，效果显著。

急性期即发病的 1～7 天。患者发病伊始，邪气较盛，且病情呈进行性加重。病位表浅，在表在络。谷教授认为急性期是针灸治疗面瘫的最佳时期，治疗以毫针浅刺络脉为主，取穴不宜过多，手法不宜过重，留针 25 分钟左右即可，不要强求针感，以免损伤患者的正气。一般选取下关、翳风、地仓、颊车、阳白，针刺不宜过深。同时重视远道取穴，对下肢足三里、三阴交、太冲等穴位施术，尽量使针感上传、扩散。配合中药治疗：双花 15g，连翘 15g，杭菊花 15g，白芍 10g，全蝎 10g，僵蚕 10g，防风 10g，荆芥 10g，甘草 10g。水煎服。

稳定期即发病的 8 天～6 个月左右。患者病情已处于稳定状态，外感症状已基本缓解。谷教授在稳定期治疗以驱风祛邪、通经活络法为主，强调面部穴位的选用及刺激量的改变，多用透刺。如透刺丝竹空，沿眉梢平刺 0.5～0.8 寸，取迎香沿鼻唇沟斜刺 0.5 寸，以及颊车透地仓、攒竹透鱼腰等。以改善面部的血液循环，促进面神经、肌肉功能的恢复。稳定期宜延长留针时间，针刺治疗宜少针深刺，以疏通、调和经络气血，促使经络功能恢复正常。同时配合汤药口服，以牵正散加味为主：全蝎 10g，白附子 10g，僵蚕 10g，防风 10g，生黄芪 30g，甘草 10g，白芍 10g。水煎服。

后遗症期指患者发病 6 个月以上。多因患者长时间失治、误治引起，亦或患者素体虚弱、病情缠绵难治，导致正气更加亏虚。患者表现为面部无力、麻木、畏风，甚至面部浮肿、面肌痉挛等症状。谷教授在治疗上以扶正化痰、祛瘀通络为法，强调双侧取穴，激发正气，驱邪外出，刺激量减小，以防出现面肌痉挛及倒错现象。中药治疗予以：芍药 20g，木瓜 10g，钩藤 10g，天麻 10g，红花 10g，桃仁 10g，全蝎 10g，蜈蚣 10g，威灵仙 10g，丹参 15g，白附子 10g，炙黄芪 30g，当归 10g，甘草 10g。水煎服。活血祛瘀、解痉通络，以改善患侧的面肌痉挛症状，促进面瘫逐渐恢复至正常。

岐黄之术自有传承

（三）典型病例

张某，女，65岁，2011年11月初诊。

主诉：左眼闭合不全，口角右歪4天。

现病史：4天前郊游，感受风邪，回家后感觉头痛，鼻流清涕，微发热，恶寒肢冷，翌日漱口时发现口角渗水，左眼不能闭合，左口角下垂，流涎，鼓腮漏气，左口眼歪斜，不能皱眉，额纹消失，左面部时有痉挛。进食时食物滞留左颊内，二便正常，寐可。诊脉弦紧，舌质红苔薄黄。

诊断：风寒犯络、邪中经络之面瘫。

治法：扶正除邪，温经散寒。

针灸：选取左翳风，以2.0～2.5寸毫针深刺，深度达2寸左右，快速捻转提插，幅度不宜过大，1～2分钟，使患者有强烈的麻胀感；左颊车、牵正以平补平泻法捻转；透刺选取阳白透刺丝竹空，四白透地仓；配穴选取左内精明，左攒竹，人中穴；远道取穴为双合谷，双足三里，双三阴交，双太冲。每次留针25分钟。留针间可行针（捻转法），人中穴用快针法治疗。

方药：白附子6g，川芎12g，地龙10g，全虫10g，赤芍10g，白芍10g，白僵蚕10g，茯苓10g，醋柴胡10g，法半夏10g，炙甘草10g，桔梗10g，炒白术10g，桂枝10g，白芷10g，当归10g，天麻10g，双花30g，连翘30g。水煎服，10剂。

该患者针2次后左侧眼眉即可抬高，面部不适改善；针5次后口眼歪斜症候群基本消失；继针3次，临床痊愈。一

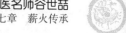

月后随访复查，面瘫愈。

（王　浩①）

六、谷世喆治疗周围性面瘫经验

周围性面瘫是临床常见病，以病侧面部所有表情肌麻痹、额纹消失、眼裂增宽、鼻唇沟平坦、口角下坠并歪向健侧为主症，男女发病率无明显差异，可发生于任何年龄，以一侧面部发病多见。周围性面瘫中医，又称"口㖞""口僻""㖞口僻""吊线风"等。

谷世喆教授是北京中医药大学针灸推拿学院前院长，主任医师，博士研究生导师，全国老中医药专家学术经验继承工作指导老师，第三届首都国医名师。谷世喆教授出身中医世家，从事临床、科研、教学工作50余年，对中医经典理论有深刻的认识。笔者有幸跟师学习，获益匪浅，现将谷世喆教授治疗周围性面瘫的经验介绍如下。

（一）针药结合　互补互用

谷世喆教授认为面瘫多为阳明、少阳经脉络空虚，卫气不能固护肌表，风邪乘虚入中经络，导致面部筋脉失于濡润滋养、肌肉纵缓不收。谷世喆教授在临床上治疗面瘫，推崇

---

① 王浩，女，本科，北京中医药大学09中医教改实验班，谷世喆教授侍诊学生。

孙思邈《千金翼方》所说："若针而不灸，非良医也，针灸而不药，药而不灸，亦非良医也。知针知药，固是良医。"谷世喆教授指出，针灸一般善于疏通经脉气血，取效较快；中药一般善于调和气血阴阳，效果和缓而持久。以药辅针则十二经气血通畅后而持久，以针辅药则治疗直接而迅速。

（二）经络辨证　重从肝论治

谷世喆教授认为面瘫属于经筋疾患的一种，主张根据经筋理论进行治疗。十二经筋是经络系统的重要组成部分，在面瘫的诊断和治疗中有着重要意义。十二经筋是指与十二经脉相应的筋肉部分，在某些方面起到补充经脉不足的作用，并扩大经络的主治范围。六阳经筋均结聚分布于头面部，故面部肌肉的挛缩、痉挛、松弛、瘫痪皆为经筋病变。《灵枢·经筋》曰："卒口僻，急者目不合，热则筋纵，目不开，颊筋有寒，则急引颊移口；有热则筋弛纵缓不胜收，故僻。"

手足六阳经经脉、经筋均循行于面部，六阴经中只有足厥阴肝经的循行分支上到面颊及口唇，《灵枢·经脉》曰："肝足厥阴之脉……循喉咙之后，上入颃颡，连目系，上出额……从目系下颊里，环唇内。"由此可知，足厥阴肝经对面部肌肉的功能活动有重要的影响。

肝主筋，经筋病多与肝有关。《素问·六节藏象论》曰："肝者，罢极之本，魂之居也其华在爪，其充在筋。"《杂病源流犀烛》指出："筋也者，所以束骨络节，绊肉绷皮，为一身之关纽，利全体之运动者也，其主则属于肝。"肝主疏泄，调畅全身气机，推动气血津液正常运行，故清代魏玉衡称"肝为万病之贼"，肝疏泄功能正常，进而筋肉舒缩顺畅，刚柔相济，和缓有力；若肝失疏泄，气机畅达失调，则经筋失以濡养，筋肉纵缓不收而发病。肝藏血，体阴而用阳，肝阴、肝血与经筋亦有密切关系，《风劳臌膈四大证治》提到"筋必肝木，得血以养之，则和柔而不拘急"。经筋功能的正常发挥，须赖肝血的濡养，肝血充足则筋骨劲强，肌肉坚固，关节滑利；肝血虚衰则筋膜失养，筋力不健，运动不利。且临床上面瘫患者多由风邪外袭而来，内亦应于肝。

肝主疏泄，有调畅情志的作用。肝的疏泄功能与情志变化之间常相互影响。一方面，肝的疏泄条达、宣通气血功能对情志活动正常发生与保持起着重要的调节作用，"七情之病，必由肝起"；另一方面，情志的异常变化可导致肝失疏泄，气机失调，肝气郁结，逆乱。

1. 经筋辨证配合特定穴，重用太冲穴

谷世喆教授治疗周围性面瘫根据经筋循行分布取穴治疗及加减，常用主穴为：阳白、太阳、四白、颊车、牵正、地仓、太冲。如口颊部筋肉症状甚者，常加用手阳明经三间、合谷、手三里，足阳明经足三里，手太阳经颧髎等。太冲穴为足厥阴肝经原穴、输穴。太，大也；冲，指冲盛；原穴为肝经之原，为冲脉之支别处，肝主藏血，冲为血海，肝与冲脉，气脉相应合而盛大，故名太冲。该穴为肝经的重要穴位，具有疏肝理气、调畅气血之功，《百症赋》提到"太冲泻唇喝以速效"，且根据"经脉所过，主治所及"，足厥阴肝经"从目系下颊里，环唇内"可知，太冲穴对面瘫病的治疗起着重要作用。重用太冲穴治疗周围性面瘫，是为谷世喆

教授的经验用穴，亦是"病在头者取之足"的体现。

2. 身心并重，双管齐下

面瘫患者的心理情志状态与病情的发展变化亦有密切关系。面瘫患者对于容貌的改变往往一时难以接受，加上对预后的担心，承受着较大的心理压力。临床上笔者也观察到许多患者病情迁延不愈，经长时间治疗后仍留有后遗症，疗效不佳的原因主要有两点：①人体正气亏虚、气血不足，面部经筋功能失调；②精神压力大，受焦虑担忧情绪影响，短时间内看不到疗效就很着急，或休息不好，或频繁更换医生。《灵枢·口问》"忧思则心系急，心系急则气道约"，患者的精神压力亦对病情有较大影响。谷世喆教授在临床中提出面瘫患者的治疗要兼从肝论治，不仅要顾护肝的功能，亦要重视患者的心理状况，对患者进行心理疏导，指导纠正生活习惯，让患者恢复自信，更好地配合治疗。有研究者在临床中亦发现，面瘫的发病是围绕着肝的功能异常发展的，提出从肝论治面瘫病并取得了较好的临床效果。

（三）分期论治　针刺手法独具特色

1. 急性期浅刺为主，手法宜轻

谷世喆教授认为面瘫急性期时，病位较浅，病势发展较快，是针灸治疗最佳时期。治疗时面部以毫针浅刺络脉为主，患侧取穴，少而精，同时重视远道取穴，选用足三里、太冲等，尽量使针感上传、扩散。

2. 恢复期手法宜补或平补平泻，兼用透刺法

恢复期病情处于稳定状态，手法宜补或平补平泻，以祛风祛邪，通经活络。治疗时用平刺透穴或斜刺，如颊车透地仓、攒竹透鱼腰、头维透颔厌、迎香透上迎香等，一针透多穴，有效激发经脉之气，疏调三阳经脉，使气血畅达，改善面部的血液循环，促进面神经功能和面部肌肉的恢复。

3. 后遗症期强调使用巨刺法

巨刺法首见于《灵枢·官针》："凡刺有九，以应九变……八曰巨刺，巨刺者左取右、右取左。"患者多因素体亏虚，长时间没有得到有效治疗或误治等原因，使病情迁延不愈，多表现为面部感觉减退、面肌无力、水肿、面肌痉挛等症状。对于处于后遗症期及顽固性面瘫的患者，谷世喆教授针刺时尤擅使用巨刺法，常选取健侧四白、牵正等穴位以激发面部经气，依据"气血互注"之理论来达到消除患区经络痹阻的目的。

4. 特殊透刺手法

谷世喆教授临床上治疗面瘫擅用经验透刺法。此法适用于病情稳定后、正气不虚的患者。此手法可增强刺激量，使针感易扩散传导，起到分刺两穴所不能起到的作用。具体操作：常规取穴消毒后，采用两根 0.30 mm×40 mm 一次性针灸针，将两针分别斜刺入地仓和颊车，针尖方向朝向彼此，进针深度为 20～25 mm，两针相对来回提插（一针用提法时另一针用插法，保持两针距离不变），整体用力向患侧方向提

拉，快速操作3～5次，以患者有口角上提感为度。

（四）典型病例

医案1

患者，男，40岁，2018年10月19日就诊。

主诉：右眼闭合不全，口角歪斜2天。患者2天前劳累受风后出现右眼闭合不全，口角喝斜，右额纹消失，未予重视，今日就诊。症见：右侧额纹消失，右眼闭合不全，鼻唇沟变浅，鼓腮漏气，口角喝斜，示齿口角牵向左侧，伸舌居中，患者自觉语言不畅，无耳后疼痛，时右耳响，纳、寐可，二便调。舌红苔白，脉浮。

西医诊断：周围性面瘫急性期。

中医诊断：面瘫（风邪犯络）。

治法：祛风通络，疏调经筋。

针灸：患侧阳白、四白、颊车、地仓、牵正、翳风；双侧合谷、外关、阳陵泉、太冲、丰隆。患者取仰卧位，面部腧穴均浅刺，平补平泻。每周3次，留针25分钟。

方药：金银花30 g，连翘20 g，白芷、醋柴胡、川芎、茯苓、制远志、麸炒白术、炙甘草各10 g，石菖蒲12 g，赤芍15 g，全蝎6 g。7剂，每日1剂，水煎分2次服。

【按】治疗过程中嘱患者避风寒，忌生冷饮食，劳逸结合，调畅情志。经过5次治疗后，患者面部基本对称，右侧口眼喝斜症状消失，右侧鼻唇沟明显，言语流畅。

医案 2

患者，女，27 岁，2018 年 9 月 25 日就诊。

主诉：左眼闭合不全 2 个月。患者 2 个月前受风后出现左侧眼睑闭合不全，伴左侧额纹消失，左侧口角下垂，在当地医院就诊，诊断为"周围性面瘫"，口服阿昔洛韦，并予针灸治疗。治疗 2 个月后症状略好转，为求进一步治疗来本院治疗。症见：左侧眼闭合不全，伴额纹消失，口角下垂，左侧面部浅感觉减退，鼻唇沟变浅，示齿口角牵向右侧，伸舌居中，无耳后疼痛，无听觉过敏，易出汗，月经不调，近 2 个月未行，近 2 年体重增加约 5 kg，纳寐可，二便调。舌尖红，苔白，脉沉缓。

西医诊断：周围性面瘫恢复期。

中医诊断：面瘫（风痰阻络）。

治法：熄风化痰，活血通络。

针灸：太阳、阳白、鱼腰、地仓、颊车、人中、颧髎、印堂、翳风、膻中、太冲、关元、中极；双侧：四白、牵正、风池、手三里、外关、合谷、血海、三阴交。阳白透鱼腰，平补平泻；地仓透颊车，两针分别平刺入地仓和颊车，针尖方向朝向彼此，进针深度为 20～25 mm，两针对应提插（一针用提法时另一针用插法，保持两针距离不变，操作 3～5 次）。每周 3 次，留针 25 分钟。

方药：予六君子汤合牵正散加减。生黄芪 15 g，川芎、黄芩片各 12 g，防风、防己、醋柴胡、法半夏、茯苓、泽泻、麸炒白术、炒芥子、僵蚕、炙甘草各 10 g，全蝎、制水蛭、生大黄各 6 g。7 剂，每日 1 剂，水煎分 2 次服。

患者经过6次治疗后双侧额纹、鼻唇沟基本对称，左眼可完全闭合，示齿口角无㖞斜，汗出正常，月经按时而至。

【按】面瘫患者多由阳明、少阳经脉络空虚，卫表不固，风邪中络，致面部筋脉失于濡润滋养、肌肉纵缓不收。第1例患者为周围性面瘫急性期，证属风邪犯络，针刺时以毫针浅刺络脉为主，阳白、四白、颊车、地仓、牵正通经活络，疏调局部经气；翳风、合谷、外关疏解风邪，通经活血。同时强调顾护肝之特性，取太冲疏肝理气，肝疏泄功能正常，气机畅达，则经筋得养，筋肉舒缩顺畅。太冲配合谷，亦取"开四关"之意，一气一血，共奏调畅气血、舒畅情志之效。配合中药治疗，金银花、连翘主清解面部经络热毒；白芷配川芎，二者气味辛温，白芷引领足阳明经，益气补血、行血祛风，川芎行血，配合白芷能活血化瘀；醋柴胡疏肝解郁；茯苓配白术，加强健脾燥湿作用，使中焦通畅；制远志配石菖蒲，醒神益智，豁痰通络；全蝎熄风止痉，通络止痛；赤芍清热凉血，散瘀止痛；炙甘草调和诸药，兼以益气和中。本方是谷世喆教授经验用药，多用于治疗面瘫急性期的患者，取其祛风通络的作用。

第2例患者处于周围性面瘫恢复期，病情稳定，以阳白透鱼腰、地仓和颊车行特殊透刺法，加强刺激量，使气血畅达，改善面部的血液循环，促进恢复。远道取穴一方面以中极、关元、合谷、三阴交益气养血，扶正以祛邪，另一方面则养肝护肝调肝。膻中为足厥阴之结，八会穴之气会，太冲为足厥阴之原穴，两穴配合，标本相应，共达疏调气机、养血柔筋之功。六君子汤合牵正散加减，能祛风化痰、益气健脾、通络止痉。方中川芎祛风活血以通络；防风祛风解表，治风寒表证；防己祛风止痛，利水消肿；醋柴胡疏肝解郁；黄芩配法半夏燥湿化痰，清热泻火；茯苓配泽泻以扶助脾胃中焦之气，健脾渗湿利水，茯苓与炒白术补中健脾，守而不走，泽泻与炒白术渗湿助运，走而不守，二者健脾助运相得益彰；炙甘草甘温益气，补脾和胃；生黄芪以补中气；炒芥子利气豁痰，通络散寒；生大黄清热通经。谷世喆教授治疗顽固性面瘫加用虫类药，全蝎、僵蚕均能祛风止痉，其中全蝎善于通络，僵蚕善于化痰，制水蛭活血化瘀。

（吴博欣①　裴兴虹②　赵建新③　田元祥④

指导老师：谷世喆）

七、谷世喆针灸治疗精神情志疾病的经验

谷世喆为北京中医药大学针灸学院教授，主任医师，博士生导师，全国第四批老中医药专家学术经验继承工作指导老师。笔者有幸跟师学习，兹总结谷老师治疗精神情志疾病经验如下。

谷教授认为，针刺治疗精神情志疾病自古即有效显法捷的特色，如众所周知的"孙真人十三鬼穴"即是一例。《千金翼方》云："凡诸孔穴名不徒设，皆有深意。"十二经穴

---

① 吴博欣（英文姓名：Bekbolat Ulbolsyn，1994—），女，硕士研究生（哈萨克斯坦籍），研究方向为针灸推拿学。

② 裴兴虹，北京中医药大学第三附属医院针灸科。

③ 赵建新，中国中医科学院中医临床基础医学研究所。

④ 田元祥，北京中医药大学。

与经外奇穴中有许多便是以"神"字命名的，如神门、神庭、神堂、神道、本神、四神聪等。这些腧穴的名称即说明了它们对于治疗精神情志疾病的特殊疗效。

（一）神机上朝，重点取头穴

脑是人体生命活动的指挥中枢，也是人精神意识思维之所出。而头作为脑之所寄，通过经络与五脏发生联系，组成了一个相对独立的系统，比如手足三阳经皆上达于头面，手足三阴经通过相表里的阳经经别，与头发生联系，而奇经八脉中，除带脉外，其余七脉均上达于头面。正如《灵枢·邪气藏府病形》所云："十二经脉，三百六十五络其血气皆上于面而走空窍。"所以选取头部腧穴是治疗精神情志疾病的重要方法。通过辨证取穴，施以适当的手法，从而达到针其穴、调其经、和其脏、畅其志的目的。谷师常用的腧穴有：七神针（即四神聪、本神、神庭，左右共七穴）、大椎、百会、哑门、风府、率谷、天冲等。

医案

张某，女，30岁，江苏人。因脑血管畸形多次昏厥。平素性格内向，易抑郁，稍有劳累或激动则出现癫痫样发作。诊前21天做伽玛刀手术，术后情绪仍不佳，头昏寐差，面白，舌淡，脉细。诊为气虚血瘀，神失所养。采用祛瘀通脑络、益气安心神之法。取穴：大椎（速刺不留针）、七神针、足三里、三阴交、太冲，隔日1次。针两次即觉神清气爽，面转红润，共针10次，返乡。

本例取头项部的大椎、七神针为主穴，以祛瘀通脑络，大椎具有疏通督脉、调和髓海、平衡阴阳的功能，治疗癫痫有特殊疗效，速刺不留针是加强通督醒脑的作用。七神针乃谷师治疗精神情志疾病的验穴，再以足三里、三阴交补益气血，太冲通督理气，标本兼顾，是以取效。

（二）三焦升降，重调脏腑

五脏六腑的功能活动正常是精神情志活动正常的内在基础，因此谷师认为三焦脏腑间气机升降协调是维持正常精神情志活动的重要因素。谷师治疗精神情志病十分重视从背俞穴调治五脏。根据临床观察，精神情志疾病的常见病机有心肾不交，中焦失和，肝郁气滞，肝肾阴虚，亢阳扰神。对于心肾不交的患者，调治固当滋水清火，是以常取神门、内关清心安神，以太溪补肾，泻行间以引火下行，从而达到水火既济的目的。中焦乃一身气机之枢纽，若因饮食不节，损伤脾胃而致虚气留滞，或因情志失调，肝气不舒，木不疏土均可导致中焦失和。所以治疗此证，当以调和脾胃兼疏肝气为法，旨在恢复中焦气机之顺畅，取穴以肝脾经原、络穴，以及募穴为主。运脾胃常用公孙、内关、中脘、丰隆、天枢；疏肝气则常用膻中、期门、太冲、足临泣。肝肾虚损的患者，常见于老年人和有压力的知识阶层，其主要原因为肝肾精亏，气血虚弱，阴不制阳而导致心悸、失眠、健忘等症。其本为虚，标为实。根据急则治其标、缓则治其本的原则，当先急镇其亢阳，后缓益其虚阴，从而达到标本兼治的目的。故以取肝肾经原穴与俞募穴为主，如太冲、行间、照海、肝俞、肾俞等。

医案

刘某，男，43 岁，外企职员。性格内向，多年生活国外，归国半年以来，不能习惯人际关系，自觉压力大，精神不集中，心烦，多梦，纳差，舌淡脉弦。诊为中焦失和，肝肾亏损。取穴：①膻中、中脘、内关、神门、三阴交；②心俞、脾俞、肝俞、肾俞、太溪、百会、四神聪。每周针两次，用补法，多留针，手法轻，共针 12 次基本痊愈。

本例第 1 组穴中，膻中为气会，中脘为腑会，内关为络穴且通三焦经，三穴并用，以调和中焦气机；再配合神门、三阴交，以疏肝气，安心神。第 2 组穴中，取心、肝、脾、肾四脏俞穴以固其本，补其虚；百会、四神聪以清其亢阳，正如《素问·阴阳应象大论》所谓"其高者，因而越之"。

（三）从根引末，依标本而刺

"标本根结"形象地把人的躯干比作树木，把四肢比作树根，从而强调了四末与躯干的密切联系。正如《标幽赋》所云："更穷四根三结，依标本而刺无不痊。"谷师在治疗精神情志疾病时，采用标本相应、根结相引的方法，取得了较好的疗效，尤其膻中穴的应用非常精妙。

医案

李某，男，46 岁。下岗后心情抑郁，夫妇关系紧张，嗜酒，现失眠，舌红脉弦。诊为肝郁化火，脾胃失和。针风池、安眠、头临泣、侠溪、内庭、神门、三阴交，针用泻法，6 次基本痊愈。

本例以风池、安眠、头临泣与侠溪，上下相应，标本相依，主清肝火，配合内庭、三阴交，以调理脾胃，顺畅气机。

（四）以神治神，重在疏导

临床上所见的精神情志疾病有许多是由于愁、思、郁、怒过度所致。此类病人的临床症状为标，情志不畅为本，多有特殊的心结。所以在对此类病人进行针刺治疗的同时，还应当配合情志疏导，这同样是针灸治神的重要组成部分。《灵枢·师传》曰："人之情，莫不恶死而乐生，告之以其败，语之以其善，导之以其所便，开之以其所苦，虽有无道之人，恶有不听者乎？"因此，谷老师要求医生应当掌握基本的心理学知识和谈话技巧，通过与病人的谈话，解除其心理上的压力或障碍，然后再施以针刺，必能取得事半功倍的效果。

医案

吴某，女，41 岁，北京人，公安干部。全身心投入工作，但久未提升，转而月经量少，心烦，善太息，少寐多梦，纳呆，胁胀，舌尖红，脉沉。诊为肝郁气滞，中焦失和。首先给予心理疏导，劝其不要过分在意名利之得失，应当开阔心胸，试问健康不在，名利何用？患者颇以为是。然后针刺：①膻中、期门、天枢、太冲、足临泣、百会；②内关、神门、中脘、丰隆、阳陵泉。两组穴位交替针刺，疏肝理气，调理脾胃。间日1次，10次为1个疗程，治疗2疗程痊愈。

现代社会生活节奏快，工作压力日益增大，精神情志疾病发病逐渐增多，应当引起临床医师的足够重视，进而开展专项的中医研究。谷师着眼于针刺治疗与整体治疗相结合，以脏腑经络对精神情志活动的基础作用为出发点，调经络，和脏腑，畅情志，获得较满意疗效。

（冯永伟①）

八、浅谈名医名家用黄芪

黄芪始载于《神农本草经》："黄芪主痈疽、久败疮，排脓止痛，大风癞疾，五痔鼠瘘。补虚，小儿百病。"黄芪功善补气，是临床上极为常用的一味中药，广泛应用于各科疾病。清代名医黄宫绣赞其曰："黄芪，为补气诸药之最，是以有耆之称。"历代医家对黄芪爱不释手，临床应用中尽显黄芪之功效，不同医家理论渊薮不同，对黄芪的理解应用亦不相同，本文选取有代表意义的医家对其应用黄芪的理论、经验进行简要论述，以期能对同道有所帮助。

---

① 冯永伟，男，硕士，师承谷世喆教授，现为北京中医药大学附属医院护国寺中医院针灸科主治医师。

（一）张仲景之用黄芪

汉代张仲景之《伤寒杂病论》乃方书之祖，其遣方用药配伍精良，疗效突出。书中用黄芪者凡8处，其中黄芪建中汤治疗虚劳里急，诸不足之证，黄芪补中气之虚；黄芪桂枝五物汤治疗血痹，除肌表之风湿，黄芪有扶正蠲痹之功；其余6处如防己茯苓汤、三黄汤、防己黄芪汤、乌头汤、黄芪芍药苦酒汤、桂枝加黄芪汤皆可看作治肌表水湿之剂，其功能能各有偏重。细观仲景之用黄芪，不外乎补脾胃中焦之气以治虚，补肌腠卫表之气以通阳除痹，益气固表以治肌表水湿三大法，其创立的黄芪建中汤、黄芪桂枝五物汤、防己黄芪汤对于现今治疗虚劳、痹证、水肿病等证都有良好的指导意义。

对仲景经方颇有研究的医家黄煌先生在《张仲景50味药证》一书中，对黄芪的应用做了深刻的阐述，他把临床上适合应用黄芪的一系列病症归纳为"黄芪证"，而易出现黄芪证的人称之为"黄芪体质"，此种人的特征可归纳如下：①面色不华：其面色黄白或黄红隐隐，或黄暗，缺乏光泽；②肌肉无力：其肌肉松软，呈浮肿貌，腹壁软弱无力；③易患病：平时畏风，易汗出，遇冷风易患病，或鼻塞，或咳喘，或感冒，易于浮肿，特别是足肿；④大便稀溏，不成形，或先干后溏；⑤舌质淡胖，舌苔润，这也是黄芪的临床应用指征。临床上但凡出现此类症状，即可酌情使用黄芪。

大医精诚万世师表

（二）李东垣之用黄芪

金元四大医家之一的李东垣为脾胃派之鼻祖，他认为"内伤脾胃，百病由生"，对于疾病的治疗善用补益脾胃之法，著有《脾胃论》《内外伤辨惑论》《兰室秘藏》等书。东垣独创"阴火"学说，认为"阴火"的生成源于"脾胃不足，荣气下流而乘肝肾""脾胃之气下流，使谷气不得升浮……下流于肾，阴火得以乘其土位"，故而成阴火上冲"蒸蒸而燥热"之证。其本质乃脾胃气虚，元气不足，阴火不能降藏于肾间而上潜，故治疗应以脾胃阳气虚为根本，以升发脾胃阳气为治则。东垣独创"益胃升阳"之法，以甘温之剂补益脾胃、升发阳气，达到"阴火"降藏而热除的目的，从而创立了治疗源于脾胃之虚的内伤发热之法——甘温除热。在此理论基础上，东垣在"益气升阳"时，对黄芪尤为重视，他认为"脾胃一虚，肺气先绝，必用黄芪温分肉，益皮毛，实腠理，不令汗出，以益元气而补三焦"。而黄芪既可补中焦脾胃之元气，以绝阴火化生之源，又可补肺之元气，以断阴火上乘之路，故方中多重用黄芪，以黄芪为君，甘温补中，更佐升麻、白术、炙甘草，补益脾胃以退阴火，其中补中益气汤、升阳益胃汤、升阳散火汤、当归补血汤均是甘温除热的典型代表。

（三）王清任之用黄芪

清代名医王清任是活血化瘀派的代表医家，他对医学上的贡献，一是纠正了古人对脏腑解剖和某些生理功能的错误认识；另外就是对气血的理论做了新的发挥。王氏根据自己的临床实践经验，对中医学中的气血理论作了进一步的阐述。他认为"气"和"血"是人体中的重要物质，认为"治病之要诀，在明白气血，无论外感内伤……所伤者无非气血""能使周身之气通而不滞，血活而不瘀，气通血活，何患疾病不除"。对于血瘀证的病因病机，王氏在《内经》的基础上有了新的发展，他认为血瘀与气虚有密切关系，"元气既虚，必不能达于血管，血管无气，必停留而瘀"，创立了"气虚血瘀"的观点，在治疗此类疾病的立法处方中提出补气活血、逐瘀活血的两个治疗原则。将补气和逐瘀之法相结合应用于临床，是王氏瘀血理论的一大创新。补气药中，王氏尤以黄芪为主药，在其医著《医林改错》中共载33 方，其中用黄芪者 11 方，占 1/3，平均每方用量近 90 g，用量最大为 250 g，最小为 25 g，危急重症、补气治本、痘疹诸证皆应用黄芪，善用黄芪的程度可见一斑。在其理论思想指导下创立的补阳还五汤，补气活血化瘀治疗中风之半身不遂具有气虚血瘀征象者，其重用黄芪至 4 两，佐以化瘀通络之品，至今疗效突出，仍为现代医家所习用。

（四）张锡纯之用黄芪

盐山张锡纯为近代著名的中西医汇通派大师，他熟通医理，辨证严谨，疗效卓著，对药性的认识尤能独辟新义，发前人之未发。在《医学衷中参西录》中，张氏对黄芪做了精辟的论述，总结归纳张氏应用黄芪的理论如下：

1. 张氏"大气下陷"学说是应用黄芪的重要理论基础。他认为大气"充满胸中，以司肺呼吸之气也"，并能"撑持全身，为诸气之纲领"。若"大气虚而欲陷"，则可出现气短、满闷怔忡、小便不利等症，甚至"凶危立见"，而"黄芪，能补气，兼能升气，善治胸中大气（即宗气）下陷"，对于大气下陷之心中怔忡、脱汗诸症，皆可应用以益气升陷。

2. 张氏也独创新说，提出肝虚之证，认为左脉微弱，左半身不及右半身，临卧不敢向左侧，乃是肝虚之明证，并认为"肝属木而应春令，其气温而性喜条达，黄芪之性温而上升，以之补肝原有同气相求之妙用"，故强调补肝要重用黄芪，"愚自临床以来，凡遇肝气虚弱不能条达，用一切补肝之药皆不效，重用黄芪为主，而少佐以理气之品，服之复杯即见效验"。

3. "黄芪滋阴"之说，亦属张锡纯首倡，他曾说："黄芪，不但能补气，用之得当，又能滋阴"，常将黄芪与知母相配益肺滋肾，认为"盖虚劳者多损肾，黄芪能大补肺气以益肾水之上源，使气旺自能生水，而知母又能大滋肺中阴液，俾阴阳不知偏盛，而生水之功益著也"。二者并用，具有"阳升阴应，云行雨施之妙"。

其他如固崩止带，主旧败疮，治疗肢体之萎废等，张氏用黄芪治疗亦具有独到的特色，值得后世医家研究学习，兹不赘述。

（五）朱良春之用黄芪

现代名医朱良春教授，对于黄芪的应用不腻于古人，更结合现代临床，对黄芪的应用具有独到的见解，主要体现在其对慢性肾炎的证治上。朱老临证应用黄芪时，常与地龙相配治疗慢性肾炎，黄芪每日用 30～60 g，地龙每日用 10～15 g。朱老认为"慢性肾炎"的发生属气、血、水相互影响，最终导致气虚水病，络脉瘀阻，故益气利水化瘀为治疗的根本方法。朱老以黄芪为补气的主药，认为其能充养大气，调整肺脾肾三脏的功能，提高机体免疫力，同时兼有利水的作用；化瘀则以地龙为要品，认为其能走窜通络，利尿降压。在辨证论治的前提下，朱老常以两药为主组成方剂，具有消退浮肿、降低血压，使蛋白转阴的效果，朱老以大剂量黄芪治疗慢性肾炎的经验值得学习与借鉴。

另外，朱老也常用生黄芪 20～30 g，莪术 6～10 g 配伍为主，治疗慢性萎缩性胃炎、消化性溃疡、肝脾肿大，以及肝癌或胰腺癌患者，认为二者相合颇能改善病灶的血液循环和新陈代谢，以使某些溃疡、炎性病灶消失，肝脾缩小，甚至使癌症患者病情好转，延长存活期。朱老临床具体运用这两味药物时，根据辨证施治原则，灵活掌握其剂量和配伍，若以益气为主，黄芪可用至 30～60 g，也可酌情佐以党参或太子参。

（六）邓铁涛之用黄芪

临床大家邓铁涛教授对于黄芪的应用堪称一绝，尤其体现在重症肌无力的临床证治上。他认为重症肌无力与脾虚有关，但又与东垣所论之一般的中气虚损不同，而是因虚致损，其病机实为脾胃虚损，关乎五脏，脾胃虚损可进一步累及他脏；而脾胃为气血生化之源，五脏六腑受其濡养，故邓教授认为重症肌无力的治疗要以补脾益气贯穿治疗的始终。并且重症肌无力在其疾病发展过程中出现的眼睑下垂、吞咽困难、呼吸无力、全身无力等症状与中医气虚下陷理论相符合，而中药黄芪具有益气升阳举陷之功，因此重用黄芪健脾益气，升阳举陷治疗重症肌无力是其重要临床心法之一，其研制的治疗重症肌无力的专方强肌健力饮，其中黄芪重用至 60～120 g。

重用黄芪治疗气虚痰浊型高血压，是邓铁涛教授的又一临床创新。与临床上较常见的肝阳上亢型高血压不同，若痰浊内蒙，气虚不化，清阳不升，亦可引起高血压，此时邓氏常用黄芪合温胆汤进行治疗，且此时黄芪的用量必用至 30 g 以上，同时可加潜阳镇坠之品。

与张锡纯认为黄芪之升补，尤善治流产、崩漏和带下不同，邓氏经验认为，重用黄芪可下死胎。邓氏曾治胎死腹中之患者，经辨证，借用王清任治难产之加味开骨散，重用黄芪 120 g，外加针灸，一剂而死胎产下。另外，对于黄芪使用的指征，邓氏认为舌淡有齿印，脉虚大或寸部弱，再参考有否其他气虚之证，便可考虑使用。

（七）谷世喆之用黄芪

谷世喆教授临证多年，善于针药结合治疗多种疑难杂症，用药信手拈来，疗效突出，临床上善于应用黄芪治疗多种疾病。谷教授宗《本经》之旨，认为黄芪尤善补气，具有益气升阳、固表止汗、利水消肿、生肌敛疮的作用，临床上如若配伍应用得当，则效如桴鼓，疗疾于顷刻。

正如《本经逢源》中所载："黄芪同人参则益气，同当归则补血，同白术防风则运脾湿，同防己防风则祛风湿，同桂枝附子则治卫虚亡阳汗不止，为腠理开阖之总司。"谷世喆教授认为黄芪与不同的药物配伍，可以产生不同的功效：与当归相配有益气生血的作用，可用治劳倦内伤、血虚发热、诸虚不足之证；与升麻相配能升阳举陷，对于治气虚下陷所致的崩漏、脱肛、子宫脱垂等症有良效。黄芪与防风相配可散中寓补、补中兼疏，用于气虚受风、表虚自汗等症有良效；黄芪与桂枝合用有益气通脉、温经和血的功效，可治疗营卫不足、肌肉痹痛、肢体麻木等症。

"中医不传之秘在剂量"，谷教授认为黄芪的用量与其疗效有密切的关系，对于一般病症，用量 10～15 g 即可，若用于益气升阳、补气活血，非大量不足以疗疾，临床可用至 30～60 g 甚至更多，对于气虚血瘀之半身不遂的病人，若伴有高血压，为防大剂量黄芪有益气升阳升压之弊，可按阶梯疗法，逐渐增加剂量。对于老年性皮肤病，谷老师常用生炙黄芪配伍大黄等外洗，有润皮生肌之效。

朱丹溪说："黄芪补元气，肥白而多汗者为宜；若面黑形实而瘦者服之，令人胸满，宜以三拗汤泻之。"谷教授认为虽然黄芪具有益气健脾的功效，但临床亦应辨证应用，若滥用补药，反生弊端，切中病机，方能防病治病。对于阴虚有热、热实积滞、积滞痞满者应当慎用。

医案

刘某某，女，38 岁，2010 年 6 月 7 日初诊。

患者 2009 年 11 月 18 日突发脑梗死，经西医康复治疗至今已半年。刻下：左侧半身肢体活动不利，上下肢近端肌力Ⅳ‾，远端肌力Ⅲ。患者面色㿠白虚浮，精神抑郁，可清晰对答，自觉乏力短气，偶有头晕，纳可，大便不畅，小便自调，眠多不易醒。舌胖大质淡暗，脉尺弱，血压90/50mmHg。处方如下：

炙黄芪50g，川芎10g，桔梗10g，法半夏10g，当归10g，熟地12g，赤芍10g，白芍10g，天麻10g，全虫10g，蜈蚣1条，水蛭10g，茯苓10g，升麻6g，葛根10g，苡仁10g，益智仁10g，鸡内金30g。

服上药20余剂后，患者乏力大减，精神明显好转，至今仍在调理中。观患者诸症，属气虚血瘀之象，故采用补阳还五汤之法益气活血通络。方中重用黄芪至50g，并与升麻、葛根相配益气升阳升压，亦可使阳气振奋、温养脑窍，与川芎、当归等养血活血药相配益气活血通络，并与诸通络药相伍，共收益气化瘀通络之功。

（薛　娜）

九、"七神针"在临床中的应用经验

"七神针"的组方为督脉之神庭和百会，手太阴心经之神门，足少阳胆经本神及经外奇穴之四神聪。本组方具有宁神开窍、疏郁镇静、定惊安魂之功效，具有广泛的治疗价值。现将"七神针"治神法的典型病例介绍如下。

（一）遗精

易某某，男，17 岁。家居农村，父母外出打工，自己和爷爷居住。平素胆小，性格孤僻内向，常阅读黄色小说并形成手淫习惯。2008 年 5 月因四川地震受到惊吓，遂每日滑精，眠差，难以入睡，睡着后恶梦不断。体瘦色黄，语声低微，同时伴有浑身疼痛，疲乏无力，精神难以集中，学习成绩持续下滑，对学习失去兴趣，退学在家养病 1 年。兼有纳差，食多恶心，小腹疼痛，小便痛，有时带血、淋漓不尽，右胁部着急时疼痛，手足心热，身体右侧不适，胸闷。脉见虚弱，右尺浮大、沉取无力。舌质红、苔白微腻。患者曾在当地医院诊断为神经官能症，经中西医治疗效果不明显，特来京求治。

西医诊断：神经官能症。

中医诊断：遗精（相火妄动）。

治则：补心胆之气，安神定志；益肝肾之精，收涩固阴；加以重镇浮游相火，并收摄阴精。

方药：十味温胆汤加桂枝龙骨牡蛎汤加减，党参 15 g，生地 15 g，赤芍 12 g，白芍 12 g，当归 10 g，茯苓 15 g，炒白术 12 g，菖蒲 10 g，郁金 10 g，桂枝 12 g，生龙牡各 50 g，茵陈 15 g，夜交藤 30 g。

针灸：七神针加减。手法平补平泻。取穴神庭、本神、四神聪、百会、神门、膻中、气海、内关、足三里、三阴交、劳宫、涌泉。

针灸和中药相配治疗两周后，患者精神已经明显好转，

大医精诚万世师表

滑精次数由每天 1 次减少到每周 2～3 次，心悸症状减轻，仍少腹以及右胁部疼痛。阴精亏虚，肝经失养，继续和肝益肾、滋阴降火。针灸加太冲、太溪，继续治疗。此病例前后治疗两个月，遗精症状基本控制，精神面貌改善，面有笑容，继续身体锻炼，患者已有回家复读学习的兴趣和决心。嘱其回家继续调养；远离黄色小说。

【按】患者年幼有阅读黄色小说的习惯，精藏于肾而动于心，心动而相火引动，阴精不能固守，精泻不止，阴精自出，导致阴虚而火旺；虚火上扰导致心烦而易怒，阴血亏虚导致筋脉失养；肝主筋，肝经失润，全身经筋拘挛，右胁部紧张疼痛；每日阴精自出，髓海空虚，精神恍惚，难以集中；又因地震受惊吓过度，心胆气虚，虚则不摄，加重病情。四神聪、百会、神庭、本神均位于头项部。百会为手足三阳经和督脉之会穴，亦称诸阳之会，具有安神定志、升阳固脱的功效，《针灸大成》记载其主治惊悸健忘、心神恍惚、滑精脱肛。神庭则有宁神醒脑、降心火的功用，二穴同用可使游离于外的神志得以归位。胆为中精之腑，主决断，胆气虚则心虚胆怯。患者本身阴精不足，复经地震受到惊吓，心胆之气更虚，决断失司，神游离于外而不入舍。本神为胆经要穴，具有熄风镇惊、安心宁神的功用。《针灸甲乙经》云："小儿惊痫，本神主之。"劳宫为手厥阴心包经的荥穴，有很好的清心安神、滋阴降火功用，主治上焦郁热。涌泉为足少阴肾经的井穴，具有滋水涵木、益肾安神的功用，《医宗金鉴》云："足心热，疝气疼痛，血淋气痛，涌泉主之。"二穴配合具有泻南补北、引火归元之妙用，对于心肾不交引起的诸多顽疾具有明显的效果。神门属手少阴心经之"输"

"原"穴，可定志安神；内关为八脉交会穴之一，又是手厥阴经之"络"穴，别走手少阳以清泄心火，疏泄三焦，理气宽胸，宁心安神。故诸穴配合，具有很好的安魂定魄、滋阴降火、引火归元的功效。同时，患者患病日久，五脏精气亏虚，单纯针灸补益精气的功用不足，配以中药调养。

（二）精神分裂症

张某某，女，30 岁。患者自述失眠伴精力不集中 1 个月，患者几年前因感情问题致精神失常，曾经住北京安定医院，被诊断为"轻度精神分裂症"。性格内向，情绪低落，经常哭泣，有用刀割手腕的自虐情况。最近 1 个月因为和家人发生矛盾，烦躁不安，失眠，手足不自觉抖动，手足心汗多，胆小甚，自觉经常听到异常的声音，总认为别人要绑架自己。舌质暗红、苔燥黄，脉沉弦滑。

西医诊断：轻度精神分裂症。

中医诊断：癫狂（肝气不舒，痰郁阴虚）。

治则：开窍醒神，化痰清热。

针灸：施以七神针加减。取穴四神聪、神庭、本神、风池、内关、少府、丰隆、太冲、丘墟、阳陵泉、背俞穴（心俞、脾俞、胆俞）。

方药：郁金 10g，菖蒲 10g，茯苓 15g，白术 12g，当归 10g，赤芍 10g，白芍 10g，川芎 10g，炒枣仁 30g，黄连 4g，五味子 8g，薄荷 5g，苏木 8g，生龙牡各 50g，柴胡 15g，夜交藤 12g，胆南星 10g。

经针灸、中药治疗两个疗程后症状大减，已能独立生活，恐惧感大为减少，神志较为清晰。舌苔仍厚腻较重，增加健脾化痰功用的穴位，辅助以膀胱经五脏俞，继续治疗两个月，基本治愈。

【按】精神分裂症（以下简称精分症）是以患者基本个性改变，思维、情感与行为的分裂，精神活动与外界环境不协调为主要特征的一种高发性精神疾病，它属于祖国医学癫狂病范畴。本例患者，由于感情问题而发病，情绪抑郁，肝胆气机瘀滞，郁而化火，火郁于内，不得外泄，郁久则风动，故烦躁失眠，手足不自觉抖动。痰火上蒙心窍，心中悸动不安。患者自幼胆小，又受此变故胆气更虚。郁热于内，逼汗外出，故见手足心汗多。舌质暗红、苔燥黄，脉沉弦滑，即是痰热郁内的表现。

治疗取穴秉承化痰开窍、祛郁解热、安神定志的治则，应用"七神针"加胆经、心经和心包经穴位为主。神庭、神门、四神聪、本神为临床上安神定志的主要穴位，其中神庭偏于安神定志，神门偏于滋心阴降心火，本神注重化痰解郁定志，诸穴合配对于临床上由于气郁于内、郁而化火、热扰心神的疾病却有良好效果。另外，根据本例患者痰郁较重的特点，加丰隆、阳陵泉、丘墟以增加化痰开窍之功。中药治疗配以化痰解郁、开窍醒神定志的中药，选取自拟的安神定志汤加减。

谷老对于临床中的各种疑难杂病强调针药并施，认为针药结合，既可以针刺导其先，以汤药荡其后，又可用针刺来弥补药力之不及，合理应用针刺手法和药物性味，可达到相辅相成、补泻逆从等综合治疗作用，从而提高对疑难杂症的治疗效果。

（三）癫痫

宋某某，男，26 岁。癫痫史 4 年。患者于就诊前 1 天癫痫大发作 1 次，当时患者一夜未睡，饮酒打牌至凌晨 5 点时突然向后摔倒，意识丧失，口中发出"啊啊"的声音，全身抽搐 10 分钟，目睛上抽。后在 120 急救车上又发作一次。追问病史，患者曾于 2005 年洗澡时摔倒，头部着地，遗有长期头痛症状。现在经常喝酒，睡眠差，昼夜颠倒，大便 2、3 日一行，白天心情烦躁，情绪低落，夜间 11～3 点亢奋。长期服用苯巴比妥。脉弦滑，舌质暗舌尖红苔腻。

西医诊断：癫痫。

中医诊断：癫痫（肝郁气滞，肝风内动）。

治则：滋阴柔肝、熄风祛痰。

方药：郁金 10g，菖蒲 12g，川芎 12g，柴胡 10g，藁本 10g，白芷 6g，赤芍 12g，茯苓 15g，天冬 10g，玄参 12g，赭石 20g，双钩 15g，地龙 10g，生龙牡各 50g，全虫 6g，琥珀 3g，黄连 10g，当归 10g。

针灸：采用"七神针"加减。取穴百会、本神、神庭、四神聪、神门、太阳、印堂、合谷、大陵、太溪、太冲、丰隆、风池。

一个疗程后，自觉症状减轻，睡眠好转，头痛减轻，癫痫未发作。继续上述治疗两个月，一直未复发，随访半年基本正常。

【按】癫痫的病因病机十分复杂，祖国医学认为其病因有先天与后天之分，而同时又强调七情在癫痫发病中的重要地位。后天因素多为继发性癫痫，病因主要是颅脑外伤、惊吓、毒热内蕴、瘀滞或脾虚久泻等。本案患者曾于2005年摔倒，有头部外伤史，并有长期头痛史，发作时表现为头晕眩仆，神昏窍闭，四肢抽搐，抽搐部位较为固定，头痛或者头晕，大便干硬如羊屎，舌质暗舌尖红苔腻。主因外伤后络脉受损，瘀停脑中。加之平时饮酒过食肥甘，痰浊瘀滞，痰瘀互结而成。

谷老认为督脉"总督诸阳入属于脑"，为病"实则脊强，虚则头重，大人癫病，小儿惊痫"，可见癫痫与督脉的功能失调密切相关。临床主要取督脉穴百会、神庭，发作时针以泻法，用以熄风止痉、醒神开窍；休止时以补法，培本扶正、宣阳通督。同时配合四神聪、本神等养心宁神，而本神为胆经之穴，具有熄风镇惊、安神宁心的作用，《针灸大成》曰："本神主惊痫吐涎沫，颈项强急痛。"《针灸甲乙经》曰："小儿惊痫，本神主之。"大椎穴治疗神志病症有平衡阴阳、调理气血作用，既可除阳经邪热，又能醒脑安神。诸穴合用，可使邪去神安，癫狂自止。同时配太冲、膈俞活血化瘀，三阴交、肝俞养血安神。诸穴合用，共奏活血化瘀、安神定志、化痰醒神的功用。同时发挥中药的特点，赤芍、当归尾、川芎、全虫活血化瘀；郁金、菖蒲、茯苓祛痰化湿，诸药合用，痰瘀同治，痫证得除。

（四）严重失眠

张某某，女。

因长期失眠而要求针灸治疗。近几年患者几乎每夜失眠，入睡则多梦易醒，心烦不安，自觉口苦，白天精力疲乏，同时耳鸣心悸，夜间临睡前明显，健忘，纳差，食后腹胀，大便干稀不调，舌红，舌体偏瘦，苔黄腻，脉滑数、沉取无力。

西医诊断：失眠。

中医诊断：不寐（痰热郁阻，热扰心神）。

治则：清热化痰，滋养心阴。

针灸：以"七神针"配中脘、丰隆、三阴交、神门。

治疗一个疗程后，脉转为细弦。再治以养阴安神，故针灸加太溪、太冲。继续治疗 1 个月后，患者每天睡眠时间已经能达到 6 个小时，疲劳感较以前明显减轻，耳鸣心悸明显好转，同时腹胀纳呆的情况也有所好转。继续治疗一个月，诸症消除，随访半年未见复发。

【按】中医学认为失眠总属阴阳失衡、阳不入阴而致，与心、肝、脾、肾及阴血不足有关。失眠虽涉及多个脏腑但病变部位在心，与心神的安定与否有直接的关系。心藏神，心神安定则能正常睡眠。不寐一证有虚有实，虚证多由心脾互亏，气血两虚，心失所养，或阴虚火旺，心神不宁等所致；实证多由痰热互结，上扰心神而成。谷老针灸临床上常取"七神针"为主穴，并根据病因加减运用。本例患者初期痰热郁阻，热扰心神，迁延日久，阴分暗耗，故又见耳鸣、心悸、健忘等虚弱症状，形成虚实互见之证。治疗一个疗程后，脉转为细弦，说明阴虚未复，心气未宁，再予养阴安神，针灸加太溪、太冲滋补肝肾之阴，壮水之主以制阳光。继续治疗一个月后睡眠明显好转。对于本类疾病，谷老强调操作手法上对于因虚所致者，针用补法；因实所致者，针用

大医精诚 万世师表

泻法；但亦有补泻兼施的，如肾阴虚心火旺导致心肾不交者，则宜泻心经之穴以泻火，补肝肾经之穴以补阴。

（王朝阳①）

十、头皮针运动疗法中颅底带的临床应用

头皮针运动疗法是中国中医科学院望京医院王端义教授经过多年头针理论研究和临床实践所提出的。其目的是在针灸治疗中积极调动医生和病人双方的积极性，医生在头皮针的行针和留针过程中通过配合病人合理的主动和被动运动以达到增加疗效的效果。通过对治疗带的研究总结和探索发现，通过对其头颅底部沿发际线一带的治疗可以明显增加一部分疾病治疗疗效。为方便学习和掌握，将这一区域命名为颅底带。现在临床中应用较广泛地几大头皮针流派（国际标准化方案、焦顺发头皮针、方云鹏头皮针、朱明清头皮针）均未提到颅底部位的治疗作用，也未进行相关条带的划分。现就颅底带的具体内容和相关临床应用总结如下。

（一）颅底带的定位与主治

1. 颅底带的定位

在头颅骨后下部，自哑门穴至翳风穴的连线，上下各旁

---

① 王朝阳，男，博士，副主任医师，教授，硕士生导师，现任北京中医药大学针灸学院教师，谷世喆教授博士生。

开约0.5寸的条带，贯穿督脉、足太阳膀胱经、足少阳胆经、手少阳三焦经、阳跷脉、阳维脉。

2. 颅底带的主治

可将全带分为3等份，外（前）1/3治疗头痛、耳鸣耳聋、失眠、失语、面瘫、面肌痉挛等；中1/3治疗头痛、耳鸣耳聋、失眠、眼疾等；内（后）1/3治疗中风、失语、精神分裂症、癫痫、颈椎病等。

颅底带作为连接头颅和颈部的交界处，是人体气血运行的上下通道和人体阳气汇集聚合之处，同时为颅内神经出颅以及颅外神经循行所过的必由之路，在治疗头部相关疾病、神经精神系统疾病上有着较好的效果。

3. 颅底带的经络学基础

中医学认为人体是一个统一有机的整体。经络系统是人体气血运行的通路，功能上内联脏腑，外络肢节，正是经络系统把人体的五脏六腑、头面躯干、四肢百骸有机地联系起来构成一个完整的整体。其中头与全身的经络的联系非常密切，《灵枢·邪气藏府病形》篇记载："十二经脉三百六十五络，其气血皆上行于面而走空窍。"《难经》云："人头者，诸阳之会。"《针灸大成》中记载："首为诸阳之会，面脉之宗皆归于头。"说明头部是全身四肢百骸、经络脏腑的统领，是人体经气汇聚的重要部位。在十二经脉中和奇经八脉中，直接上行到头部的经脉有8条，分别是足三阳经、手少阳三焦经、督脉、阳跷脉、阳维脉、足厥阴肝经，而其中经过颅底部的就有足三阳经、手少阳三焦经、督脉、阳跷脉、阳维脉这 7 条。六阳经所属的经别、经筋也通过颅底部，可见在人体头部和其他脏腑器官的联系中，在人体气血上下、内外运行的过程中，颅底部是一个重要的交通要道和枢纽。

4. 颅底带的神经解剖学基础

头部的界限和分区：头部和颈相连，两者以下颌骨下缘、下颌角、乳突上项线和枕外隆突的连线为界。头部又可以分为颅脑部和面部，在前面两者以眶上缘颧弓和外耳门的上缘的连线为界。所以严格来讲，头皮部应该包括从下颌骨下缘、下颌角、乳突上项线和枕外隆突的连线向上至前面眶上缘颧弓和外耳门的上缘的连线。我们应用的颅底带的部位即在头颅的后下方沿着乳突至枕骨隆突的下缘的一个条带。

颅底带所经过的神经：①第一颈神经后支由名枕下神经，由椎动脉与寰椎后弓之间而出，向下分布于椎枕肌。②第二颈神经后支，除分布于头长肌、头半棘肌、头下斜肌外，其内侧支尚穿过斜方肌至皮下，名枕大神经，分布于枕部皮肤和后头顶部皮肤。③第一至第四颈神经前支，形成颈丛，分出皮支。④枕小神经，起于颈二、颈三神经，在胸锁乳突肌后缘上 1/3 处发出，沿其后缘上升，分布于枕部皮肤并与枕大神经和耳大神经吻合。⑤耳大神经，起于颈三、颈四神经，于胸锁乳突肌后缘的中央发出沿肌腹的外面上升，分布于耳后及腮腺部的皮肤。⑥面神经，由颈乳突孔出，分上下两支，形成腮腺丛再分布于面。可见在现代医学的形态结构上，颅底带所在的部位是颅内神经出颅以及颅外神经循行所过的重要部位。

（二）颅底带在临床中的应用

颅底带临床应用中常与头针其他治疗带配合相用以增强治疗效果，例如治疗颈椎病、头痛、中风导致的复视、偏盲等，或者以颅底带为主治疗焦虑性神经症、失眠神经衰弱等，临床中可采用不同的方法如按摩、针刺、电针等进行相应的治疗。

1. 颈椎病

头皮针取带：颅底带、顶枕带的上 1/3。运动手法：用小幅度提插法。顶枕带上 1/3 行针时，助手按揉病人双侧的颈夹肌、肩井穴、天宗穴，然后从前向后按揉颅底带的后 1/3。

2. 焦虑性神经症

头皮针取带：颅底带、额中带、顶中带、额旁一带、额旁二带、顶枕带上 1/3。

运动手法：用小幅度提插法。顶枕带上 1/3 行针时助手按揉颅底带外 1/3、中 1/3，并叩击枕部按揉颈夹肌；顶中带行针时轻轻叩击病人头部；额中带、额旁一带行针时，让病人全身放松，在医生指导下，依次放松头、颈、肩、上肢、胸、背、腰、大腿、小腿、两足，然后全身放松。然后在颅底带哑门穴向鼻尖方向刺 1～2 寸；风池向对侧眼球方向刺 1.5 寸；大椎深刺 1～2 寸，以上均不留针。

3. 中风致复视、偏盲等眼部症状

头皮针取带：颅底带、额中带、顶中带、顶枕带上 1/3。

运动手法：用小幅度提插法。顶枕带上 1/3 行针时，助手按揉颅底带前 1/3、中 1/3，并叩击枕部，按揉颈夹肌；顶中带行针时轻轻叩击病人头部；额中带、顶枕带上 1/3 行针时，让病人自己用手轻按眼球，一紧一松，然后助手伸出一手指自近到远、自左到右，让病人辨认。最后在颅底带外 1/3、中 1/3 处向同侧眼球方向各针刺一针，连起来电针。

4. 神经衰弱

头皮针取带：颅底带、额中带、顶中带、额旁一带、额旁二带、顶枕带上 1/3。

运动手法：用小幅度提插法。顶枕带上 1/3 行针时助手按揉颅底带前 1/3、中 1/3，并叩击枕部，按揉颈夹肌。顶中带行针时轻轻叩击病人头部，额中带行针时让病人全身放松，同时缓慢做腹式呼吸。最后在颅底带前 1/3、中 1/3 处各针刺一针，连起来电针。

（三）典型病例

1. 神经性焦虑症

朱某，女，42 岁，2000 年 3 月 15 日初诊。

患者 3 年前因受丈夫虐待心情郁闷而渐得此病。现怕见人，尤其特别怕见到男人。在门诊时见到病人就躲到一边，

等到最后才来治疗。马路不敢自己穿过，看病需要别人陪伴。每日心烦意乱、提心吊胆、忐忑不安甚至极端恐怖，经常感到某种威胁或危险将要到临。

西医诊断：神经性焦虑症。

中医诊断：郁证。

治疗：头针运动疗法。取带：颅底带外 1/3 和内 1/3、额中带、顶中带、额旁一带、额旁二带、顶枕带上 1/3。运动手法：用小幅度提插法。额旁二带行针时让病人双手按住两胁部深吸一口气屏住呼吸，行针后作胸式深呼吸；额中带、顶中带、额旁一带行针时让患者全身放松，思想轻微意守丹田；顶枕带上 1/3 行针时，助手按揉颅底带前 1/3 和后 1/3，并叩击患者后枕部。在按压颅底带时，发现颅底带出现明显的压痛感，行针后，于压痛点处进行电针，治疗后患者即感到心中较安定。

以后每周来治疗 3 次，病情逐渐好转，1 个月后患者自述过马路时已不再害怕，见人害怕感减轻。

治疗 2 个月后，前来就诊时已不用家属陪伴，对男性患者已不再害怕。持续治疗 1 年，症状基本缓解。随访 1 年未发作。

2. 头痛

冯某，男，33 岁，职业经理。2003 年 8 月 7 日初诊。

患者头痛 1 天，右侧头部及枕部有攻窜样剧痛，疼痛难忍，疼痛剧烈时用头撞床，夜不能寐，服止痛片无效。去年曾有类似症状发作 1 周。查体：右侧颅底带中 1/3 处压痛明显。

西医诊断：枕神经痛。

中医诊断：头痛。

治疗：头针运动疗法。取带：颅底带、额中带、顶中带、顶枕带上 1/3。运动手法：用小幅度提插法。顶枕带上1/3 行针时，助手按揉右颅底带中 1/3，反复按揉 1 分钟。顶中带行针时按揉疼痛患部，并一直向下按揉至枕神经疼痛处。经过行针 15 分钟后，疼痛基本消失。休息后又进行行针配合运动 1 次，疼痛完全消失。最后在头顶部疼痛处由前向后斜刺 1 针，在颅底带右侧中 1/3 压痛处直刺 1 针，两针联起来电针 20 分钟。

第二次复诊时，疼痛明显减轻，每天发作仅 2 次，持续时间不长。

第三次复诊时已不疼痛。继续治疗 2 次，巩固疗效。

随访 2 年未发。

（王朝阳）

十一、针灸加手法复位治疗腰椎间盘突出症

腰椎间盘突出症，又名腰椎间盘纤维环破裂症。其主要临床表现为：腰部疼痛伴一侧或两侧下肢放射性疼痛，致活动受限，并伴有主观麻木感。由于 CT、核磁共振技术的应用，对腰椎间盘突出症的定性、定位、诊断都很准确。本症易发于 20～50 岁之间，15 岁以下及 60 岁以上发病少。临床以 L4/5、L5/S1 之间的椎间盘最易发生病变。

笔者自 1997—1998 年期间共收治腰椎间盘突出病人 32例，经用针刺加手法复位治疗后，效果显著，现报导如下：

（一）临床资料

患者均系门诊病人，共 32 例。其中女性 11 例，男性 21 例；年龄最小者 18 岁，最大者 50 岁；病程最长者半年，最短者 1 天，且均经 CT 证实为腰椎间盘突出症。

（二）治疗方法

1. 手法复位

患者坐位，松开腰带。令病人放松，一助手固定患者的健侧下肢及骨盆，施术者用一手拇指顶住需要扳动的脊椎棘突，另一手从患者腋下向前扳住其颈部，令患者腰前屈至最大限度后，术者将患者上身向患侧旋转，当听到响声后即表示复位成功。手法完毕后用一宽腰带固定其腰部（注：整复后患者即感觉腰部及下肢轻松，则以后只行针灸即可；若整复后效果不显著，须过一周后才可再行整复）。

2. 针灸方法

主穴：L4、L5、S1 双侧夹脊穴（根据突出部位选用）。

配穴：

第一组：伏兔、梁丘、足三里、阳陵泉、绝骨、解溪（其中伏兔、足三里用电针。适于大腿前侧麻木疼痛，即足阳明胃经循行部位）。

第二组：环跳、风市、阳陵泉、绝骨、足临泣（其中环跳、阳陵泉用电针。适用于大腿外侧麻木疼痛，即足少阳胆经循行部位）。

第三组：环跳、承扶、浮郄、委中、绝骨、昆仑（其中环跳、委中用电针。适于大腿后侧麻木疼痛，即足太阳膀胱经循行部位）。

以上穴位根据病情选用，需用电针的采用 G6805 型电针仪通电。每日一次，每次 30～40 分钟，10 天为一疗程。

（三）疗效观察

1. 疗效标准

痊愈：临床症状及体征完全消失，活动自如，功能恢复正常。

显效：临床症状及体征基本消失，功能恢复，但劳累或受寒后有不适感。

好转：腰及下肢麻木减轻，但功能活动受限。

无效：经过一个疗程治疗，临床症状及体征未见好转。

2. 治疗效果

本组病人经治疗，其中痊愈 19 例，显效 6 例，好转 4 例，无效 3 例。总有效率 90.6%。

（四）典型病例

牟某某，男性，教师，49 岁，于 1998 年 3 月就诊。

患者就诊时不能直立行走，须有人搀扶，表情痛苦，不能久立久坐。自述腰部疼痛伴右下肢后侧麻木疼痛 1 月余，并呈逐渐加重之趋势。查体示：右侧 L5、S1 棘旁压痛明显，叩击右侧 L5、S1 附近右下肢呈放射性疼痛。环跳、委中穴压痛明显，右小腿较左侧明显萎缩，右小腿后侧皮肤感觉较左侧减低，右侧跟腱反射较左侧减弱。初步诊断为腰椎间盘突出症（L5/S1），后经 CT 证实。

治疗：因患者疼痛剧烈，暂不行手法治疗而先行针灸治疗。

主穴：L5、S1 棘旁夹脊穴。

配穴：环跳、承扶、浮郄、委中、阳陵泉、绝骨、昆仑均取右侧（其中：环跳、阳陵泉用电针；环跳、浮郄、委中三穴要求针感放射至足底部后退针少许）。

经如上治疗 5 次，患者疼痛减轻，能自己行走。遂行手法复位 1 次，再连续针灸 7 次而痊愈。随访一年未见发病。

（五）体会

腰椎间盘突出症是临床上一种常见病、多发病。运用手法复位的主要机理是：①使突出物与神经根的位置发生相对改变，避免神经根再次受压。②迫使较少的突出物相对还纳。用腰带固定主要是为了防止已经位移的突出物再次压迫神经根。③针灸治疗，使局部松解，并调解疏通足阳明胃经、足少阳胆经、足太阳膀胱经各条经脉的气血，巩固推拿的效果。

腰椎间盘突出症在中医理论中属于"痹证"范畴。就其病因病机而言，正如《内经》而言："风寒湿邪三气杂至合而为痹""气滞血瘀，脉络不通，不通则痛"。故用循经取穴以温通经络、舒筋活络、祛风除湿，以期经络通而气血行，气血行则通而不痛矣。可见，运用针灸加手法复位治疗腰椎间盘突出症在临床上是有效可行的。

（衣华强①）

十二、委中穴刺血拔罐配合针刺治疗坐骨神经痛50例疗效观察

坐骨神经痛是指沿着坐骨神经通路及其分布区内的疼痛综合征，临床可分为原发性和继发性，继发性坐骨神经痛以腰椎间盘突出最为常见。该病在中医属于"痹证"，其病机外因于风寒湿邪客于经络，气滞血瘀；内因于肝肾不足，筋脉失养所致。北京朝阳医院针灸科针对该病的临证特点，采用委中穴刺血拔罐配合针刺治疗，取得良好的效果。

（一）临床资料

1. 一般资料

本组病例均经门诊收治。按就诊前后顺序随机分为委中穴刺血拔罐配合针刺组（以下简称刺血组）50例和电针治

---

① 衣华强，男，山东中医药大学附属医院主任医师，山东中医药大学副教授。谷世喆教授博士生。中国针灸学会理事，山东省针灸学会临床分会秘书长。

疗组（以下简称电针组）45 例。两组患者均见坐骨神经痛的典型症状及体征。刺血组中男 29 例，女 21 例；年龄最大 65 岁，最小 24 岁，平均 50.5 岁；病程最长 15 年，最短 7 天，平均 5.8 年；经 CT 或 MRI 诊断为腰椎间盘突出者 39 例。电针组中男 25 例，女 20 例；年龄最大 67 岁，最小 22 岁，平均 46.9 岁；病程最长 14 年，最短 10 天，平均 6.2 年；经 CT 或 MRI 诊断为腰椎间盘突出者 32 例。经统计学处理，两组在年龄、病程、病情上的比较，差异无显著性意义（P >0.05）。

2. 诊断标准

参照国家中医药管理局《中医病证诊断标准》：①疼痛位于坐骨神经分布区内并沿其通路放射；②在坐骨神经通路上的腰椎旁点、骶髂点、臀点、腘点、腓点、外踝点、蹠中央点有压痛；③坐骨神经牵拉试验阳性。

（二）治疗方法

1. 刺血组

（1）针刺方法：取阿是、大肠俞、秩边、环跳、阳陵泉、悬钟、承山、昆仑、足临泣、行间等，按经络辨证及疼痛部位每次治疗选用 4～6 穴，大肠俞、秩边、环跳用 75 mm 毫针，其他穴位用 40 mm 毫针，实证以泻法为主，虚证平补平泻，均要求得气为度。留针 30 分钟。隔日治疗一次，10 天为一疗程，共治疗 1～2 疗程，疗程间休息 5 天。

（2）刺血方法：在针刺结束后进行。选择腘窝部委中穴区域明显的紫、青色静脉，用 16 号三棱针点刺出血，血止拔罐，留罐约 5 分钟后去罐，以消毒干棉球擦拭出血部位后局部用安尔碘消毒针孔，嘱患者 24 小时内刺血局部避免接触水及其他感染因素。

（3）刺血指征及安排：①疼痛明显，显著影响患者的日常活动。②腘窝处（委中及周围 1～2 cm 区域）可见明显的紫、青色静脉。③患者无凝血障碍。④两次刺血之间间隔时间不少于 3 天，一般为 3～7 天。1 个疗程期间刺血不超过 5 次。如果首次刺血治疗后疼痛明显减轻，2 次刺血间隔在 5 天以上。

2. 电针组

选穴及针刺方法同刺血组，针刺得气后用 G6805 电针仪在腰臀部及下肢疼痛明显部位各取一穴连接电极，使用疏密波，以患者能耐受为度，留针通电 30 分钟。疗程安排与刺血组相同。

（三）疗效观察

1. 疗效标准

本组疗效观察包括首次治疗 1 天后的即刻疗效评价，全部疗程结束 1 天后的短期疗效评价及结束治疗后半年随访的远期疗效评价。

（1）即刻疗效标准。显效：患肢疼痛显著减轻，活动明显改善。好转：患肢疼痛减轻，活动改善，但仍有明显不适。无效：患肢疼痛无减轻，活动未见好转。

（2）短期疗效标准。显效：患肢症状及体征消失或基本消失，肢体活动基本恢复正常。好转：患肢症状及体征减轻，活动改善，但仍有明显不适。无效：患肢症状及体征无减轻，活动未见好转。

（3）远期疗效标准。痊愈：患肢疼痛麻木等症状及体征消失，肢体活动自如，恢复正常生活和工作，随访半年以上无复发者。显效：症状与体征基本消失，遇天气变化或劳累后偶有不适，能做一般工作，或半年内没有复发。好转：症状、体征较治疗前有改善，半年内有复发，经治疗又减轻者。无效：治疗 2 个疗程后症状与体征无改善，半年随访仍无改善。

2. 治疗结果

统计分析：两组疗效比较采用 Ridit 法检验。

（1）首次治疗 1 天后的即刻疗效对比见表 4。

表 4　两组患者即刻疗效对比

组　别	例　数	显　效	好　转	无　效	有效率(%)
刺血组	50	35(70.0)	13(26.0)	2(4.0)	96.0
电针组	45	8(17.8)	22(48.9)	15(33.3)	66.7

经分析，刺血组：$\overline{R} = 0.3604$，电针组：$\overline{R} = 0.6551$，统计量 $u = 4.969$，$P < 0.01$。刺血组优于电针组，疗效有极显著差异。

（2）短期疗效对比见表5。

表5　两组患者短期疗效对比

组　别	例　数	显　效	好　转	无　效	有效率(%)
刺血组	50	39(78.0)	10(20.0)	1(2.0)	98.0
电针组	45	21(46.7)	19(42.2)	5(11.1)	88.9

经分析，刺血组：$\overline{R}=0.4225$，电针组：$\overline{R}=0.5861$，统计量 $u=2.758$，$P<0.01$。刺血组优于电针组，疗效有极显著差异。

（3）远期疗效对比见表6。

表6　两组患者远期疗效对比

组　别	例　数	痊　愈	显　效	好　转	无　效	有效率(%)
刺血组	50	32(64.0)	7(14.0)	9(18.0)	2(4.0)	96.0
电针组	45	17(37.8)	3(6.7)	18(40.0)	7(15.6)	84.4

经分析，刺血组：$\overline{R}=0.4201$，电针组：$\overline{R}=0.5888$，统计量 $u=2.843$，$P<0.01$。刺血组优于电针组，疗效有极显著差异。

（四）典型病例

李某某，女，60岁，干部。2002年9月18日初诊。

主诉：右侧臀部至大腿后侧、小腿后外侧疼痛6年，加重4个月。

现病史：6年前右下肢疼痛，经CT检查诊为L4/

5，L5/S1腰椎间盘突出，后经牵引、按摩等保守治疗，疼痛得到控制，可正常生活。4月前因劳累及受寒引起右下肢疼痛发作并加重，经牵引、服药、按摩等治疗疼痛无缓解。现患肢疼痛剧烈，伴沉重感，行走困难，右侧臀部、大腿后侧、小腿外侧有明显压痛，右腿直腿抬高试验阳性。

治疗：首次针刺大肠俞、环跳、阳陵泉、昆仑，后取委中穴中央青紫血络点刺出血后拔罐，取罐后患者即自觉患肢疼痛明显减轻。共治疗1个疗程，其间刺血拔罐3次，患肢疼痛消失，行走自如，生活恢复正常，随访半年无复发。

（五）讨论

1. 坐骨神经痛在中医属于"痹证"范畴，发作期间主因风寒湿邪气痹阻，气滞血瘀，不通则痛，以邪实为主要矛盾。临床主要为足太阳经和足少阳经受病。治疗宜用"菀陈则除之"的方法。

2. 刺血拔罐是治疗痹证的效法。《灵枢·寿夭刚柔》："久痹不去身者，视其血络，尽出其血。"又《本草拾遗》："罐得火气于内，即牢不可破……肉上起红晕，罐中有水气，风寒尽出。"委中是位于下肢中央的要穴，又名血郄，善治血瘀，郄穴治诸痛，因此委中穴刺血拔罐可最大限度地祛除风寒湿邪，缓解疼痛，配合针刺治疗本病，不仅取效迅速，而且远期疗效较电针治疗更加彻底、可靠。在疼痛急性发作时，委中穴刺血拔罐效果尤为显著。

3. 刺血拔罐之法取效虽捷，但亦应用有节，不可连续使用，免伤正气，两次刺血治疗应有适当的时间间隔，使局部血管得到较好的恢复。如果疼痛基本平复，便可不再使用此法。

（谢衡辉①）

十三、针刺补泻手法用于以夹脊穴、阿是穴为主治疗带状疱疹后遗神经痛疗效观察

带状疱疹后遗神经痛（PHN）是指带状疱疹皮损愈合后仍持续1个月以上的慢性痛综合征，是临床常见的顽固性剧烈疼痛，好发于中老年人，常规的西医治疗镇痛效果难以令人满意。目前针刺在本病治疗中的应用日益广泛，不同的针刺方法，如毫针针刺、电针、穴位注射等对本病均有明显的止痛效果。电针因其镇痛作用目前在本病治疗中的应用较为普遍。但本病患者多属本虚标实之证，疼痛迁延难愈，反复发作，对患者的睡眠及生活质量均有较大的影响。对本病的治疗不仅需要考虑短期的镇痛效果，如何发挥针刺扶正祛邪的优势，在治疗本病疼痛病症的同时改善其伴随的睡眠质量下降等症状，标本兼治以提高针刺对本病的远期疗效，是目前针灸临床中存在的问题。笔者在临床中，通过针刺补泻手法用于夹脊穴和阿是穴为主的穴位，对本病的治疗取得较好疗效，并与目前临床常用的电针治疗进行对照，以观察两种针刺方式的疗效差别。现报告如下。

---

① 谢衡辉，男，谷世喆教授硕士研究生，首都医科大学附属北京朝阳医院针灸科。

（一）临床资料

1. 一般资料

全部病例均为本文作者所在医院的针灸科门诊患者。已确诊并符合纳入标准的带状疱疹后遗神经痛患者 70 例，按随机分组法分为 2 组，剔除脱落病例后，符合研究要求的病例共 65 例，其中治疗组 35 例，男 19 例，女 16 例；年龄最大 80 岁，最小 44 岁，平均（60.5±8.2）岁，病程（5.1±3.3）月；病变位置：胸胁肩背上肢部 13 例，腰腹背部 19 例，头部 3 例。对照组 30 例，男 18 例，女 12 例；年龄最大 78 岁，最小 45 岁，平均（61.2±7.8）岁，病程（4.9±3.5）月；病变位置：胸胁肩背上肢部 11 例，腰腹背部 17 例，头部 2 例。两组患者入组时均伴有因本病引起的睡眠质量下降，经统计学处理，两组在性别、年龄、病程、疼痛程度评分和睡眠质量评分上无显著性差异（$P>0.05$），具有可比性。

2. 诊断标准

参照《皮肤性病学》中带状疱疹后遗神经痛的诊断标准：带状疱疹临床治愈后，仍持续性、长期的疼痛超过一个月者。

3. 纳入标准

①符合诊断要求，皮肤疱疹结痂脱落后遗留皮肤钻痛、刺痛、闪痛、电击样疼痛、烧灼样疼痛等异常性疼痛，以及

患区的皮肤感觉过敏或其他不适感，如痒、蚁行、紧束感等；②疼痛加重4周以上，病程>30天；③年龄40～80周岁；④同意配合治疗，能完成疗程者。

4. 排除标准

①伴有其他可导致疼痛的患者；②属于带状疱疹的特殊类型：如眼、耳带状疱疹、内脏带状疱疹、脑膜带状疱疹、泛发性带状疱疹；③合并有心、脑、肝、肾和造血系统等严重原发性疾病及恶性肿瘤患者；④孕妇、哺乳期妇女、精神病患者、病情危急或疾病晚期患者；⑤畏针、晕针或因其他情况不能坚持治疗者。

（二）治疗与观察方法

1. 治疗方法

（1）治疗组

取穴：阿是穴，病变神经节段相对应的华佗夹脊穴（病变在头面部取 $C_{3\sim6}$，颈肩和上肢取 $C_6\sim T_4$，胸胁部取 $T_{1\sim8}$，腰腹部取 $T_6\sim L_5$，下肢取 $L_{1\sim5}$，均取病变区域同侧）3～6个，太溪（双侧）、三阴交（双侧）、阴陵泉（双侧）、足三里（双侧）。

操作方法：选用"健卫仕"牌30号 0.30 mm × 25 mm 或 0.30 mm × 40 mm 不锈钢毫针（中美合作泰成科技发展有限公司）进行治疗。①阿是穴取皮损处，采取局部围刺和针刺泻法：常规消毒后，沿痛点中心区域或疱疹愈合后色素沉着点

342

的四周，自疼痛区域边缘向疼痛中心呈 15°角皮下围刺，围刺所用针数和进针深度视疼痛范围的大小而定，针距 1～3 cm，一片疼痛区域所用针数为 4～10 针。随患者吸气进针，稍加捻转使穴位处产生酸胀感的得气反应后，依病变部位使针处于皮下组织中刺入 0.5～1 寸，再施以快频率捻转为主的泻法，右手捻针时大指朝后、食指朝前用力，捻针的旋转角度为 360°～540°，捻针频率为 120～150 次/分钟，使穴位处有较强的酸胀感后留针，出针时嘱患者呼气，并摇大针孔。②太溪、三阴交、阴陵泉、足三里及华佗夹脊穴施行针刺补法，均采取直刺，前 4 穴进针深度为 1～1.5 寸，华佗夹脊穴进针深度为 0.5～1 寸。随患者呼气进针，进针后小幅度提插捻转，使穴位处产生酸胀感的得气反应后轻提针至皮下约 0.1～0.5 寸的穴位浅层，左手紧按穴区，右手持针于穴位深度的上 1/3（天部）施行小幅度的紧按慢提手法，即在做提插手法时向下用力，在针尖下插时配合大指朝前用力地捻转手法，捻针的旋转角度不超过 180°，每次将针下插后停留片刻以侯气，之后将针轻缓上提，停针侯气片刻后再行下插，重复 7～9 次，控制提插的上下幅度在 1～2 mm 左右，行针时保持精神集中，以针下出现沉紧、跳动感而患者自觉穴位处有酸胀感为度，然后持针逐层深入至穴内的中 1/3（人部）和下 1/3（地部），每层均按相同要求施行手法，1°～3°后将针尖置于地部留针，出针时嘱患者吸气，出针后紧闭针孔。各穴留针时长为 20 分钟。

（2）对照组

取穴、针具选择及进针深度与治疗组相同，进针后提插捻转行平补平泻手法，得气后留针，取病变神经节段对应的华佗夹脊穴和阿是穴接 G-6805 低频电脉冲治疗仪（上海华谊医用仪器有限公司），用 3/90 Hz 疏密波，强度以患者耐受为度，电针时长为 20 分钟。

以上两组均为每天治疗 1 次，7 天为一疗程，共治疗 3 个疗程，疗程间休息 3 天。

2. 观察指标与方法

（1）疼痛程度评价：采用视觉模拟评分（VAS）10 分法，以长度为 10 cm 的标尺（两端 0～10），每 1 cm 代表 1 分，0 分为无痛，10 分为剧痛，患者面对无刻度的一面，指出在当时最能代表疼痛程度的部位，医生面对有刻度的一面，读出分数。评分标准：0～1 无疼痛；1～3 轻度疼痛；3～7 中度疼痛；7～10 重度疼痛。分别于治疗前后及治疗后 1 个月随访时记录患者 VAS 分值。

（2）睡眠质量评价：采用匹兹堡睡眠质量指数（PSQI）评价睡眠质量。匹兹堡睡眠质量指数是经过验证并被广泛用于研究躯体疾病伴发睡眠障碍的评估量表，故纳入对本病睡眠质量的评价指标。PSQI 量表中，参与计分的 18 个自评条目组合成 7 个，由睡眠质量、入睡时间、睡眠时间、睡眠效率、睡眠障碍、催眠药物和日间功能组成。每个成分根据患者症状按轻、中、重分别计 0、1、2、3 分，累积各成分得分为 PSQI 总分，总分范围为 0～21 分，得分越高表示睡眠质量越差。分别于治疗前后及治疗后 1 个月随访时记录患者 PSQI 分值。

3. 统计学方法

计量数据以 $\bar{X} \pm s$ 表示，计量资料采用 t 检验，计数资料采用 X^2 检验，P 为双侧检验，以 $P<0.05$ 为差异有统计学意义，采用 SPSS 13.0 统计软件完成统计学处理。

（三）疗效观察

1. 疗效评定标准

参照《中医病证诊断疗效标准》，结合有关文献，以视觉模拟评分（VAS）作为评价治疗效果的依据。于治疗结束后评定疗效。

显效：VAS 改善度≥70%；好转：VAS 改善度≥30%，<70%；无效：VAS 改善度<30%。有效率以显效加好转计算。

2. 治疗结果

（1）疗效比较：疗程结束后，2 组间疗效经统计学处理，差异无统计学意义（$P>0.05$）。见表 7。

表7 2组疗效比较

组 别	例 数	显 效	好 转	无 效	有效率（%）
治疗组	35	22	13	0	100.00
对照组	30	14	15	1	96.7

$X^2 = 2.551$，$P = 0.279$。

大医精诚万世师表

（2）2组各时段疼痛评分（VAS）比较：2组治疗结束及1月后随访时评分与治疗前比较，以及2组随访时评分与治疗结束后比较，差异均有统计学意义（$P<0.01$）；2组之间在治疗结束后的评分比较差异无统计学意义（$P>0.05$），随访时的评分比较差异有统计学意义（$P<0.05$）。见表8。

表8　2组各时段疼痛评分（VAS）比较

组　别	例　数	治疗前	治疗后	随　访
治疗组	35	7.85 ± 1.01	2.32 ± 1.37 **	2.56 ± 1.43 **△△▲
对照组	30	7.72 ± 0.99	2.66 ± 1.38 **	3.58 ± 1.69 **△△
t 值		0.504	0.984	2.623
P 值		0.616	0.329	0.011

与治疗前比较，** $P<0.01$；与治疗后比较，△△$P<0.01$；与对照组比较，▲$P<0.05$。

（3）2组各时段匹兹堡睡眠质量指数评分的比较：2组治疗结束及1月后随访时评分与治疗前比较，以及2组随访时评分与治疗结束后比较，差异均有统计学意义（$P<0.01$及$P<0.05$）；2组之间在治疗结束后的评分比较差异有统计学意义（$P<0.05$），随访时的评分比较差异更为显著（$P<0.01$）。见表9。

表9 2组各时段 PSQI 评分比较

组 别	例 数	治疗前	治疗后	随 访
治疗组	35	15.60±2.09	8.54±2.78 **▲	7.71±2.55 **△△▲▲
对照组	30	15.30±2.18	10.03±2.41 **	10.40±2.72 **△
t 值		0.565	2.289	4.102
P 值		0.574	0.025	0.000

与治疗前比较，** $P<0.01$；与治疗后比较，△$P<0.05$，△△$P<0.01$；与对照组比较，▲$P<0.05$，▲▲$P<0.01$。

（四）讨论

带状疱疹是由水痘-带状疱疹病毒侵犯脊髓后根感觉神经节或脑神经节引起的急性疱疹性皮肤病。带状疱疹后遗神经痛（PHN）多发于老年人，可发展为顽固性神经痛，持续数月甚至数年，且疼痛剧烈，反复发作，缠绵难愈，严重影响患者的日常生活，对睡眠的影响是造成患者生活质量下降的重要因素，往往使患者夜不成寐，情绪低落，甚至出现身心障碍。国内外研究表明，60岁以上老年人带状疱疹发病率明显增加，持续时间久，西医无特效的方法。

带状疱疹在中医又被称之为"蛇串疮""缠腰火丹"，可归入"痹证"范畴，主因肝气郁结，湿热毒邪闭阻经络，气机不畅，瘀血内停所致。针灸对本病所致后遗神经痛的疗效已被临床实践所证实。针刺夹脊穴和阿是穴是治疗本病的常用方法，目前普遍应用电针治疗。阿是穴针对病所，是针灸临床传统的镇痛效穴,夹脊穴则以其独特的镇痛作用备受青睐,近年来在痛证治疗中的应用日益广泛。从中医学的角度看,夹脊穴紧邻督脉,与膀胱经第一侧线并行上下,督脉为"阳脉之海",主管一身的阳气,足太阳为一身之巨阳,因此,夹脊穴所在部位属人体阳气最充盛之处,针刺夹脊穴可起到振奋督脉阳气、调节诸经气血的作用。加之督脉和膀胱经贯脊,入络脑,与脊髓和脑关系密切,分布于膀胱经第一侧线的背俞穴内输于脏腑,使夹脊穴具有调神和调节脏腑气血而治痛的作用。同时,针刺夹脊穴的镇痛效应也经过大量的实验及临床研究。从神经解剖学来看,夹脊穴附近均有脊神经后支伴行,其神经纤维覆盖穴区。而脊柱两旁分布着椎旁神经节,相互借节间支连成交感干,交感神经纤维通过交通支与脊神经联系,并随脊神经前支分布到周围器官和脏器。交感神经交通支与脊神经的连接点在体表的投影与夹脊穴密切相关。因此,夹脊穴穴区组织中广泛分布的神经末梢、脊神经后支和穴位附近的椎旁交感神经干构成了夹脊穴针灸效应的神经生理学基础。实验研究表明,电针夹脊穴可在脊髓水平直接抑制痛觉信号的传递,也可对脊髓以上痛觉传导通路具有调节作用,对单胺类神经递质含量的影响又提示其镇痛效应与抑制自主神经系统活动有关。近年的临床研究还发现,电针夹脊穴可增加血浆 β-内啡肽的含量。

本研究结果证实了选用夹脊穴和阿是穴为主的穴位进行电针和针刺补泻对带状疱疹后遗神经痛均有良好的疗效,治疗结束一月后的随访结果显示出针刺补泻具有优于电针的远期镇痛效果,提示补泻手法的操作能够更好地控制本病疼痛的反复发作,同时在各个阶段改善患者睡眠质量的效果也优于电针治疗，这说明基于中医整体观的传统针刺补泻手法疗效更佳。其机理可能与两种针刺方式在人体的作用途径有关。已知的是，神经－内分泌－免疫网络是针刺作用途径的重要组成部分，其中，神经系统起着主导作用，内分泌、免疫系统对其具有一定的调节作用，而电针与针刺手法两者在整个神经－内分泌－免疫网络中的作用途径可能有所差别，从而产生不同的作用结果。有研究显示，手针和电针可能通过不同的途径达到镇痛效果。手针在针刺穴位的始动信号可能由胶原纤维参与介导，并通过肥大细胞脱颗粒将有效信息传递给中枢。而电针的针刺信号可能是直接激活外周神经感受器，由神经介导将信号传至中枢。可见，针刺手法和电针在体内产生效应的途径不完全一致，从而使得即使在相同的穴位施术，两种针刺方式对机体产生的效应亦有差异。对补泻手法而言，则又有可能在不同方向上引起机体特异性的反应。已有实验研究表明，对肾阳虚家兔的肾俞、足三里施加针刺提插补法可升高血清 SOD 含量，降低脂质过氧化物 MDA 的含量，清除体内自由基，且其作用优于电针和提插泻法，提示提插补法对虚证有肯定疗效，且针刺补法与泻法有别。已有的研究表明，针刺补泻手法的作用不同于电针，在纠正机体的"虚证"与"实证"的状况方面可能较电针发挥更为有效的作用。对于带状疱疹后遗神经痛而言，实施补泻手法治疗的目的不仅在于镇痛，还在于通过针刺调整虚实，改善整个神经－内分泌－免疫网络的功能以从根本上促使整体康复，更符合临床需要，这可能也是传统针刺补泻手法的优势。

　　从中医学分析，带状疱疹后遗神经痛的患者多属中老年，本身存在年老体弱，正气不足，经络气血亏虚，无力驱邪外出的证候，在夹脊穴施加补法则有补益、鼓舞督脉阳气以祛邪之效，于太溪、三阴交、阴陵泉、足三里施加补法亦可通过补益经气使气血渐充，脾肾运化湿浊有源，起到升清去浊之效，于阿是穴的针刺泻法则有助于祛除蕴藏在经络的湿浊瘀血。针刺补泻兼施，具扶正祛邪之功效，较电针更加切中病机，因此疗效也更为全面和持久。

（谢衡辉）

十四、针药结合治疗自发过敏性皮炎伴湿疹 1 例

谷世喆教授治学严谨，医术精湛，擅长针药结合治疗多种疑难杂症。笔者有幸侍诊，受益匪浅。现将谷世喆教授针药结合治疗自发过敏性皮炎伴湿疹 1 例报道如下，以供同道交流学习。

孙某，女，2009 年 10 月 16 日初诊。

主诉：皮疹伴瘙痒 1 周。

现病史：患者 1 周前无明显诱因右手食指、双耳出现数个芝麻大小透明水疱，剧烈瘙痒，搔破后流水，四肢有少量散在红色丘疹，复因感寒后皮疹明显加重，颈面部、躯干、四肢等多处出现红色片状丘疹，瘙痒明显，协和医院诊断为"湿疹、自发性过敏性皮炎"，经开瑞坦、强的松治疗后无效，遂来我处就诊。刻下症见：右侧面部呈局限性片状暗红色，浮肿明显，双耳暗红、肿胀脱皮伴有瘙痒；颈部、右手

背面、腕关节、左侧上臂，均分布有密集粟粒样的红色丘疹，基底部弥漫潮红，与正常皮肤界限清楚，患处有灼热感，瘙痒剧烈，搔抓后成片状浸淫，渗液不甚显著，双下肢内侧亦有少量散在红色粟粒样丘疹。寐差，饮食二便尚可，月经白带正常，平素恶热喜凉，舌质红，边尖甚，苔中部略黄腻，脉数小滑。

既往史：患者乃过敏体质，其母有反复荨麻疹病史。否认近期服用抗生素等药物，否认近期异物接触史。

西医诊断：湿疹、自发过敏性皮炎。

中医诊断：痒疹。

辨证：风邪袭表，营血内热，兼有湿滞。

治则：清热凉血、疏风止痒，佐以祛湿。

方药：大生地30g，羚羊粉0.3g（冲），赤芍10g，白芍10g，丹皮10g，浮萍10g，土茯苓30g，川芎10g，黄芩10g，黄连10g，牛蒡子10g，杏仁10g，荆芥6g，薄荷6g（后入），车前子10g。7剂。水煎服，日二服。

针灸：印堂、四白、曲池、外关、合谷、天枢、血海、阴陵泉、丰隆、蠡沟、三阴交、太冲、八风、八邪，对颈部、下肢面积较大的片状皮疹区进行围刺。局部常规消毒后，选用0.30mm×40mm毫针快速刺入穴位，得气后采用平补平泻手法，每隔10分钟行针1次，以捻转手法为主，留针30分钟，配合大椎与双侧耳尖放血交替使用。

10月19日二诊：针刺治疗1次后，症状改善不明显，诊见右前臂、左上臂浸淫面扩大，双下肢皮肤大片弥漫红色粟粒样丘疹，突起不明显，有轻度糜烂渗液，患者瘙痒较重，夜不能寐，舌脉同前。针刺治疗同前，并嘱咐患者可用药渣煮水，外擦瘙痒明显的部位。

10月23日三诊：针刺治疗3次后，面部暗红色肿胀已减，皮疹面积未见扩大，皮疹充血、瘙痒减轻，部分已有结痂、色素沉着。舌质红已减，苔黄腻亦有好转。效不更方，故针刺治疗基本同前。药物服用完毕，因患者症状明显好转，且不方便存药，遂停汤药，仅行针刺治疗。

10月26日四诊：针刺治疗4次后，面部、耳廓、颈部已基本恢复正常，四肢皮疹红色浸淫明显减退，遗留有黄褐色色素沉着，伴有表层皮肤轻度增厚，触之有粗糙感，瘙痒已消，患者自觉皮肤有轻微干涩感，舌质微红尖较甚，苔微腻。针刺增加气海、足三里。

10月30日五诊：针刺治疗6次后，患者皮肤色素沉着已基本消退，肤色随脱屑恢复正常。嘱其平时注意饮食，慎用抗生素、解热镇痛药等药物。患者至今病情未复发，仍在随访中。

【按】中医学认为本病的发生多因先天禀赋不足，后天饮食失节（洁），脾胃受伤，湿热内生，或心火炽盛，复感风、寒、湿邪，内外两邪相搏，郁于皮毛腠理而发病。谷教授认为皮肤病的发生，乃是内外因共同作用的结果，本例患者是过敏性体质之人，平素恶热喜凉，属阳热偏亢，复因外感，皮疹瘙痒明显加重，此乃内外之邪搏结而发。谷教授治疗本病时主张应兼顾内外，在内应清热凉血解毒，在外则疏风散邪止痒，达到"病在外者不使其邪内入，病在里者必令其邪外出"，如此则里热可清，外邪可解，疾病可愈。

谷教授治疗热盛的瘙痒性皮肤病时，善用犀角地黄汤加减以清热凉血和营，取"治风先治血，血行风自灭"之意

（谷教授习用羚羊角粉以代替）；方中在犀角地黄汤的基础上佐以白芍、川芎以加强凉血行血之力，使营血调畅；浮萍、牛蒡子、杏仁、荆芥、薄荷其质轻清，功善疏风祛邪以止痒；土茯苓、车前子利湿浊；黄连、黄芩既可清热，又可燥湿，诸药配伍，共奏清热凉血、疏风散邪之功，使热退湿去，风邪消散，故疾病转愈。

针灸治疗中，本例因外有风邪，内有蕴热，故谷教授主张针刺时应以浅刺为主，以发表散邪。其中印堂可镇静安神，去除患者因瘙痒引起的烦躁，四白改善面部的气血运行，促进肿胀的消退。"阳明多气多血"，其病多热，故用曲池、合谷清泻阳明火热，外关、太冲以疏风散邪，合谷、太冲相配有"开四关"之意，以调畅气血运行；天枢为大肠募穴，升清降浊；血海、三阴交养血活血，亦有"治风先治血，血行风自灭"之意，阴陵泉、丰隆、淡渗利湿化浊，蠡沟、八风、八邪散风止痒，同时配合皮疹局部围刺，可促进其恢复。后期外邪渐退，可适当加气海、足三里益气养血，提高机体正气。

（陈云华①）

---

① 陈云华，副教授，博士，北京城市学院生物医药学部中药专业主任。

大医精诚万世师表

十五、循经远端选穴配合运动疗法治疗 肩手综合征的临床研究

肩手综合征（SHS），又名卒中后反射性交感神经营养不良综合征，是中风后偏瘫患者常见的并发症之一。国际疼痛学会将肩手综合征的疼痛症状归属于复杂局部疼痛综合征中反射性交感神经萎缩症。患者主要表现为患侧上肢的肩胛带和手的关节疼痛、肿胀、活动受限，后期主要表现为皮肤和肌肉萎缩。如不能及时有效地治疗，则会造成很高的致残率，将严重影响患者的生活质量，给社会和家庭带来沉重的经济负担。90%以上的病例在50岁以后起病，且多终身致残，其发生率为21.0%～23.4%。

北京中医药大学第三附属医院康复科自2005年以来，采用循经远端选穴配合运动疗法治疗肩手综合征，获得满意疗效。为了进一步探讨循经远端选穴配合运动疗法在缓解偏瘫后肩手综合征Ⅰ期患者疼痛、肿胀的同时，对偏瘫后肩-手综合征的整体改善情况，我科室开展了一项历时两年，以120例临床患者为样本的临床研究，现报道如下。

（一）临床资料

1. 一般资料

收集2009年1月至2010年2月在哈尔滨市第二医院神

经内科、康复医学科住院的急性脑卒中合并肩手综合征患者
120 例，采用随机数字表法按入院顺序随机分为治疗组与对
照组。两组性别、年龄、病程比较无显著差异（$P>0.05$）。

2. 诊断标准

（1）脑卒中诊断标准：根据 1995 年中华医学会第四次
全国脑血管病学术会议修订的《各类脑血管疾病诊断要
点》诊断标准为准，全部病例均经临床诊断和 CT 或 MRI
确诊。

（2）肩手综合征的诊断标准：依据 1999 年中华人民共
和国卫生部（现中华人民共和国国家卫生健康委员会）医
政司编写的《中国康复医学诊疗规范》中肩手综合征 I 期
的诊断标准：肩部疼痛，活动受限，同侧手腕、手指肿胀，
出现皮红、皮温上升等血管运动性改变，手指多呈伸直位、
屈曲时受限，被动屈曲时引起剧痛。

3. 纳入标准

（1）符合脑卒中诊断及肩手综合征 I 期的诊断标准。
（2）年龄在 40～80 岁，男女均可。
（3）签署知情同意书者。

（二）研究方法

1. 分组及治疗方法

（1）治疗组：采用循经远端选穴配合运动疗法。

大医精诚 万世师表

　　患者取坐位。先针刺健侧养老穴及迎香穴，再刺患侧中渚、后溪，捻转得气，待患者肩部疼痛略缓解时行被动-主动活动肩关节。具体操作如下：由医者一手托住患肢上臂，使上臂处于外旋状态，另一手放于肩胛骨内缘下角处，向前、外、上3个方向活动肩关节，尽可能让其充分伸展，至运动时患者能耐受疼痛且不觉有阻力为止。然后鼓励患者进行 Bobath 握手上举训练，即双手十指交叉握手，伸时上举过头顶，反复进行10分钟，并做主动耸肩动作10分钟。每日一次，治疗两周后进行疗效评定。

　　（2）对照组：仅做肩关节被动-主动康复训练。

　　两组患者均经2周治疗后进行统计分析比较。

2. 临床疗效评定

　　根据《现代康复》刊载的脑血管偏瘫合并肩手综合征的疗效评定标准，治愈：功能缺损评分减少91%～100%，肿胀消失，无疼痛，关节活动不受限；显效：功能缺损评分减少46%～90%，肿胀基本消失，疼痛好转，关节活动轻度受限；有效：功能缺损评分减少18%～45%，仍有肿胀，疼痛稍有好转，关节活动受限明显；无效：功能缺损评分减少17%以下，症状无改善。

3. 肩关节功能疗效判定标准（JOA）

　　疼痛判定标准：采用目测比评分法（VAS）疼痛分级评分。

　　0分无疼痛；

　　2分可以忍受的疼痛（且不影响任何活动）；

4 分可以忍受的疼痛（但已影响某些活动）；

6 分不可忍受的疼痛（但尚能够进行打电话、看电视或阅读等活动）；

8 分不可忍受的疼痛（不能进行打电话、看电视或阅读等活动）；

10 分不可忍受的疼痛（且不能进行语言交流）。

4. 统计学处理

所得数据采用 spss15.0 统计软件进行处理，等级资料用 Ridit 分析，计数资料用 X^2 检验。

（三）结果

1. 临床疗效评定结果（见表 10）

表 10 两组临床疗效比较

组 别	治 愈	显 效	有 效	无 效	有效率（%）
治疗组	15	27	16	2	96.7
对照组	8	15	24	13	78.3

注：经 Ridit 分析，两组比较有显著性差异（$P<0.05$）。提示治疗组明显优于对照组。

2. 两组肩关节功能疗效（JOA）判定结果（见表11）

表11　两组肩关节功能疗效比较

组　　别	治疗前	治疗后
治疗组	62.47 ± 4.19	21.35 ± 2.71
对照组	61.78 ± 3.97	39.34 ± 3.48

注：两组治疗前 JOA 评分比较无显著性差异（$P>0.05$）。两组治疗前后比较均有显著性差异（$P<0.01$）。治疗后治疗组与对照组 JOA 评分比较有显著性差异有显著性差异（$P<0.05$）。提示治疗组可以很好地改善患者的肩关节功能。

3. 两组患者（VAS）疼痛判定结果（见表12）

表12　两组疼痛比较

组　　别	治疗前	治疗后
治疗组	7.13 ± 1.02	3.27 ± 1.32
对照组	6.89 ± 0.96	4.37 ± 1.28

注：两组治疗前疼痛评分比较无显著性差异（$P>0.05$）。两组治疗前后比较均有显著性差异（$P<0.01$）。治疗后治疗组与对照组疼痛评分比较有显著性差异（$P<0.05$）。提示治疗组可以很好地改善患者的肩关节疼痛。

（四）讨论

目前肩手综合征的发病原因及机制尚不十分明确。对其发病机制有以下几种可能：①交感神经系统功能障碍；②肩-

手泵功能障碍；③腕关节异常屈曲状况；④局部损伤与炎症的影响；⑤活动减少；⑥内分泌障碍。因此，对于肩手综合征的各种治疗方法目前亦尚未得到认可，唯一达成共识的是早期发现、早期治疗。有人认为脑卒中后肩手综合征在临床上应重在预防，尽量避免各类可导致本病症的有害病因产生，积极早期进行病因治疗和合理的患肢康复功能训练是预防和治疗本病症的基本措施。而且经临床发现，针刺和康复结合起来会增加疗效，而且两者结合的时机对疗效也有一定的影响。

我们研究采用循经远端选穴是在《内经》"巨刺，治痿独取阳明"和经络根结标本等理论基础上的进一步发挥。巨刺主要是治疗经脉病，临床上常用于治疗经脉阻滞、气血不通而引起的肢体疼痛与活动障碍。巨刺可使健、患侧的气血交通，从而疏通阻滞的经脉。肩手综合征主要表现为上肢的肩胛带和手的关节疼痛、肿胀、活动受限，且由于上肢屈曲模式的特殊性，故循经取手少阳三焦经腧穴中渚穴、手太阳小肠经后溪穴。采用巨刺法，针刺健侧养老穴、迎香穴，可起到止痛的奇效。临床应用本穴常常能收到意想不到的效果。有研究证实针刺可以改善肩手综合征患者患侧上肢的微循环障碍，减轻疼痛症状，快速恢复上肢的功能。

肩手综合征Ⅰ期患者采用运动疗法，可以防止因制动引起的关节粘连性病变，并且运动本身能松解某些粘连，加上运动时产热，可以增加胶原组织的延展性，从而减轻关节的粘连以及肌肉的废用性萎缩，改善关节的活动。

循经远端取穴的同时结合运动疗法，一方面通过针刺，缓解疼痛，减轻水肿，改善功能障碍，另一方面使功能锻炼成为可能，更好的发挥运动疗法重建上肢功能，降低肌肉萎

大医精诚万世师表

缩、运动功能永久丧失的风险，实现治疗的良性循环，更好更快地达到康复目标。

本课题创新性地提出循经（按经络根结理论）取穴、巨刺、运动疗法的综合性运用，并从客观上解决了肩手综合征缠绵不愈的关键问题，理论充分，方法可行，疗效可靠。

结论：循经远端选穴配合运动疗法治疗肩手综合征疗效显著，可以很好地改善患者的肩关节功能及周围疼痛，且简便易行，可做进一步的推广应用。

（史术峰①）

十六、风池穴妙用五案

风池穴是足少阳胆经穴，位于人体头部后侧乳突后方凹陷中，凹陷似池再加上此穴可祛风清头目，故名风池。歌曰：风池清头目，颞痛太阳攻。可见，风池处清阳之高位，行于少阳之侧，上连髓海，旁络阳维，擅长和解疏通，可利少阳经气，调整头部气血。本穴临床应用广泛，用之既可疏风解表，清头明目，又可充溢髓海，和解少阳，调畅厥阴。

天有五材化五气，人有喜怒思忧恐。天有外感六淫，人有内生五邪，有内风，有外风。《素问·风论》中载："风之伤人也，或为寒热，或为热中，或为热疬风，或为偏枯，或为风也，其病各异，其名不同，或内至五脏六腑。"仲景《伤

---

① 史术峰，男，博士，北京中医药大学第三附属医院康复科副主任、副主任医师，谷世喆教授博士后流动站博士。

寒论》开篇即为太阳伤寒、太阳中风。《金匮要略·脏腑经络先后病篇》亦云："风气可以生万物，亦可害万物。如水能浮舟，亦能覆舟。"可见"风"在中医学中的地位之重。和解散风、调畅少阳亦是中医治病的大法。胆主少阳，为开合之枢机，可外开太阳，内合阳明。风池位于胆经，可调畅气机，升清降浊。从里及表，只要涉及胆经经脉循行部位及脏腑气机不利，就会出现相关病变，即可应用风池穴进行治疗。

《灵枢·海论》中说："脑为髓之海，其输上在于其盖，下在风府。"风池位居髓海之下，故刺之可充养髓海，聪耳明目，亦可治疗髓海相关疾病。笔者导师谷世喆教授非常注重气街与四海理论，提出"风池穴不仅可以和解少阳，散风解表，而且可以充益髓海，疏通头部气街"的观点。风池穴的临床应用也因此被广泛拓宽，不仅对于感冒、鼻炎、颈椎病、骨性病、中风及其后遗症有良效，而且可调畅情志，治疗癫痫、抑郁、狂躁等神志病。

以下就举应用风池穴病案 5 则以飨读者。

医案 1

强某某，女，54 岁，于 2005 年 2 月 21 日来诊。

患者主诉右后头痛、恶心、项强，咽干，纳食略差，二便可。MRI 显示：颈椎生理曲度变直，颈 5～6 椎间盘向后突出。经辨证后，选穴如下：

风池、百会、天柱、肩中俞、大杼、肺俞、昆仑。

针灸 1 周后（3 次），症状大为好转。

【按】本案取风池穴之意在于调畅颈项部经气、和解少阳、升清降浊。上合百会升清降浊、疗头痛恶心，下配天柱、肩中俞疏散经气治头项强痛；再兼大杼主骨，肺俞、昆仑调畅膀胱经气。如此，诸证得以消除。此外，少阳主骨，针刺风池穴在此亦可引动阳气温养筋骨，对颈椎病大有益处。

医案 2

赵某某，女，50 岁，2005 年 2 月 23 日来诊。

诉带状疱疹 6 月余，遗留鼻尖木、额部痛 3 月余，头顶痛，寐差，脉沉弱，少苔。经辨证后，选穴如下：

风池、四神聪、神庭、印堂、四白、合谷、三阴交、丰隆。

【按】风池于此与上案机同效异，上配四神聪、神庭、印堂，升阳疏散、止头痛安神，下合四白、丰隆降浊化痰、和胃定志。方中风池为君，和解少阳经气，疏通头部气街，上下相配，3 次而症状大减，每必欣然而走。

医案 3

张某某，男，44 岁，2005 年 3 月 2 日来诊。

家属诉 2005 年 2 月 10 日夜煤气中毒，抢救苏醒后一直思维迟钝，言语极少，头不晕。查体：意识不清，表情呆滞，面色晦暗，无眼震，舌淡胖，有齿痕。辨为神匿窍闭，行醒神开窍针法。选穴如下：

风池、四神聪、百会、上星、神庭、膻中、天枢、合谷、太冲、太溪、涌泉。

【按】脑为元神之府，此案患者为神昏窍闭，开窍醒神正为其大法。《灵枢·海论》载："髓海不足，则脑转耳鸣，胫酸眩冒，目无所见，懈怠安卧。"方中风池清疏头目，和解枢机，启神达表，充溢髓海；在上取四神聪、百会、上星、神庭，此为开神展窍之效穴；在下配太冲、太溪、涌泉，选肝肾之原穴和肾经井穴培元启闭，在中合膻中、天枢交通上下；合谷激发三焦元气。全方上中下三焦兼顾，内外枢机同调。立法明确，井井有条。

首次治疗后患者即感头脑清明，针几次后语言渐多，针至半月余已面带笑容。风池穴在此方中，一者凸显其充溢髓海、醒神开窍作用，二者其为内外之枢纽，与太冲、膻中共成调畅肝胆鼎足之势。

医案4

彭某某，男，23岁，2005年3月2日来诊。

患者顶枕部斑秃，曾多方治疗无效，甚为苦恼。舌淡白，脉弦细。予局部围刺，并针双侧如下穴位：

风池、合谷、三阴交。

【按】依此法针3次后，枕部斑秃处生出许多新发，并呈合围之势。6次后，枕部斑秃处已逐渐被新发覆盖，顶部斑秃面积逐渐缩小。10余次后，枕部斑秃已不见，顶部只剩部分区域未覆盖完整，两颞侧亦有新发生出，逐渐向愈。患者面露喜色，准备彻底治愈之。方中围刺为取效之主要方法，三阴交养阴补肝肾，合谷激发头面部经气。风池穴于此处催发少阳经气，同时又与阳维脉相连，故可络属诸阳，促使清阳之气上升，荣养头部而生发。

医案5

梁某某，女，48岁，韩国籍。2005年3月4日来诊。

面黑、手足冷，背膝疼痛，脉沉弱，口渴。证为肾阳不

大医精诚万世师表

足，膀胱经经筋不得温煦而痛。针刺以益肾调膀胱经经筋。取穴如下：

双侧风池、百劳、大肠俞、肾俞、三焦俞、委中、阳陵泉、昆仑。

依法加减治疗半月后，患者面色由晦暗渐转明亮，并诉疼痛大为减轻。继续调治，日见好转。

【按】该患者肾气虚弱，不能使膀胱经气外达太阳，荣养经筋而致疼痛。少阳清气不升故面色晦暗。《灵枢·经脉》篇载足少阳胆经："是动则病……面微有尘，体无膏泽……"方中背俞穴调节脏腑及膀胱经筋；委中、昆仑合用疏达膀胱经气；风池、阳陵泉则升清阳降浊阴，除面之晦暗。此处风池之用则凸现其升阳主骨、充溢髓海的效用。

以上5则病案均巧妙地运用了风池穴，或疏通头部气街，或充养髓海，或疏散解表，或和解少阳，升清降浊，变化多端，不一而足。临证所见诸如中风、面瘫、风湿等多种疾病均可选用风池穴治疗，限于篇幅，不再赘述。只有勤于修习、善诣名师，熟谙穴理、医理、病理，临证方可随手见功，应针取效。

（侯中伟①）

---

① 侯中伟，男，博士，北京中医药大学针灸推拿学院副教授，副主任医师。中国针灸学会砭石与刮痧专业委员会委员、北京针灸学会针灸名家经验传承工作委员会委员、中国老年学学会老年保健康复专业委员会副总干事。谷世喆教授的博士生。

十七、砭石操的应用方法

砭石是我国古代最早应用的临床医疗工具之一，用于治疗皮肤、肌肉、经筋等方面的疾病具有显著疗效。北京中医药大学谷世喆教授领导的课题组针对砭石治疗颈椎病进行了临床研究，获得了令人满意的疗效。笔者在跟随谷教授临床学习的过程中经过实践，摸索出了一套行之有效地砭石应用方法，称之为砭石操。具体可以归纳为开颈关、理经筋、调脏腑、通上下、和气血5个步骤。临床应用后，能够不同程度地起到改善患者身体状况、缓解疾病症状的作用。砭石操不同于刮痧术，主要是通过疏通肌表气血并且调节温养脏腑来达到祛病强身的目的。

（一）使用方法

令患者俯卧在床上，暴露颈部和背部，两手于前胸处抱枕，全身肌肉筋骨放松，头部放松低垂。术者站立于患者一侧，手持砭石，从上到下、由轻到重开始施术。

第1步：开颈关。从颈上后正中线发际上1寸风府穴处开始，沿后正中线督脉从上向下轻轻刮拭，力量均匀渗透，至大椎穴止刮拭。待皮肤潮红微微发热时停止。再由风池穴处始，以腕为轴屈曲向下刮拭，至颈根部止，根据情况可将刮拭范围延续到肩井穴。待一侧皮肤潮红微微发热时，采取同样的手法刮拭另一侧。待颈部的后面及侧面全部得到刮拭时，第 1 步完全结束。操作需要约 2～3 分钟。

第 2 步：理经筋。术者持砭石从大椎穴开始沿督脉向下刮拭至腰俞穴，力量均匀渗透，由轻到重。之后从大杼穴开始向下循经刮拭至腰骶部大肠俞附近，双侧对称。再沿膀胱经第 2 侧线向腰骶部循经施术。术者很快可以观察到患者背部大面积潮红，微热。然后术者根据患者病情及身体状况如法再进行 2～3 次刮拭，直到患者后背发热、背部肌肉放松、条索等病理产物松解之时为止。第 2 步操作需要约 5～8 分钟。

第 3 步：调脏腑。主要采取点背俞穴的方法。从一侧大杼穴开始，沿背俞穴线向下依次点揉，注意用力要适中（以患者承受为度）而持久，每穴 3～5 秒。一侧结束后再取另一侧。一般做 2 次。术者可见背俞穴及其周围出现红晕，至此结束。操作共需要约 2 分钟。之后还可以沿带脉环拭刮擦，数次即可。

第 4 步：通上下。此时询问患者，可知其后背发热、轻松，头部略有胀感。术者此时沿膀胱经和胆经从胯部开始向下至足踝部轻轻刮拭 2～3 次。之后中度手法依次点按环跳、承扶、委中、承山、昆仑等穴。此步骤操作需要约 1～2 分钟。

第 5 步：和气血。术者立于患者一侧，手持砭石，砭刃向下，从大椎穴开始沿督脉依次向下至腰俞震颤轻切，有声为度，术者感觉患者周身随着手法在震动，来回 2 次即可。随后，将砭刃放倒，用砭面从上往下回环式抹擦，在神道穴及命门穴处做停留。之后轻拍数下，告知患者结束。操作需要约 2 分钟。

（二）各步含义

第1步：开颈关的目的在于放松患者精神、激发机体阳气。施术前，患者精神往往不能放松，从风府、风池穴向下刮拭，目的就是调神。脑为髓海，风池、风府穴位于髓海的底部，刮此处可以有效地疏通经络，改善头部气血的循环运行。头为诸阳之会，大椎穴也是阳气汇聚的地方，风府穴至大椎穴正是激发督阳之气和调节神志、振奋精神的关口。因此，本步骤目的是激发头部阳气，同时打开全身阳气的通道。

第2步：理经筋是本套砭石操中患者感觉最舒适、操作时间最长、显示疗效最明显的步骤。施术范围包括督脉、夹脊穴、膀胱经。本步骤主要目的是将背部的肌肉筋膜从浅到深做较为彻底的放松，瘀积在背部的疾患病灶往往会在施术过程中得以暴露和治疗，可以起到辅助诊断的作用。此时患者背部肌表的气血得以放松，阳气得以进一步疏通。

第3步：调脏腑是继第2步之后的重要一步。此时患者体表经络气血已开，随之进行脏腑调理正适其时。沿背俞穴点按适度而持久，能够直通脏腑做有效调节。患者身体深层次得到了治疗，同时随着治疗也可以发现相应的疾病线索，为诊断提供依据。

第4步：调上下的目的是引阳气下行，起到调理全身的作用。患者此时往往感觉到头部微胀，此时阳气上冲，应该上下同调，循经刮点下肢膀胱经与胆经部位，将经气下引，起到渗灌下肢的作用，同时也可避免部分素体阳亢患者出现意外。

第 5 步：和气血采用震颤切法和抹法施治，旨在将气血渗透入里，让激发之经气回归脏腑经络，从而补益身体。行切法时需震动有声，力透脏腑，能更好地将气血渗灌入里至脏腑。抹法又称为"感法"。意在安神志、交通心肾，在神道和命门停留。最后轻拍数下则是施术结束的标志。

（三）临床特点

1. 施术时间恰当。全部操作一般在 10～15 分钟左右，易于操作，患者乐于接受，术者不会疲劳。

2. 施术手法安全。5 步手法每一步都安全有效，不损伤皮肤，没有使用禁忌，无副作用，可确保患者安全。

3. 遵循中医理论。本套砭石操基于"髓海""经筋"及经络腧穴相关理论，有坚实的理论基础，保证了使用的可信度。

4. 可以协助诊断，在施术过程中可以发现很多有意义的临床特征，如局部红晕、背俞穴区反映变化等，均具有重要的诊断疾病价值。

5. 异于刮痧疗法的特点。砭石本身在使用过程中可以产生远红外线和超声波，很快就能够气至病所，这是砭石起效快的重要原因。

（侯中伟）

十八、砭石操治疗慢性疲劳综合征的体会

砭石是我国古代最早的针灸治疗工具。真正意义上的砭石是亿万年前落到地面经过化学及物理变化，形成的具有强大能量磁场的陨石。其能够放射出对人体有益的红外线和超声波，可疏通经脉、温养脏腑，在临床上对治疗皮肤肌肉经筋等方面的疾病具有显著疗效。北京中医药大学谷世喆教授领导的课题组经过实践，总结摸索出了一套行之有效的"砭石操"五步法，临床用于治疗多种疾病获得满意的疗效。笔者在临床应用"砭石操"治疗慢性疲劳综合征，获得满意疗效。

（一）疾病概述

慢性疲劳综合征（CFS）是近年来国内外医学界广泛关注的病症之一。据美国疾病控制中心（CDC）预测，CFS 将成为 21 世纪人类健康的主要问题之一。慢性疲劳综合征是以虚弱性疲劳为特征的复杂的症状群，其最早的诊断标准是美国疾病控制中心（CDC）于 1987 年制定，并于 1994 年加以修改完善，是以慢性疲劳持续或反复发作 6 个月以上为主要表现，同时或伴有低热、头痛、咽喉痛、肌痛、神经精神症状等非特异性症状的一组症候群。因其多发于脑力劳动者，又称为神劳，现代医学称为神经衰弱。目前，CFS 病因尚不明确，社会医学家认为慢性疲劳与现代社会工作节奏

快、长期过度劳累（包括脑力和体力）、饮食生活不规律、工作压力和心理压力过大等精神环境因素以及应激等造成的神经、内分泌、免疫、消化、循环、运动等系统的功能紊乱关系密切。近年研究显示，祖国医学的观点与现代医学的神经研究不谋而合，都认为CFS的发病与脑神的功能失调密切相关。有学者（郑盛惠等）强调人体的五脏之神由"脑神—心神"主持，而脑神对五脏的气化功能有极大的调节作用，故脑神的功能异常亦可导致五脏的气化功能失常。现今有很大一部分CFS患者的发病是由于脑神耗伤过度，不能正常地主持调节五脏气化功能，从而出现以疲劳为主的各种表现。因本病病因不明，西医缺乏有效的治疗手段。中医学认为本病是由于长期的精神紧张、身体疲劳造成脏腑的阴阳气血功能失调，肝胆的枢机不利，脾胃的运化失司和神志失养，可归属于中医的"虚劳""郁证""不寐""百合病"等范畴。

本病是一种多脏器、多系统功能失调的疾病，其病因可归结为劳役过度、外感时邪、情志不畅、素体虚弱、久病大病、耗伤正气等多种因素。从病机上看，本病以五脏虚损为本，气郁、气滞、经脉不通等为标，涉及心神及脑神失养，为虚实夹杂之证，但主要以肝、脾、肾功能失调为主、五脏功能低下所致。治疗以调补五脏、行气通经、养心调神为基本治则。

（二）砭石操治疗慢性疲劳综合征

慢性疲劳综合征虽近期无生命危险，但在躯体上和心理上都给病人造成不适，必须采用行之有效的方法来治疗。目前中医临床多采取中药、针灸、推拿等方法。谷世喆教授领导的课题组独辟蹊径，采用"砭石操"五步法治疗慢性疲劳综合征，获得满意疗效。"砭石操"具体可以归纳为开颈关、理经筋、调脏腑、通上下、和气血5个步骤，临床能够不同程度地起到改善患者身心、缓解疲劳的作用。首先是"开颈关，通督脉"，用砭板的薄刃置于风府穴部位，从上向下轻轻刮动到大椎、百劳穴附近停止，反复操作，到局部发热发红为止。二是"舒神府，理少阳"，将砭板在头部两侧及颈部两侧，沿着手足少阳经头部的循行路线及胸锁乳突肌，轻轻梳理，这节操能够缓解局部肌肉疲劳、调节情绪，还可以改善大脑供血。三是"推太阳，调脏腑"，将砭板沿背部足太阳膀胱经循行路线推刮，并用砭板钝角点按肺俞、心俞、心包俞、肝俞、脾俞及肾俞穴。四是"刮四肢，通上下"，用砭板轻刮四肢后侧及两侧，反复操作，到局部发热发红为止。最后是"温经络，和气血"，把砭石用热水浸泡后趁热快速在患者背部沿督脉和膀胱经来回推擦至发热潮红为度。笔者经过临床观察，发现单独运用砭石操或配合常规的针灸疗法法治疗慢性疲劳综合征方法简便易行，疗效令人满意。

（三）典型病例

张某，女，46岁，大学教师。2019年4月3日就诊。
患者近一年来由于工作紧张、职称晋升等琐事，出现烦躁、神疲乏力、健忘、失眠、多梦等症状，曾到多家医院求

治，被诊断为“神经衰弱”“神经官能症”等疾病，服用过镇静、安神等多种中西药物，病情也曾一度减轻。患者自诉疲乏，易劳累，上楼即喘，腰酸背痛，注意力不能集中，健忘。近期因工作压力大及同事矛盾纠纷等，病情复发并加重，服安神补心丸、天王补心丹等中药后不能缓解。除有上述症状外，又有头重如裹、头晕头沉、口干不思饮水、纳少厌食、身倦乏力、嗜睡欲卧、肠鸣腹胀、大便溏薄，月经量少，时而几月不行，并伴有密闭空间恐惧症，不能单独乘坐电梯。舌质黯，苔白腻，边有齿痕，脉沉细。结合病人的病因、症状、各项检查等，诊断为慢性疲劳综合征。因其惧针，有晕针病史，予单纯砭石操治疗，每周 2 次，治疗 1 月后，病情明显减轻，病人心情愉快，精力充沛，密闭空间恐惧症减缓，继每两周 1 次治疗，经治 5 个月后基本痊愈，偶尔也能乘坐电梯，6 个月后随访无复发。

（四）讨论

慢性疲劳综合征（CSF）是由于外感、七情、过劳、饮食等因素导致脏腑、气血精津液不通不荣的结果，其症状涉及多脏腑、多系统。心主神志，脑为元神之府，人的情志活动主要在心神和脑神，且与五脏的关系密切，尤其是肝、脾。忧思伤脾，脾为气血生化之源，化源不足，气血清阳无以实肢体，则困倦乏力，四肢肌肉酸痛；不能达于上则头晕；不能养心神则心悸健忘；不能滋养先天之肾，则肾精不足，致精少、经闭甚则惊恐不安（肾主恐）。怒则伤肝，肝者，罢极之本，藏血主筋，喜条达，恶抑郁，精神压力大或

过度劳累可致肝之疏泄失常，气血阻滞，形气精血消耗，致使多脏受累，肝脾功能失调，则易出现疲劳、乏力、肌肉酸痛等躯体症状以及抑郁、焦虑等情志症状。

谷世喆教授在临床诊疗中注重根结标本、气街四海理论的应用，他指出中医注重整体观，身体各部都存在纵向与横向的联系，强调传统气街理论是经络系统在体内的横向联系。《灵枢·卫气》篇指出："故气在头者，止之于脑。气在胸者，止之膺与背腧。气在腹者，止之于背腧……"气街具有横向为主、上下分部、紧邻脏腑、前后相连的特点。横贯脏腑、经络，由上而下分为头、胸、腹、胫四气街是其核心内容。根据《灵枢》的气街理论，谷世喆教授认为头上有百会、风池，胸、腹部有十二背俞穴、十二募穴，下部有气冲、承山及踝部诸穴，皆为四气街气之所通。头气街部，主要部位是在脑和五官，其中脑为髓海，也是元神之府，疏通头部及背部经络也可缓解胸腹部及四肢的疲劳，故疏通下肢部经络亦可以调节脑部及脏腑气血。

（梁　跃[1]）

十九、巧用砭石治愈脑干占位 1 例

砭石具有微晶结构、远红外效应、增温效应、超声波作用等多种特殊效应。笔者临床使用多功能砭板治愈了一例脑

干占位患者病例，特将治疗情况详细总结如下，以飨读者。

（一）基本情况

王某某，男，57 岁，内蒙古兴安盟乌兰浩特市突泉县人。2013 年 6 月 3 日凌晨 3 时许醒来，头颅疼痛难忍，马上去当地人民医院就诊。该院急诊收治，止疼药处理无效，遂转入兴安盟医院神经内科。次日，做颅脑 CT 平扫，于脑干左侧前方发现 1 个 1.0 cm×0.5 cm 大小的实性占位。脑干受压移位，结果显示大脑中动脉、大脑前动脉、大脑后动脉多处畸形，脑供血不足。医院处以甘露醇静脉注射降低颅压，建议转院手术治疗，并断言这个手术全国只有不超过 3 个人可以完成。患者及全家心情沉重，遂于 6 月 13 日转至北京军区总医院八一脑科医院住院治疗。刻下：左侧头痛欲裂，持续不断，诉伴有头脑发热感，双下肢后侧酸痛无力。食欲不振，周身乏力，勉强可以直立行走。医院收治后予以甘露醇降低颅压，并密切观察。

（二）治疗过程

笔者应邀于 6 月 14 日赴医院探视，并予以砭石针灸治疗。患者双目红赤、左半侧头部疼痛并伴有发热，仅右耳及周边局部没有痛感，双下肢后侧疼痛，卧床。舌暗边尖瘀、舌下静脉粗大曲张，脉弦有力，寸脉浮大，尺脉不足。辨为肝阳上亢、血瘀上扰之证。予砭石治疗。令患者俯卧，用多功能砭板进行刮、点、按等治疗。详细程序如下：①前额正中直入刮按，从印堂至百会；②前额向两侧分推刮按；③双颞侧分别刮按。刮按过程中，砭板保持45°角反复操作。之后，进入对疼痛部位核心部位的集中点按、刮擦：①反复点按天柱穴、风池穴，所用力量由轻到重；②从天柱、哑门等后项部向下刮擦至肩井、大椎等穴，反复多次。③从大椎、肩井等穴向下刮擦至腰骶部反复多次。家属见患者双拳紧握，眉头紧皱，一言不发。笔者共为该患者前后共操作30分钟之久。患者诉整个头部火烧火燎般疼，尤其是里面更为明显，治疗后痛感似乎减轻，但自诉再也不让笔者砭石了，因为太疼，实在受不了。

（三）疗效评估

6月15日，医院正式上班后安排继续检查，患者于次日进行颅脑部位增强CT平扫检查，等待结果。6月19日，患者接到主管大夫通知，说CT检查拍摄不够清楚。要求重新拍摄颈部颅脑神经情况。6月21日，患者重新做了增强CT颅脑检查，2日后检查报告显示，脑干神经居中，未见占位病变，患者于6月24日办理出院手续。此期间，自砭石治疗之日起，疼痛日渐减轻，头脑日益清楚。

（四）思考

砭石治疗脑干占位病变从未见过病例报道，令人震惊之余，笔者有如下思考：

1. 砭石具有远红外、超声波等特殊物性，其渗透之力很强，确实具有调治深层疾病的功效。

2. 患者有多发脑动脉畸形，初次检测的脑干占位有可能是血栓凝结后瘀阻在脑干部位。

3. 笔者刮按力度较大，激发经络气血量足够充分，因此有了如上所述神奇疗效。

以上一例，足见砭石疗法的独特功效，值得我们进一步深入挖掘。

（侯中伟）

二十、基于砭石独特物性的老年保健康复工具的创新

（一）砭石的独特物性

砭石之所以能够被选择用作治疗疾病的工具，是由于它独特的理化特性。中国科学院、核工业部、国家地震局等国家权威科机构利用现代科技手段进行的多项测试，发现其如下几项特殊的物理特性：①磨擦或敲击此石可发出极丰富的超声波脉冲。②砭石具有丰富的远红外能量，其峰值波宽为 $8 \sim 16 \, mm$，比一般材料的要长，称极远红外，可以增加细胞活性，加速分子运动，促进新陈代谢。③砭石是一种方解微晶石，颗粒细度小于 $0.03 \, mm$。④砭石接触人体表皮，可促进小血管及毛细血管血液流动迅速加快。⑤用砭石叩、拍人体有明显的针刺感，能深入皮下与人体细胞分子形成共振，

具有按摩渗透效应。因此，砭石用以制作保健康复工具实属
上品。

（二）砭石保健康复工具的设计思路

目前，砭石已经被开发成很多工具，如：砭珠、砭板、
砭铲、砭镰等，在一定程度上发挥了砭石的特殊物性，但均
属静态，没有充分发挥其功效。因此，笔者认为应从几方面
来研究。

1. 充分发挥砭石物性

通过多种方式发挥砭石的独特物性，如将振动与摩擦由
被动变为主动。即在人使用过程中，不仅能够方便手法使
用，同时还应通过不同手段使砭石增加其使用效应。

2. 结合中医经络理论

砭石保健工具的使用一直是以使用者为核心，如何结合
中医理论需看医生的水平和技术。新型砭石保健工具应当在
工具设计上凸显中医理论特色，将会取得更好的疗效。

（三）实用新型砭石工具举隅

基于上述两个原则，笔者设计了两种新型砭石工具，特
与诸位同道共享：

1. 双经砭石滚（图1）

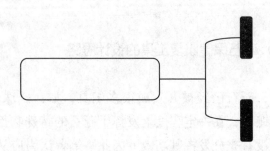

图1 "双经砭石滚"示意图

（1）构成说明

"双经砭石滚"是以单个砭石滚为基本单元，采用并列平行设计的方法，可使用于背部、腹部等皮肤丰厚的地方。尤其是该工具可作用于背俞穴，有助于提高临床疗效，促进机体保健康复。

该工具有1个手柄、2个分支主干，每个主干末端安装1枚滚头，滚头可插在轴上，滚面布满柔润的圆形凸起。

（2）功效阐释

"双经砭石滚"的使用以滚动按摩为核心，通过滚动过程中的按摩，突出他的循经特点；同时砭石滚布满圆形凸起，增加了单位面积的刺激量，能够更好地发挥砭石的超声波、远红外、按摩渗透、增温等特性。

2. 双经砭石振动仪（图2）

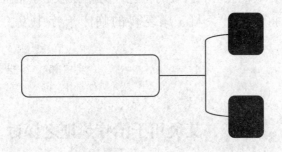

图 2 "双经砭石振动仪"示意图

（1）构成说明

"双经砭石振动仪"是以单个砭石板块为单元，采用并列平行设计的方法，可使用于背部、腹部等皮肤丰厚的地方。尤其是该工具可作用于背俞穴，有助于提高临床疗效、促进机体保健康复。

该工具有 1 个手柄、2 个分支主干，每个主干末端安装 1 枚板头，板头插在轴上，可接一枚电子振动器，板面布满柔润的圆形凸起。

（2）功效阐释

"双经砭石振动仪"的使用以按摩滚动为核心，通过振动过程中的按摩，突出它的循经特点、渗透特点，以及发射远红外线和超声波等作用。

（四）砭石创新工具的前景

砭石创新工具能够充分结合自身特性和中医循经特点，

不仅能充分发挥其独特的物性激发经气、扶正祛邪，也可以有效地发挥中医经络腧穴的特色，为中医服务。相信此类创新工具能够在针灸科、康复科的临床治疗中发挥更大的作用。

（侯中伟　谷世喆）

二十一、艾灸用于治疗热证之探讨

　　艾灸疗法是中国医学防病救疾的方法之一，是经络理论的重要组成部分。历代先贤历经数千年的医疗实践不断完善和发展，使艾灸疗法已形成一种独特的治疗模式。灸法古称灸焫。《说文解字》曰："灸，灼也，从火音久。灸乃治病之生，以艾燃火，按而灼也。"据《本草从新》载艾叶言："艾叶苦辛，生温，熟热，纯阳之性，能回垂绝之阳，通十二经、走三阴、理气血、逐寒湿、暖子宫。"由于其熏焫之义和温热之性，从古至今大多医家都认为灸法属热，适用于虚寒之证，而对于邪热壅盛和阴虚阳亢的热证疾病，恐有伤阴液、助火势之误，所以大多禁用灸法。然而，灸法用于热证的治疗，早在《内经》中就有记载，如《灵枢·痈疽》言："发于肩及臑，名曰疵痈，其状赤黑，急治之，此令人汗出至足，不害五脏，痈发四五日逞焫之。"说明外科疮疡初起之热证，当速灸之，使痈毒得以消散。但自从汉代张仲景在《伤寒论》中提出用火、灸的诸多"火逆"危害和变证、坏证以后，后世一些医家对灸疗热证采用审慎甚至否定的态度，也引起中医界关于热证是否可灸的长期争论。因此，笔者仅就古今文献加以整理分析，对灸法治疗热证的理论依据提出探讨。

（一）中医文献探究

热证是疾病本质属于热性之证候，其临床表现错综复杂，有表里虚实之分，其病机或外受温热之邪，郁于体表，使卫气不利，正邪交争而见发热恶寒之表热证；或由情志内伤，七情郁而化火；或由饮食不节，食滞不化，久郁化热而致各种内伤热证等。然而疾病发生发展过程中，火、热之象始终贯穿其间。灸法治疗热证机理探讨可从如下四方面论述之。

1. 宣通发散，疏解表热

表热证多因感受风寒温热之邪而引起。外邪侵入，或从皮毛，或从口鼻而入，上犯于肺，肺气失于宣肃，上焦不通利，导致卫气闭郁而发热。《素问·调经论》云："上焦不通利，则皮肤致密，腠理闭塞，玄府不通，卫气不得泄越，故外热。"其气郁发热之机理在于卫气不畅。清代医家吴又可提出："阳气通行，温养百骸，阳气壅闭，郁而为热……不论脏腑经络，表里上下，一有所阻，即便发热。"王焘言："夫诸阳为表，表始受病皮肤之间，故可摩膏火灸，发汗而愈。"因此，针对卫气闭郁所致之表热证，治疗当采发散之法以解之散之，则郁热可退。若投以寒凉之物，恐有冰伏阳气、热不得泻之虑。艾性苦温，其性属阳，具有很好的升散、开泄、畅达作用，施于体表可使郁遏之气得以宣散，郁热外透之时伴见微微汗出，热随汗出而解，正所谓以热引热，发散透泄。如《千金翼方·针灸》："诸烦热时气温病，灸大椎百壮。"《勉学堂针集成·伤寒及瘟疫》对于热病汗不出言："中冲、劳宫、少冲、关冲……灸三壮至五壮，即汗。"这些灸法的运用正与中药应用辛温解表剂治外感热病有异曲同工之妙。

2. 调理脏腑，清泻里热

内伤热证多由于脏腑功能失常，体内阴阳失调，其因不外乎情志、饮食等因素。七情五志过极，经络脏腑气机不畅，闭而不通，气滞血瘀，久则阴伤而生热化火；饮食不节，脾胃失运，湿停中焦，郁而化热。因此，治疗脏腑内热证，首先当以调理脏腑气机入手，气机调畅，脏腑功能得以通运，各司其职，则内热自消。灸法以其温热之性，作用于体表经穴，可以通透诸经，激发经气，进而调整脏腑功能，以纠阴阳之偏，使之复其协调平衡状态，则里热得化。

若为脏腑实热，则宜宣宜泄。《千金要方》言："五脏热及身体热，脉弦急者，灸第十四椎与脐相当五十壮，老小增损之。"又云："治心实热，不能食，胸中满隔上逆气闷热，灸心俞二七壮，小儿减之。"《千金翼方》曰："胃中热，灸三里三十壮。"都是热在脏腑可灸之例。

若为湿热蕴结，则宜清宜化。《扁鹊心书》："暑月发燥热，乃冷物伤脾、胃、肾气所致，灸命关二百壮。"如湿热蕴结于中焦所致的黄疸病，《千金要方》言："巨阙穴在心下一寸，灸七壮治马黄、黄疸、急疫等病。"对于湿热蕴结于下焦所致的淋病、小便不通等，《千金要方》载："五淋，不得小便，灸悬泉十四壮。"《外台秘要》也曾引《古今验录》云："治热结小便不通利方……取盐填满脐中，作大艾灶，令热为度良。"说明了艾灸具有调理脏腑气机、清化里热、恢复脏腑功能的作用。

3. 温阳益气，潜降虚火

虚热之证有阴虚无以制阳及阳气不足、气虚下陷郁而发热之分，多由于内伤久病，阴液耗损而致虚阳偏胜者。阴阳之间存在着相互依存、互根互用的关系。以艾灸温热纯阳之性，扶补阳气，使阳生阴长，从而补足阴液。正如《丹溪心法》云："大病虚脱，本是阴虚，用灸丹田，所以补阳，阳生则阴长也。"《名医类案》中记载一例朱丹溪治疗阴虚发热之验案："一壮年咳嗽咳血，发热肌瘦，丹溪为灸肺俞五次而愈。"这种典型阴虚肺痨证，在后世医家如罗知悌《骨病蒸灸方》（现存于《外台秘要》）、庄绰《膏肓俞穴灸法》与龚居中《红炉点雪》等诸作中均可看到痕迹。尤其龚氏更是对其推崇备至，认为："火有拔山之力，岂虚语哉，若病欲除其根，则一灸胜于药力多矣。"

而对于气虚发热之证采用灸法，既可温补脾胃之气，使元气生化有源；兼可借艾火之力升举清阳，不断转化为阴精，从而潜退虚热。如《扁鹊心书》载："一幼女，病咳嗽发热，咯血食减，灸脐下百壮，服延寿丹、黄芪建中汤而愈。"罗天益在《卫生宝鉴·卷五》即记载一例病案："建康道察副使奥屯周卿子，年二十有三，至元戊寅三月间发病，肌肉消瘦，四肢困倦，倦卧盗汗，大便溏多，肠鸣不思饮食，舌不知味，懒言语，时来时去，约半载余。"罗氏治法为"先灸中脘，使引清气上行，肥腠理；又灸气海乃生发元气，滋荣百脉，长养肌肉；又灸三里以助胃气，撤上热，使下于阴分"。古人的治验充分说明了灸法治疗气虚发热具有升阳益阴之功。

4. 拔引热毒，行血祛瘀

外科热证包括病性属阳之疮毒、疗疮、发背等，以红、肿、热、痛为典型表现，通常也伴有全身热象表现，如发热、口渴、心烦、脉数等。

其病机一为热毒内盛，燔灼于里，不得宣通，热毒聚而不散；二为经脉阻滞，气血运行不畅，蓄留成瘀，瘀久化热，亦可以使肉腐成脓，发为痈肿疮疡等热毒病证。《灵枢·痈疽》："大热不止，热甚则肉腐，肉腐则为脓，故名曰痈。"应用灸法治痈肿疮疡之症，一则取其火热之性，与热毒同气相求，引导内壅之热外发，拔引热毒；二则因其火性畅达，可助心阳之君火，血脉流通增速，气得温则血易行，血行则瘀积得化，无壅遏阻隔之患，则邪热自去矣。而灸治外科热证的验案在古文献中是不胜枚举，如《千金翼方·针灸卷二十八》言："凡卒患腰肿、附骨肿、痈疽节肿、风游毒热肿，此等诸疾但初觉有异，即急灸之立愈。"《圣济总录》："凡痈疽发背初生……须当上灸之一二百壮，如绿豆许大。凡灸后郄似燃痛，经一宿乃定，即火气下彻。"强调灸治痈肿疮疡宜把握第一时机，方可达到"肿内热气被火夺之，随火而出也。"刘完素认为实热证用灸可以"引热外出""引热下行"，如"疮疡者，火之属，凡疮疡已觉微漫肿硬，皮血不变色，脉沉不痛者，当外灸之，引邪气出而方止"。其邪气当指火热之邪而言。对于骨热的证治提出"骨热不可治，前板齿干燥，当灸骨会大椎"（《素问病机气宜保命集·药略》）。又《卫济宝书》卷上云："诸阳热而为痈疽，故灸手左右曲池，手五里肩峰，骨后缝足风市，足腿骨上缝骨足三里，炷如麦粒，各三壮，立止痛也。"据《外科精要》载："一儒者患背疽，肿焮痛甚，因热毒蕴结而炽盛，用隔蒜灸而痛止。"《保婴撮要》记述案例："一小儿，腿内焮赤，大肿发热，此血热内郁而为脓耳，当杀其势，用隔蒜灸法，灼艾试艾热，移患处二十余炷痛始减，再移二十余炷肿渐消。"可见艾灸对于痈疽的消肿止痛之功有立竿见影之效。

综上所述，灸法用于热证，经过历代医家不断总结和发展以及大量的临床实践，早已充分肯定了灸疗热证的可行性，无论表里虚实之热皆有其可适性。表热用灸，可以宣散发越，引邪外出；里热用灸，可以调理脏腑，清泻里热；虚热用灸，可补阳益阴，潜退虚热；实热用灸，可以通经活血，止痛散瘀。

（二）现代医学研究

近年来，现代医学研究为灸法治疗热证提供了科学依据。据国内最新研究和大量实验报道证明：灸能退热、抗休克、改善微循环，并有抗病毒和纠正流行性出血热引起的体液紊乱等作用。现代实验研究也证实，在进行艾灸20、30、50分钟时，分别对金黄色葡萄球菌和乙型链球菌、大肠杆菌及绿脓杆菌有抑制作用，认为主要是由于艾灸的抑菌、退

大医精诚万世师表

热、改善微循环的作用所致。另外，艾灸可明显改善血液黏度、全血还原黏度、血沉、血沉方程k值、红细胞聚集指数等血液变学性质，灸后对红细胞变形能力及红细胞滤过指数的改变皆有显著性差异，表明艾灸对改善微循环障碍、减轻或消除体内瘀血状况有重要意义。唐照亮等认为艾灸消瘀作用途径是通过艾灸改善血液流变性，纠正血瘀时自由基代谢的紊乱，调节血管的舒缩活动，抑制炎性细胞因子释放，增强机体免疫功能，调整体液因素和中枢神经递质水平，促进内环境的稳定等多环节、多靶点的整合作用有关。

总之，艾灸的主要作用机理是由燃艾时所产生的物理因素和化学因素作用于腧穴感受器与外周神经传入途径，刺激信号传入中枢，经过整合作用传出信号，调控机体神经—内分泌—免疫网络系统、循环系统等，从而调整机体内环境，以达到防病治疾的目的。

结合古代文献和现代研究报道，发现灸法治疗热证不仅在古文献中有迹可循，现今医学研究也证实其作用机理。这提示我们既应从以往的医学文献中找出灸治热证的先例与理论依据，更应从临床实践中进行细心观察和反复验证，切勿墨守"热证禁灸"的陈规，从而使艾灸的疗效得到更多的发扬，必能嘉惠更多患者。

（陈燕芬①）

---

① 陈燕芬，女，台湾籍博士，师从谷世喆教授。目前在台湾业医。

二十二、针灸体系中微针系统的原理探讨

微针系统疗法是以人身的特定局部同全身存在着投影式关联为理论依据，在此特定局部进行检查或施治，用以诊断或治疗全身各部分病症的方法。近几十年以耳针、头针等为代表的微针系统自问世以来得到了迅速发展。本文以中医基础理论为根据结合现代医学对微针系统的原理进行初步的系统分析，希望对微针系统的临床应用提供一定的解释和帮助。

（一）中医局部和整体理论

中国古代文化中反复提到一个重要的见解，即在一个生命体中的局部含有整体的信息。如《道德经》："万物皆负阴而抱阳，冲气以为和。"《吕氏春秋》："天地万物一人之身也，此之谓大同。"宋代朱熹也有类似的论述："物物具一太极谓之全，亦可谓之偏，亦可以理，言之则无不全以气，言之则无不偏。"意思为以人和自然而言，天地为一大宇宙，人身为一小宇宙并含有天地大宇宙的信息；从人身而言，局部又含有全身的信息。这些理论深深地渗透进了中医学的理论构架中。如藏象学说的根据就是"有其内，必形于外"。《素问·三部九候论》《灵枢·五色》《灵枢·热论》《灵枢·大惑论》等论述中有关应用寸口脉、面、眼、舌、耳、手足等部位进行全身诊断的理论和临床实践就显然运用了以

上的理论，并进一步创建了五色诊、寸口脉诊、眼的五轮八廓诊、五脏舌诊、耳诊、鼻诊、手诊、足诊等理论体系。以下我们就面诊、眼部五轮学、舌诊、寸口诊断学、耳诊等为例进行具体论述。中医理论认为在人体面部存在着五官与五脏的一一对应关系。如《灵枢·五阅五使》说："鼻者，肺之官也；目者，肝之官也；口唇者，脾之官也；舌者，心之官也；耳者，肾之官也。"又如《灵枢·脉度》："五脏常内阅于上七窍也，故肺气通于鼻……，心气通于舌……，肝气通于目……，脾气通于口……，肾气通于耳……，五脏不和则七窍不通。"说明了面部七窍的功能是源于五脏精气的奉养，五脏的病理变化可以通过五官表现出来的。即中医藏象学说中的"肝开窍于目""肝气通于目""目者，肝之官也"，是把人的面部七窍作为一个含有整体信息的缩影，从整体的角度认识目与肝的关系。这是五官分属五脏的理论之源。

《灵枢·五色》说："庭者，首面也。网上者，咽喉也。姻中者，肺也。下极者，心也。直下者，肝也。肝左者，胆也。……颧者，肩也。颧后者，臂也。……巨屈者，膝骸也。此五脏五六腑肢节之部也。"前半部分为内脏组织器官在面部的定位区，后半部分为躯体各部位在面部的定位区。中医学认为，面部之所以能比较敏锐地反映全身健康状况，是因为通行全身的最重要经脉都汇聚于面部，十二经脉、三百六十五络的气血皆在面部经过。即所谓"首为诸阳之会，百脉之宗"。

眼是人体的一个重要器官，中医基础理论中不但有"肝开窍于目"的论述，还强调眼的不同部分与五脏六腑有密切的关系。《灵枢·惑论》曰："五脏六腑之精气皆上注于目而为之精。"《灵枢·气脏腑病形》曰："十二经脉三百六十五络，其气血皆上于面而走空窍，其精阳气上走于目而为精。"《素问·五脏生成篇》曰："诸脉者皆属于目。"《灵枢·庭津液别》说："五脏六腑，目为之候。"这些论述为诊察目窍了解脏腑机能状况奠定了理论基础。

另外，《内经》中还明确地提出了"寸口独为五脏主"的理论根据。如《素问·五脏别论》："气口何以独为五脏主？岐伯曰：胃者水谷之海也六腑之大源也。五味入口，藏于胃以养五脏气，气口亦太阴也。是以五脏六腑之气味皆出于胃变见于气口。"《素问·玉机真脏论》说："五脏者，皆察气于胃，胃者五脏之本也，藏气者，不能自至于手太阴，必因于胃气，乃至于手太阴也，故五脏各以其时自为而至于手太阴也。"《素问·经脉别论》进一步指出："食气入胃，经气归于肺，肺朝百脉，气口成寸，以决死生。"以上论述指出，因为手太阴肺经起于中焦可朝百脉，而胃藏五脏六腑之精气，故诊寸口脉从观察胃气之强弱而鉴别五脏六腑之精气盛衰。

舌诊是中医诊断疾病的客观指标之一，通过舌诊可以判断人体脏腑气血的盛衰，区别病邪的性质和推断病邪预后与转归。舌诊的理论根据是全身脏腑皆有经脉与舌直接或间接发生联系。如《灵枢·经脉》曰："手少阴之别……系舌本""肝者……脉络舌本也""肾足少阴……挟舌本"，其经别"直者系舌本""手少阴之筋入系舌本""足太阳之筋支者别入结于舌本"等等，这是舌诊脏腑配属的形态学基础。另外，《灵枢·营卫生会》"上焦出于胃上口……上至舌，下至阳明"以及《灵枢·邪气藏府病形》"十二经脉，三百六十五络，其血气皆上于面而走空窍。……其浊气出于胃，走唇舌而为味"，则从功能上进一步解释了观舌诊病的基础。

头皮针在微针系统中理论和实际应用较广泛且影响较大。关于头部和全身相关性的认识在《内经》中描述很多。总的来说，头部乃诸阳之会，脏腑经络之气聚集之地，能够反映整体的生命信息，从而形成一个独立的区域。

但经过比较包括国际标准化方案在内的条带的主治发现，其主治范围和经典的十四经脉所属局部输穴的主治大多不同，现以国际标准化方案为例加以说明。例如，额旁1线为目内眦直上自发际上半寸到发际下半寸，属于膀胱经。但在头针主治规律中主要治疗心、肺等上焦病。额旁2线为瞳孔直上自发际上半寸到发际下半寸，属于足少阳胆经。但在头针主治规律中主要治疗肝、胆、脾、胃等中焦病。额旁3线为目内眦直上自发际上半寸到发际下半寸，属于足少阳胆经和足阳明胃经。但在头针主治规律中主要治疗肾、膀胱、生殖泌尿等下焦疾病。

对于不同的疾病而言，依照经典经络学取穴治疗和头针治疗带治疗都能取得较好效果。例如气虚脱肛病人可以用百会穴治疗以升阳固脱。内分泌紊乱引起的皮层性多尿也可以取顶中带治疗而获得较好的疗效。这说明在人体中的确存在着多个位置固定、但功能相互交叉的系统单位。每一个子系统在人体的某一特定位置（相应的局部）如耳、眼、头皮等位置是固定的，但功能上却可以反映身体其他部位，甚至整体的功能。虽然它们解剖结构位置上相互重叠，但生理功能各司其职，各为其用，和谐而统一。

综上所述，认识到在身体的某些局部含有全身的信息，可以从局部来诊断和治疗全身疾病，从上述对面部、眼部、舌部、寸口与脏腑肢体对应关系的论述中可以得到证实。这些理论对微针系统的建立起着重要的理论指导作用。

（二）现代生物学原理及全息理论

1. 现代生物学原理

　　在某些特定的部位上为什么可以如此规律地反映着整个机体的结构和功能呢？现代生物遗传学和人类胚胎发育学方面的研究证明，任何生物体内的各个细胞都有其相同的物质基础即遗传信息的特性。在某些低等动物的体内，这种遗传物质具有促使每一个细胞发育成一个完整个体的作用。作为高等动物的人类，人体的组织细胞同样有再生能力，尽管胚胎的发育分化形成不同器官，但单个部分都是通过一个母细胞发育而来的。从受精卵到成体各种细胞，其 DNA 所含的基因数和基因的遗传信息是相同的。所以，虽然细胞经过无数次的发育分裂演变成不同器官、组织，但仍可包含整个机体的内容。

　　以上是现代医学通过解剖学从组织结构上证实了局部和整体的关系。从结构上讲，受精卵经过无数次的发育、分裂、演变成的不同器官、组织可包含整个机体的内容；从功能上讲，各个部位或器官也必然可以在局部的结构中反映出整体的状况。这其中包括两个方面：局部反映人体的功能；人体反映自然的功能。由于人是受自然的影响，在自然的进

391

化中演化出来的，器官组织结构的改良变化皆是由于环境的改变所致，饮食的获取皆来自于自然，所以人体结构不论从结构上、功能上都会体现和揭示自然环境的信息和演化的本质。人类的胚胎发育史，就是地球上有单细胞生物以来直到人类出现这亿万年历史的缩影，记录了生命现象产生以来全部历史发展的信息。

2. 全息理论

全息论自 1973 年由张颖清教授首先提出后，近年来逐渐兴起。全息生物学的理论核心是全息胚。全息胚是生物体上处于某个发育阶段的特化的"胚胎"。全息胚在生物体上是广泛分布的，任何一个在结构和功能上有相对完整性并与其周围的部分有相对明确边界的相对独立的部分都是全息胚。全息胚学说打破了生物体部分与部分、部分与整体的绝对界限，揭示了它们的统一性。它的提出同细胞学说的发现与提出具有同等重要的科学意义。

全息论和中医基础理论之间也有一些相似的观点。中医学是我国传统文化的重要组成部分。受古代唯物论和辩证法思想的深刻影响，其特点之一即整体观。从《内经》中的论述来看，虽未有提及全息的概念，但有着大量的文字说明了人体局部和整体上的关系。包括"天人合一"及人体中的局部如面、耳、目、舌、胸、腹、背部等和全身整体功能的关系。但中医的认识又有其特点，中医整体观既有全息理论的雏形，又有在整体观指导下应用于诊断、治疗、养生诸多方面的实践。关键是中医理论认为在人体中可以反映整体功能的局部并不是任何部位都可以，而是有着严格的界定。全息论和中医理论有相似之处，但全息论不能等同于中医理论，它只是从另一个角度来阐明了人体的复杂性、相关性和整体性。

（王朝阳）

二十三、中下焦俞募穴与相应脏腑特异性联系通路的荧光双标法研究

（一）文献研究

通过对古今文献的查阅整理发现：①经络功能的整体性和多样性决定了其结构的复杂性，经络的功能绝不是某种单一的因素所能实现的，因而也不可能把它的物质基础想得过分简单。②许多实验证据都说明神经是经络的重要组成部分之一。③经穴-脏腑相关是经络学说的核心内容之一，是指导中医诊断和治疗的重要理论基础，是沟通经络基础和临床的纽带，也是当前经络研究的重点内容之一。④许多学者的研究表明，经穴-脏腑相关与神经节段有着密切关系。⑤研究表明，来自体表和内脏的信息可在脊神经节及从脊髓到大脑皮层的各级中枢发生汇聚。⑥俞募穴与脏腑有着极为密切的关系，不论古今临床都大量应用俞募穴诊断和治疗疾病，俞募配穴亦是有效地常用配穴法。俞募穴的分布与神经节段有密切关系。⑦目前对气街的研究很少。气街的分布是横贯脏腑经络，前后相接，按横向的形式将脏腑与其在体表的相应部位紧密联系在一起。气街的存在，为俞募穴与脏腑的联

系及其临床应用提供了经络学理论依据。⑧通过对古今应用俞募穴情况的对比，发现现代一些俞募穴的使用在逐渐萎缩。由此便产生了从形态学研究俞募穴与相应脏腑神经联系途径的实验构想。这一形态学结果很可能就是临床应用俞募穴治疗脏腑病的理论基础，是气街的实质部位，是穴位功能具有相对特异性的重要依据，还可能解释一些经络现象。

（二）实验研究

实验对中下焦除三焦俞、石门以外的 8 对俞募穴及两个非穴点进行研究，分背俞穴——脏腑组、腹募穴——脏腑组和非穴点——胃组。采用荧光素双标记法，取健康成年 Wister 大鼠，将 PI（碘化丙啶）按组分别注入背俞穴、腹募穴或非穴点，存活 36 小时后，分别于相应脏腑包膜下注入 Bb（双苯甲亚胺），继续存活 12 小时，再次麻醉，经心脏和升主动脉灌注固定，根据脏腑位置取相应脊神经节若干，置入含 15% 蔗糖的磷酸缓冲液中，直至完全下沉。用恒冷箱切片机连续切片，片厚 40 μm，收集每个脊神经节的所有切片，直接融裱于载玻片上，室温快速吹干，即刻在荧光显微镜下观察，计数荧光素标记细胞，有选择摄片。结果在对肝俞募穴、脾俞募穴、胃俞募穴、大肠俞募穴、小肠俞募穴以及肾俞募穴与相应脏腑联系的研究中，实验都比较成功，分别在相同或邻近神经节段的脊神经节内观察到 PI 单标记、Bb 单标记以及 PI-Bb 双标记细胞的存在。各组标记细胞均呈圆形或椭圆形，大小不一，多为中小型。PI 单标记、Bb 单标记细胞和 PI-Bb 双标记细胞之间的形态大小未见明显差异，但其数量有所不同。至于胆俞募穴与胆和膀胱俞募穴与膀胱联系的研究，则由于不同原因出现一些问题，但这不会影响整体结论的得出。

（三）分析与讨论

根据实验结果可以得出以下结论：①中下焦俞募穴与其相应脏腑之间存在特异性联系通路，此通路就是相同或相近节段的传入神经，并在脊神经节进行整合。②这种广泛存在的俞募穴——脊神经节——脏腑的联系途径是俞募穴与其相应脏腑相关的形态学基础之一，也是中医学气街（腹气街）的实质部位之一。③脊神经汇聚神经元和周围突分支的存在为穴位特异性调节的外周机制和穴位功能的相对特异性提供了形态学依据。④现代一些俞募穴的使用在逐渐萎缩的原因，很大程度上是因为对俞募穴与相应脏腑之间特异性通路的认识程度不够。

本课题为临床运用气街理论治疗相关脏腑病提供了可靠的理论和实验依据。

（童晨光①）

---

① 童晨光，男，中国中医科学院西苑医院，谷世喆教授硕士研究生。

二十四、浅谈冲脉与命门的生殖功能观点

冲脉属于奇经八脉之一，有"五脏六腑之海""血海""十二经之海"之称。在《临证指南医案》云："血海者，即冲脉也，男子藏精，女子系胞。不孕，经不调，冲脉病也。"命门学说是中医基础理论的重要组成部分，关于命门，在《难经·三十六难》记载："命门者，诸神精之所舍，原气之所系也；男子以藏精，女子以系胞。"而在《难经·三十九难》记载："命门者，精神之所舍也；原气之所系也；男子以藏精，女子以系胞。其气与肾通。"

可见，在生殖方面，冲脉与命门有着相似之处。那么，二者之间又有怎样的联系呢？笔者通过研读这方面的文献，略叙管见如下。

（一）从部位上比较命门和冲脉

1. 命门部位

"命门"一词最早见于《内经》，《灵枢·根结》记载："太阳根于至阴，结于命门，命门者，目也。"《难经·三十六难》记载："命门者，诸神精之所舍，原气之所系也；男子以藏精，女子以系胞。"在《难经·三十九难》记载："命门者，精神之所舍也；原气之所系也；男子以藏精，女子以系胞。其气与肾通。"其后，"命门"逐渐为医家所认

识、重视，但对于命门部位的争论颇多，归纳起来有右肾为命门说、双肾俱命门说、两肾之间为命门说、命门为肾间动气说。

从以上的学说可以看出，命门在部位上与肾息息相关。

2. 冲脉起源部位

冲脉、督脉、任脉"一源三歧"，在《灵枢·五音五味》记载："冲脉、任脉皆其于胞中，上循脊里，为经络之海。"而在《素问·骨空论》则记载"任脉者，起于中极之下……督脉者，起于少腹以下骨中央，女子入系廷孔……其男子循茎下至篡，与女子等……"

关于"胞中""骨中央""中极"，历代医家都有解释。例如张志聪在《黄帝内经素问集注·骨空论》中认为："骨中央，毛际下横骨内之中央也。廷孔，阴户也，溺孔之端，阴内之产门也，此言督脉起于少腹之内。"张介宾在《类经·经络类》则对"中极"做了如下解释："中极，任脉穴名，在曲骨上一寸，中极之下，即胞宫之所。任督冲三脉皆起于胞宫，而出于会阴之间……少腹，胞宫之所居。骨中央，横骨下近外之中央也。廷，正也，直也。廷孔，言正中之直孔，即溺孔也。女子溺孔，在前阴横骨之下……，此虽以男子为言，然男子溺孔亦在横骨下中央，为宗筋所出，故不见耳。"并且进一步提出："所谓胞者，子宫是也，此男女藏精之所，皆得称为子宫；惟女子以此受孕，因名曰胞。然冲任脉皆起于此，所谓一源而三歧也。"

关于"胞中"，从督、冲、任脉"一源三歧"的观点及张氏的论述看，可以推断出古人认为胞中乃男女藏精之所，进一步可以理解为包括命门、肾间动气、元气等在内的对人类生长、发育、生殖起着重要作用的综合功能体。

可见，胞中、命门、肾在部位上是相近的，且都与生殖有关系。

（二）冲脉与命门的生理功能和病证特点

1. 命门的生理功能和病症特点

尽管关于命门的实质有"右肾命门说""双肾命门说""两肾之间为命门说""命门为肾间动气说"，但是通过比较分析，我们可以发现，历代医家极重视命门在机体生长、发育、生殖过程中的作用。

命门与肾相联系，在部位与生理功能的认识上历代医家大致相同，认为命门与肾关系密切，命门的生理功能与肾阴、肾阳的功能相仿。而肾为五脏之本，主藏精、生长、生殖，肾中精气的充盈程度关系到"天癸"能否如期而至，关系到冲脉、任脉的盛衰，关系着男子能否产生精子、女子能否出现月经产生卵子。所以，命门病症多表现在机体生长发育、生殖、衰老方面。

2. 冲脉的生理功能和病症特点

冲脉的"冲"字有冲要、要道之意，冲脉的分布范围广泛，贯串全身，为诸经气血的要冲。在功能上，冲脉贯串全身，脏腑、经络之气血皆汇于此，由此转输又可以灌诸阳、渗三阴。所以冲脉被称为"五脏六腑之海""十二经之海"

"血海"。对于冲脉，张介宾做了如下论述："血海者，言受纳诸经之灌注，精血于此而蓄藏也……冲脉为精血所聚之经，故主渗灌溪谷。且冲脉起于胞中，并少阴之大络而下行。阳明为诸经之长，亦会于前阴，故男女精血皆由前阴而降者，以二经血气总聚于此，故均称为五脏六腑十二经之海，诚有非他经之可比也。"

从冲脉的病证看，冲脉功能异常会出现妇科的经、带、胎、产诸疾和男科疾患。如《素问·上古天真论》记载："女子七岁，肾气盛，齿更，发长；二七而天癸至，任脉通，太冲脉盛，月事以时下，故有子……丈夫八岁，肾气实，发长齿更；二八，肾气盛，天癸至，精气溢泻，阴阳合，故能有子……"以上文字勾勒出古人为我们描述的关于人生殖能力从无到有、渐至充盛、直至消失的生理过程，可以用以下的模式图加以描述：肾→命门→天癸→冲任脉，生长发育、生殖、衰老。

古人关于机体生殖机理的描述与现代医学中的下丘脑-腺垂体-性腺轴极为相似。而且，现代医学研究已经证明了命门与神经内分泌网络系统，特别是与下丘脑-腺垂体-性腺轴和下丘脑腺垂体肾上腺轴关系密切。

总之，将冲脉、命门认为是"男子以藏精，女子以系胞"之所，主要为了强调二者在生命过程中，特别是生殖方面的重要意义。冲脉、命门在生殖方面的相通之处，也为我们在进行理论研究、临床治疗时提供了更为广阔的思路。

（衣华强）

二十五、"根、溜、注、入"本意及应用探讨

《灵枢·根结》在足三阳三阴根结之后详细列述了手足六阳经的"根、溜、注、入"等穴，这些穴有规律地分别排列在肘膝以下和颈部，共30个腧穴。《灵枢·本输》中虽然也出现了"溜""注""入"等字样，但实际内容是指"所出为井，所溜为荥，所注为输，所行为经，所入为合"的五输穴。"根、溜、注、入"与五输穴在具体穴位上有某些相同之处，但其含义却并不相同。杨上善在《太素》"经脉根结"中对"根、溜、注、入"解释说："今此手足六阳，从根至入，流注上行，与《本输》及《明堂流注》有所不同。"本篇主要讨论《灵枢·根结》中出现的"根、溜、注、入"。

（一）"根、溜、注、入"的概念和内容

"根、溜、注、入"是指手足六阳经在肘膝以下和颈部分别排列的4类腧穴，按照从指趾端至肘膝和颈部的方向依次排列。其具体内容是："足太阳根于至阴，溜于京骨，注于昆仑，入于天柱、飞扬也；足少阳根于窍阴，溜于丘墟，注于阳辅，入于天容、光明也；足阳明根于厉兑，溜于冲阳，注于下陵，入于人迎、丰隆也；手太阳根于少泽，溜于阳谷，注于少海，入于天窗、支正也；手少阳根于关冲，溜于阳池，注于支沟，入于天牖、外关也；手阳明根于商阳，溜于合谷，注于阳溪，入于扶突、偏历也。此所谓十二经

者，盛络皆当取之。"

（二）"根、溜、注、入"的意义

对于"根、溜、注、入"的理解，马莳注："此言手足六阳之经，皆自井而入于络也。"杨上善注："六阳之脉皆从手足指（趾）端为根，上络行至其别走大络称入。入有二处，一入大络，一道上行至头入诸天柱，唯手足阳明至颈于前人迎扶突。"其中都提到"根、溜、注、入"最终与"络"相关。《灵枢·脉度》："经脉为里，支而横者为络。""络"是指与经脉相对而言的络脉。以下就从"根、溜、注、入"各类腧穴分别进行探讨。

"根"，皆为井穴，位于指趾末端。《灵枢·九针十二原》："经脉十二，络脉十五，凡二十七气以上下。所出为井……"张志聪说："此言用针者当知脏腑经脉之血气生始出入。"马莳说："其始所出之穴，名为井穴，如水之所出，从山下之井始也。"张介宾说："脉气由此而出，如井泉之发，其气正深也。"可见，井穴是经络气血所出之处，气血如井泉般源源不断从此发出，流注经络。

"溜"，5个原穴，1个经穴，位于腕踝关节。阳经以"所过为原"，原穴是原气经过和留止的部位，可反映经脉气血的变化。元代窦桂芳《针灸杂说》一书中以十二原穴为十二经"动脉所出"；明中期何柬《难经本义补遗》载"十二经动脉"下也一一列出原穴。"动脉"即脉动处，或者说"诊脉处"，可见通过原穴可以诊察脉气的变化，并进行治疗。如《洁古云岐针法》中"经络取原法"所说："本经原穴者，无经络逆从，子母补泻。凡刺原穴，诊见动作来，应手而纳针……此拔原之法。"

"注"，4个经穴，2个合穴，位于近腕踝、肘膝处。张介宾说："脉气大行，经营于此，其正盛也。"经穴为经脉气血正盛之处。王冰注《素问·针解》："足三里：正在膝下三寸……极重按之，则足跗上动脉止矣。"《千金要方》卷十八将"阳溪"作为手阳明的"经脉穴"（早期文献中与经脉名同名的腧穴），也就是手阳明的诊脉处。王冰注《素问·气穴论》："昆仑在足外踝后跟骨上陷者中，细脉动应手……"《针灸甲乙经》卷三："少海，水也……动脉应手……"可见大部分"注"穴也与脉动有关。

"入"，上"入"穴位于颈部。《灵枢·本输》："次任脉侧之动脉，足阳明也，名曰人迎，二。次脉手阳明也，名曰扶突，三。次脉手太阳也，名曰天窗，四。次脉足少阳也，名曰天容，五。次脉手少阳也，名曰天牖，六。次脉足太阳也，名曰天柱，七。"其中天容穴在现在通行的针灸书籍中都归属于手太阳小肠经，但在《内经》中原属于足少阳经。《灵枢·寒热病》："颈侧之动脉人迎。人迎，足阳明也，在婴筋之前。婴筋之后，手阳明也，名曰扶突；次脉，足少阳脉也，名曰天牖；次脉足太阳也，名曰天柱。"这些穴位的名称大部分都有"天"字，一方面因为其所在为人体上部，而另一方面更为重要的可能是作为三部脉诊法的"天"部。

下"入"穴为络穴，为络脉所出之处。《灵枢·经脉》："黄帝曰：经脉者，常不可见也，其虚实也，以气口知之。脉之见者，皆络脉也""凡此十五络者，实则必见，虚则必下，视之不见，求之上下，人经不同"。杨上善说："经脉不见，若候其虚实，当诊寸口可知之也。络脉横居，五色可见，即目观之，以知虚实也。"既然是可见的，那么络脉也可作诊察虚实之用。《灵枢·经脉》以饮酒者为例，认为"卫气先行皮肤，先充络脉，络脉先盛，故卫气已平，营气乃满，而经脉大盛"，也说明络脉与经脉息息相关，络脉的盛衰也直接反映经脉盛衰。

从以上对各类腧穴的分析，可以看出"根、溜、注、入"各穴有两方面的特点：①分布的部位集中在腕踝关节附近及颈部，与古代文献记载的脉口部位相近；②"根"于经络血气始发之井穴而"入"于络脉，与血络关系密切。

（三）"根、溜、注、入"的临床运用

1. 诊脉

早期古代医家诊脉包括两个方面：其一，诊体表搏动之脉——脉口（气口）以诊气；其二，诊浅表络脉（特别是粗显之脉）以诊血。《灵枢·经脉》："黄帝曰：经脉者，常不可见也，其虚实也，以气口知之。脉之见者，皆络脉也。""气口"或"脉口"现在都被特指为手腕桡侧寸口脉。而在汉代以前的早期文献中，"脉口"泛指用于诊脉处，特别是指诊脉之"动气"的脉动处。如前文所述，"溜"穴、颈部"入"穴、部分"注"穴与文献记载的脉口部位或相同或邻近，可诊察脉动的异常，从而发现脉气的变化以诊气。从"根"穴到下"入"穴，为自井入络的过程，诸穴有规律地分布在指趾端、腕踝、肘膝等部位，结合《灵枢·经脉》所

说："诸络脉皆不能经大节之间，必行绝道而出，入复合于皮中，其会皆见于外。"这些部位也能通过浅表络脉的变化来反映络脉异常以诊血。

由此可见，通过对六阳经"根、溜、注、入"各穴的诊察，在肘膝以下和颈部两个上下对应的部位，从诊察脉气变化和血络变化两方面来诊断经络气血之虚实，同时确定治疗点。正如《灵枢·九针十二原》所说："凡将用针，必先诊脉，视气之剧易，乃可以治也。"

2. 治疗

《灵枢·刺节真邪》："用针者，必先察其经络之实虚，切而循之，按而弹之，视其应动者，乃后取之而下之。"所谓"应动"，即通过"切""循""按""弹"等方法发现脉动处或络脉变化处，然后取之进行治疗。"根、溜、注、入"等穴既是诊脉点，同时也是治疗点。那么"根、溜、注、入"是用来治疗哪种类型的病症呢？这个问题的回答需要我们思考为什么《灵枢·根结》篇中只有六阳经的"根、溜、注、入"。六阳经属于六腑，六腑以通为用，实而不满，满而不实，六腑之病多实，故阳经多实证。正如《灵枢·根结》对"根、溜、注、入"的临床运用指出："此所谓十二经者，盛络皆当取之。"张介宾注："此下言手足三阳之盛络，凡治病者所当取之。"

以上可说明"根、溜、注、入"主要用于治疗经络实证。《灵枢·寒热病》中记载运用颈部各"入"穴治疗各阳经实证："厥痹者，厥气上及腹。取阴阳之络，视主病也，泻阳补阴经也……阳迎头痛，胸满不得息，取之人迎……暴聋气蒙，耳目不明，取天牖。暴挛痫眩，足不任身，取天柱。"

3. 刺法

刺法主要运用泻法，包括放血方法。《针灸甲乙经》说："络盛者，当取之。"《灵枢·刺节真邪》："一经上实下虚而不通者，此必有横络盛加于大经，令之不通，视而泻之，此所谓解结也。"杨上善说："大经随身上下，故为纵也。络脉傍引，故为横也。正经上实下虚者，必是横络受邪盛加大经以为病者，必视泻之，故为解结也。"《针灸甲乙经》卷七在"视而泻之"之后另加有"通而决之"四字。这些注解一方面说明无论"盛络"或者"络盛"，其含义均为"横络受邪盛"而导致"大经不通"；另一方面也指出如何"取之"，方法为"泻之"或"决之"，即运用泻法包括放血的方法。《灵枢·寒热病》："暴瘖气鞭，取扶突与舌本，出血。"《灵枢·五邪》："阴痹者，按之而不得……取之涌泉、昆仑，视有血者尽取之。"《素问·缪刺论》的缪刺法及现代临床对"根"穴的运用，多为泻实，常用点刺放血的方法。

综上所述，"根、溜、注、入"是在强调人体上下对应关系的基础上，进一步将诊脉与治疗相结合来对腧穴分类，反映出临证"上守机"的用意。现代针灸临床以脏腑辨证为主导，似已忽略了经络理论的产生与脉诊实践的密切关系，也就难以在临床全面发挥出经脉和相应腧穴的治疗作用。笔者有感于此，作此文与同道探讨。

（刘东明①）

---

① 刘东明，女，副主任医师、副教授，谷世喆教授博士生。

大医精诚 万世师表

参考文献

［1］李梦甜，李志道，吕福全，等．小议合谷穴治疗周围性面瘫取穴原则［J］．江西中医药，2015，46（6）：52-53．

［2］刘露阳，王鹏琴．基于观眼识病理论面瘫白睛络脉特点研究与面瘫从肝论治眼针治疗［J］．中华中医药杂志，2017，32（9）：4321-4323．

［3］刘新民．中华医学百科大辞海内科学［M］．北京：军事医学科学出版社，2008．

［4］王浩，谷世喆．谷世喆教授针药结合治疗面瘫经验撷菁［J］．针灸临床杂志，2013，29（4）：47-48．

［5］王军，赵吉平．肝失疏泄与面瘫［J］．针灸临床杂志，2006，22（2）：2-3．

［6］于淑英，王亚平，谢伟，等．周围性面神经麻痹109例心理行为变化分析［J］．人民军医，2012，55（1）：59-60．

［7］袁钟，图娅，彭泽邦，等．中医辞海：上册［M］．北京：中国医药科技出版社，1999．

［8］赵先亮，于德寿，王雪芹．从肝经治疗面神经麻痹［J］．甘肃中医，1997，10（6）：35．